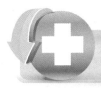 # 医院患者安全目标手册

国家卫生计生委医政医管局指导

卫生部医院管理研究所编写

主　编：梁铭会

副主编：陈晓红　　王吉善

　　　　张振伟　　刘振华

U0302498

科学技术文献出版社

SCIENTIFIC AND TECHNICAL DOCUMENTATION PRESS

·北京·

图书在版编目（CIP）数据

医院患者安全目标手册 / 梁铭会主编. —北京：科学技术文献出版社，2013.10
ISBN 978-7-5023-8270-4

Ⅰ.①医… Ⅱ.①梁… Ⅲ.①医疗事故—风险管理—中国—手册
Ⅳ.① R197.3-62

中国版本图书馆 CIP 数据核字（2013）第 207550 号

医院患者安全目标手册

策划编辑：田文正 巨娟梅　　责任编辑：巨娟梅　　责任校对：张燕育　　责任出版：张志平

出　版　者　科学技术文献出版社
地　　　址　北京市复兴路15号　邮编 100038
编　务　部　（010）58882938，58882087（传真）
发　行　部　（010）58882868，58882874（传真）
邮　购　部　（010）58882873
官方网址　http://www.stdp.com.cn
发　行　者　科学技术文献出版社发行　全国各地新华书店经销
印　刷　者　北京金其乐彩色印刷有限公司
版　　　次　2013 年 10 月第 1 版　2013 年 10 月第 1 次印刷
开　　　本　787×1092　1/16
字　　　数　283千
印　　　张　14.5
书　　　号　ISBN 978-7-5023-8270-4
定　　　价　49.00元

评审员 职业精神

勤奋 · 严谨 · 敬业 · 奉献

评审员 执业行为

| 谦和 | 包容 | 公正 | 独立 |
| 庄重 | 配合 | 规范 | 担责 |

致谢

Acknowledgments>>>

　　本书资料主要来源于国家卫生计生委医政医管局主办，中国康网承办的不良事件报告系统以及摘录已出版的各类医院评审标准。该系统的建设与本书的编写得到王羽局长、周军副局长、赵明钢副局长、郭燕红副局长、焦雅辉处长、刘勇处长、陈虎副处长、付文豪副处长与国家卫生计生委应急办张宗久主任等领导的大力支持与指导；得到临床误诊误治杂志社陈晓红主任的帮助与全国各医院同仁积极主动的不良事件的网络报告。借本书出版之际，对各级领导与大家的关心支持帮助表示衷心的感谢！并欢迎读者对本书的不当之处给予批评指正！

编　者

　　2009年，《中共中央　国务院关于深化医药卫生体制改革的意见》和《医药卫生体制改革近期重点实施方案（2009-2011年）》相继出台。4年多来，医药卫生体制改革不断深入，取得了初步成效。同时，广大人民群众对医疗卫生服务有了新的期待、提出了更高的要求。作为加强医疗监管、提高医疗质量的重要手段，医院评审评价工作也必须不断完善，为卫生行政部门决策和公立医院自身管理提供科学依据和有效手段，不断提升医疗服务的质量和水平，推动公立医院和医疗卫生事业的健康可持续发展。

　　我国医院评审工作始于20世纪80年代，30多年来经历了医院分级管理、医院评审、创建"百佳医院"、医院管理年等重要阶段，为保障人民群众就医安全、提升卫生部门和医院的管理水平发挥了重要作用。近几年来，在深化医疗体制改革的推动下，医院评审工作始终坚持以病人为中心，以"三个转变、三个提高"为主题，以重点学科建设、持续改进质量和调动广大医务人员积极性为主线，通过信息化等主要手段，探索建立独立于卫生行政部门的第三方的现代医院评审评价体系。

　　为进一步规范和指导各地的评审评价工作，卫生部医院评审评价项目办公室组织专家精心编写了《医院评审准备指南（2013版）》、《医院现场评价——评审员工作手册》、《医院评审法律规范选编》和《医院患者安全目标手册》等医院评审丛书，介绍了评审工作的制度、流程、检查方法和经典案例，汇编了383份相关的法律、法规、部门规章和行业标准。该丛书对于指导评审活动规范开展、促进通过评审加强内涵建设、掌握医院评审的法律规范和发展历程等方面具有重要的理论和实践价值。

　　我诚挚地希望，这套丛书能切实推进新的医院评审评价工作科学、公平、规范开展，为建立具有我国特色的医院评审评价制度发挥作用。

国家卫生计生委副主任

2013年2月

| 前 言 |

Preface>>>

中华人民共和国主席习近平在十二届全国人大一次会议闭幕会上发表重要讲话表示，中国梦归根到底是人民的梦，必须紧紧依靠人民来实现，必须不断为人民造福。他说，我们要在学有所教、劳有所得、病有所医、老有所养、住有所居上持续取得新进展，不断实现好、维护好、发展好最广大人民的根本利益。胡锦涛总书记在党的十七大报告中明确要求我们"为群众提供安全、有效、方便、价廉的医疗卫生服务"，由此可见党和各届政府对医疗卫生服务工作的重视。特别是保证医疗服务质量与安全，是卫生改革与发展的重要内容，是广大人民群众的根本利益。保障医疗安全是医院管理工作的重中之重，医疗安全的核心目标就是要保障患者安全。

患者安全问题目前已成为一个全球性的公共卫生问题，美国有关方面研究发现，4%的住院患者遭受不同程度的不良事件的伤害；据英国统计，住院患者不良事件发生率为10%；据欧盟医疗质量专题调查委员会估计，欧州的医院每10个患者就有1个遭受可预防的伤害以及与医疗护理相关的不良后果。世界卫生组织（WHO）多次呼吁各成员国密切关注患者安全，提出全球共同努力，开展保证患者安全的行动，并通过决议成立了患者安全国际联盟（World Alliance for patient Safety）。2004年9月，首届患者安全国际联盟大会在上海召开，有两条重要结论：一是卫生事业和科技发展不能自然地减少或降低不良事件发生率，二是社会秩序、管理水平和医务人员素质是影响医疗安全的主要因素。会后，世界各国按照WHO的倡仪，采取多种有效措施，积极开展保障患者安全行动。

原卫生部从2005年4月以来，连续几年持续深入开展的医院管理年活动，一直坚持以患者为中心，以提高医疗服务质量为主题，确定了六项工作目标和重点要求，其中首项任务就是要提高医疗质量，保障医疗安全，巩固基础医疗和护理质量，保证医疗服务的安全性和有效性。多年来，全国各级各类医院在管理年活动中为了保障医疗安全，采取多种多样的措施和方法，付出了大量的辛勤劳动，全面提高了我国医院医疗安全水平，有力保障了患者安全。但是，患者安全问题毕竟是一个全球性的公共卫生问题，不可能一蹴而就地解决。我国的患者安全问题与世界其他国家同样面临着诸多挑战，还存在着医护人员有关患者安全知识在校教育和执业后继续教育滞后、患者安全意识和整体素质还有待提高等因素。

面对这种现状，国家卫生计生委医院评审评价项目办公室在总结实施患者安全目标的实践经验，切合我国医院临床实际，再次编印《医院患者安全目标手册》，对于进一步加强医疗安全管理，努力保障患者安全具有重要的现实意义。希望全国医疗行业团结一致，各专业组织和广大医务工作者万众一心，认真学习党的十八大会议精神，坚持以患者为中心，努力提高医疗服务质量，在医疗工作中更加体现"以人为本"，重视患者安全，按照党和政府的要求，为群众提供安全、有效、方便、价廉的医疗卫生服务，为全面建设小康社会共同奋斗。

国家卫生计生委医政医管局局长

王羽

2013年7月

目 录

Contents>>>

第一章

绪　论

第一节　患者安全目标手册概述

安全与健康是人类追求的永恒目标，也是经济社会可持续发展的动力和源泉。在维护和保障国民安全与健康方面，国家的医疗卫生政策、体系建设和医疗服务管理发挥着重要作用。在医疗卫生工作发展的进程中，为国民构筑一个安全、高效、便捷、公平的医疗服务系统是政府部门、医疗机构、卫生管理者、医务人员以及社会各有关方面的共同责任。

在当今医疗技术日益发展的形势下，世界各国在保障患者安全方面都面临着各种挑战。为此，世界卫生组织成立了"世界患者安全联盟"（简称联盟），并发起"全球患者安全挑战行动"，旨在倡议并推动保障患者安全的各项工作。医院感染的预防与控制是保证医疗质量和医疗安全的重要内容。全世界都存在医院感染的问题，它既影响到发达国家，也影响到发展中国家。2006年世界患者安全联盟的报告中指出：全球每年有数以亿计的患者由于接受医疗服务时发生感染而使其治疗、护理变得更加复杂，导致一些患者病情加重，一些患者不得不延长住院时间，有些患者出现长期残疾，还有些患者因此而死亡。医院感染已成为影响患者安全、医疗质量和增加医疗费用的重要原因，也是医疗高新技术开展的主要障碍之一。因此，"世界患者安全联盟"将预防和控制医院感染作为"全球患者安全挑战行动"的首项主题活动。这项卓有意义的活动已经得到世界各国强有力的响应。

近年来，中国大陆地区也做出了积极的反应，在全国范围内开展了患者安全的活动，并提出了对患者的十大目标，将患者安全写进医院评审标准中。因此，再版的《医院患者安全目标手册》，把各类新的医院评审标准中第三章患者安全的内容放入了安全手册，以便于大家查阅以及贯彻落实。《医院患者安全目标手册》对常见的安全不良事件还做了定义，便于各医院上报资料时有明确的界定，也便于医院加强对不良事件的统一管理。进一步落实手卫生仍然是重要的增进患者安全的内容，国际上，世界卫生组织联盟在发起了全球患者安全挑战运动中，第一个全球患者安全挑战就是"清洁的医疗是更安全的医疗"。联盟提出五大清洁：手的清洁、操作的清洁、材料的清洁、设备的清洁、环境的清洁，做到这五项清洁就会大大降低医院感染的发生。同时对手卫生有更明确的要求，并从医务人员管理、手术安全和院内感染控制等多个角度提出要求。

我国所有的医院都在开展手卫生的活动，有的医院非常重视，院长带头作为手卫生的形象大使。联盟2007年提出了全球患者安全第二个挑战，即"安全的手术拯救病人"。

原国家卫生部近年来围绕手术安全先开展了手术安全调查，随后出台了手术室的建设与管理规范。对于大型综合医院，外科床位基本上占一半，也就是说一半的住院患者要经过手术室这个环节。因此，手术室的建设与管理规范以及与临床科室的患者交接环节，特别是在保证患者安全方面就显得非常重要。安全在标准细则中出现在方方面面，我们特别在手术室的设置中，增加了手术室中的恢复室这个章节，在标准细则中要求经历大手术的患者要先进入手术室的恢复室观察，并进行患者复苏的评分，当患者神智恢复后再出手术室的规范。这样可减少患者在转运途中的风险。

标准细则还要求患者术前要实施风险评估、手术三步核对等制度；对外科实施手术分级管理；手术医生也要实行分级管理；实施大手术的报告制度；多学科的会诊制度。标准中的这些要求与规范进一步保障了手术实施过程的安全。再版的《医院患者安全目标手册》收集了标准有关手术安全的内容，也有利于标准的落实。

在医院评审标准中安全两个字出现了600余次，可见标准是把安全作为优先关注的焦点。评审标准中，把各种的安全不良事件报告作为核心指标，其目的是要全院职工都要树立安全意识营造安全文化以减少不良事件的发生，从而使质量得到进一步提高。

医院评审标准中的安全不仅是医疗安全还包括环境安全、设施设备安全、消防安全、水电气安全、营养食品安全、易燃易爆危险品的安全管理、医疗废弃物的安全处理等等，这些安全与患者安全密切相关，也涉及医务人员与医院的安全以及影响社会的安全。

在最后一章节，《医院患者安全目标手册》对国际上的一些进展也做了简要的介绍，供大家学习参考。

中国是一个拥有13亿人口的发展中国家，人口占世界总人口的22%，医疗卫生服务担负艰巨的任务。2012年，国家卫生和计划生育委员会统计公报显示，全国医疗卫生机构总诊疗人次达68.9亿人次，比上年增加6.2亿人次（增长9.9%）。总诊疗人次中，医院25.4亿人次(占36.9%)，基层医疗卫生机构41.1亿人次(占59.7%)，其他医疗机构2.4亿人次(占3.5%)。全国医疗卫生机构入院人数17 812万人，比上年增加2514万人（增长16.4%），年住院率为13.2%。

2012年入院人数中，医院12 727万人（占71.5%），基层医疗卫生机构4209万人(占23.6%)，其他医疗机构876万人（占4.9%）。在患者就诊不断增加的新形势下，再版《医院患者安全目标手册》以提醒大家关注患者安全，保证质量有更重要的现实意义。

第二节 《医院患者安全目标手册》出台的背景与现状

一、国际背景

患者安全目标的提出是国际性的，是现代医学发展的必然趋势。从20世纪90年代开始，国外就有一批有关患者不安全因素的研究报告，这些研究证明医疗风险和医疗中的不安全因素是客观存在的，但有些经过医务人员的努力是可以减少和避免的。随着医疗领域高科技设备的应用和药品更新的不断加快，相对于其他学科，医疗过程中的不安全因素突显出来，患者在医疗过程中可能承担的不安全因素引起了全世界的关注。近年来关于患者安全问题已经成为世界各国医院质量管理主要关注的焦点，患者安全是全世界医院共同面对的问题，受到各个国家及世界卫生组织的广泛关注。据文献报道，在美国、加拿大、新西兰、澳大利亚、英国等国，住院患者发生医疗事故的比例在2.9%～16.6%，其中导致患者死亡占3%～13.6%，导致患者永久伤残占2.6%～16.6%，而这些事故中的27%～51%应该是可以预防的。1999年美国出版的《人皆有错》一文中指出，美国每年死于医疗失误的人数为4.4万人至9.8万人，在国民主要死因分析中排名第8位。2005年3月至2006年4月，英国在一年左右的时间内，出现了50万起医疗事故，其中2159名患者因此死亡，4529名患者身体受到严重伤害。更有高达5万起的医护人员给错药事件，2万名患者不堪病痛折磨试图自杀……这些数据令人感到震惊。

2007年5月2日，华盛顿/日内瓦:世界卫生组织（世卫组织）"推出九项患者安全解决方案"，旨在帮助降低影响全世界数百万患者的卫生保健相关伤害的比率。这九项方案是对看似一样与听似一样的药物要进行甄别，防止错误用药。要建立患者识别的方法与制度，以防对错误的患者实施错误的治疗方案。特别是在患者转交过程中进行有效的信息沟通，在正确的身体部位进行正确的程序操作。控制浓缩电解质溶液的使用。在治疗转换时保证药物使用的准确性。避免导管与输液管的连接错误，使用一次性注射器械，改善手部卫生，预防卫生保健相关感染。

世卫组织于2005年10月13日在日内瓦总部启动全球患者安全挑战。2005—2006年全球患者安全挑战"清洁卫生更安全"是世界患者安全联盟的核心规划，其目的在于加强会员国对处理卫生保健相关感染问题的承诺。为实现这一目标，该行动在开展血液安全、注射和免疫接种安全、临床操作安全、安全饮水、卫生设施和废弃物处理行动的同时，推出了新制定的《世卫组织卫生保健中手部卫生准则（最新草案）》。目前正在与各国政府和卫生当局合作，通过提高意识的运动和各方做出承诺，在全球范围内有系统地唤起人们对这一问题的注意。

美国国家的和国际的患者安全目标(2007年)（National and International Patient Safety Goals）要求医院：(1) 要改进患者的确认准确性。(2) 每个患者要有两个识别标志，因此医院给患者配带了腕带，腕带上有患者的姓名、年龄、病床号等 (3) 在照护者之中改进沟通的效力，要让患者听懂医护告知的含义是什么。(4) 口述的/电话命令复述药物治疗和危急值的测试结果报告，避免接听错误。(5) 药品和用品名称不使用缩写，以免判读错误。(6) 测量而且估定报告危急值的测试结果/价值的时限。(7) 规范与制定标准化沟通手册。(8) 改进使用药物治疗的安全。(9) 除去来自患者区域的电解物。(10) 在组织中实施标准化管理。(11) 在一个最小剂量上进行识别，一年一次检查一看上去相似的/听上去相似的药。(12) 标签与容器的分类,即区分消毒与没消毒。(13) 减少与健保相关的传染危险。(14) 遵从手卫生保健指导方针。(15) 妥善处理所有与感染有关的未预料到的死亡或严重的残疾。(16) 正确完善的药物治疗与全面的持续性医疗照顾。(17) 准确地给予药物治疗的时间、准确地停止药物治疗的时间。(18) 减少患者的伤害起因与跌倒。(19) 落实管理计划。(20) 避免错误的位置、错误的程序、错误的人,外科手术的全面记录、手术前的确认程序、标记手术的位置、术前暂停或术前再确认。(21)患者方面,开展患者的安全策略,是在他们的自己照料方面鼓励患者活动,识别安全危险,在患者中组织增强识别安全风险的活动。上述措施看似简单,但对患者的安全却具有重要的意义,并且被国外医学界证明落实这些措施对确保患者安全是行之有效的。西方发达国家虽然医学发展的较快,以某些领域有明显的优势,但是在医疗风险及患者安全方面仍然有许多亟待解决的问题。

据美国哈佛大学研究发现:4%的住院患者遭受某种不良事件的伤害,70%的不良事件导致暂时性失能,14%的异常事件导致死亡。Report of IOM(1999年)估计:每年约4.4万~9.8万人在美国医院因医疗错误而死亡,高于交通事故、乳癌或艾滋病死亡的人数;美国每年预计要为可预防的医疗不良事件花费约170亿~290亿美元。英国卫生部在2000年的报告中估计:住院患者中不良事件发生率约10%,一年约发生不良事件850 000件,英国仅因此而延长住院发生的费用一年达20亿英磅,国家卫生部门支付诉讼索赔额每年约4亿英磅。澳大利亚卫生保健质量研究1995年报告,住院患者不良事件发生率约16.6%。欧洲医疗质量专题调查委员会2000年估计,在欧洲的医院,每10个患者就有一个患者遭受应可预防的伤害以及与医疗护理相关的不良后果。新西兰和加拿大的研究也提示,不良事件发生率相当高,约10%。

二、国内现状

随着我国市场经济的发展,医疗风险事件、患者不安全的因素也在增加,已经引起了社会的普遍关注,纵观全国的情况,在患者安全方面我们面临着如下挑战。

一是医院在市场化过程中过多地强调经济利益而忽视公益性,在临床过程中存在着为了经济收入而过度医疗现象,如过度检查、过度用药等。

二是医务人员新成员增加或更新过快,而继续教育相对滞后。知识更新,落实临床实际需要,无论是临床医生、护士或工作在临床一线的业务骨干的整体业务素质都有待提高,特别是有关患者安全方面的意识有待加强,这是导致医疗差错事故发生的主要原因,也是患者不安全的因素。

三是医疗技术实施过程中固有的风险因素始终存在,只要防范意识被淡化,风险就可能发生,加上医疗设备和药品更新过快,更新的速度远大于循证研究,新技术应用缺乏严格的规范化管理和准入制度,也会给患者增加不安全的因素。

四是我国目前尚未建立起完善的风险报告监测评价系统,加上临床上存在着不合理用药及不当的用药途径,一次性用药的有效检测等问题,这些貌似正常,实际存在严重的隐患,直接影响着患者的安全。

五是医疗风险事件的增加,使患者就医时缺乏安全和对医务人员及医院的信任感,导致了医患关系的变化,利益冲突明显,近年表现出来的医患纠纷中的恶性事件增加就是证明,这不但影响到了患者的安全,同时也直接危及到医务人员的安全,所以关注患者安全,在全国范围内开展患者安全活动,制定患者安全目标已势在必行,是临床医疗实际的需要,也是促进全社会和谐的需要。

在我国虽然医疗风险及不安全事件统计还不够详细，尚未建立起一套完整的上报汇总制度，但是医疗风险和医疗纠纷的明显增加在另一个侧面反映了患者不安全因素的增加，据有关的资料统计，目前我国三级医院年平均发生医疗纠纷在30起左右，全国73.33%的医院出现过患者及家属殴打、威胁、辱骂医务人员现象；59.63%的医院发生过因患者对治疗结果不满意，围攻、威胁院长的情况；76.67%的医院出现过患者及其家属在诊疗结束后拒绝出院，且不交住院费用现象；61.48%的医院发生过因患者去世，患者家属在医院摆设花圈、设置灵堂等现象。2006年全国共发生9800余起严重事件，打伤医务人员5500人，医院经济损失2亿元。这些现象虽然是以医患纠纷的方式表现出来，但是从一个侧面反映了医患之间的不和谐，同时也说明患者对医院的不信任，在一定程度上反映了医患双方都存在着明显的风险及不安全因素。

第二章

医院患者安全目标及评价标准

　　为全面深化医药卫生体制改革，积极稳妥推进公立医院改革，逐步健全我国医院评审评价体系，促进医疗机构加强自身建设和管理，不断提高医疗质量，保证医疗安全，改善医疗服务，更好地履行社会职责和义务，提高医疗行业整体服务水平和服务能力，在总结我国医院评审评价和医院管理年活动等工作经验的基础上，卫生部组织制定了《三级综合医院评审标准（2011年版）》。

　　第一章：坚持医院公益性。强调医院应明确自身定位，充分体现公立医院的公益性，充分发挥在医教研等方面的带动作用。

　　第二章：医院服务。围绕医疗质量与安全，坚持以人为本，突出"以病人为中心"服务流程的管理。

　　第三章：患者安全。提出十大患者安全目标，确保患者安全。

　　第四章：医疗质量安全管理与持续改进。全标准的核心是以医疗质量与安全为核心，对重点科室、重点人员、重点流程给予明确要求，确保医疗质量与安全。

　　第五章：护理管理与质量持续改进。理顺护理管理体系，明确护理重点工作任务，落实优质护理。

　　第六章：医院管理。多维度覆盖医院内部管理，加强自我管理与约束。

　　第七章：共设置6节监测指标。通过对医院的医院运行、医疗质量与安全指标的监测，用以追踪评价医院医疗质量与安全的持续改进业绩，验证相关标准条款取得【A】业绩的可信度。

　　目前卫生部陆续发布的院评审标准及实施细则

　　三级综合医院评审标准　　2011年版

　　三级儿童医院评审标准　　2011年版

　　三级眼科医院评审标准　　2011年版

　　三级肿瘤医院评审标准　　2011年版

　　三级妇产医院评审标准　　2011年版

　　三级心血管病医院评审标准　　2011年版

　　三级精神病医院评审标准　　2011年版

　　三级传染病医院评审标准　　2011年版

　　三级口腔医院评审标准　　2011年版

　　二级综合医院评审标准　　2012年版

　　一级医院评审标准　　2012年版

新版标准的各节结构基本一致，均设置了"第三章　患者安全"。结合专业特点，提出十大患者安全目标，确保患者安全。

第一节　三级综合医院评审标准（2011 年版）患者安全目标

一、执行查对制度，识别患者的身份

（一）对就诊患者施行唯一标识（如：医保卡、新型农村合作医疗卡编号、身份证号码、病历号等）管理。

（二）在诊疗活动中，严格执行"查对制度"，至少同时使用姓名、年龄2项核对患者身份，确保对正确的患者实施正确的操作。不准使用患者房间号、床号或特定区域代码。★（核心指标）

（三）实施有创（包括介入）诊疗活动前，实施医师必须亲自向患者或其家属告知。

（四）完善关键流程（急诊、病房、手术室、ICU、产房、新生儿室之间的流程）的患者识别措施，健全转科交接登记制度。

（五）使用"腕带"作为识别患者身份的标识，重点是ICU、新生儿科（室），手术室、急诊室等部门，以及意识不清、抢救、输血、不同语种语言交流障碍的患者等；对传染病、药物过敏等特殊患者有识别标志（腕带与床头卡）。

（六）职能部门要落实其督导职能，并有记录。

二、执行在特殊情况下医务人员之间有效沟通的程序，正确执行医嘱

（一）按规定开具完整的医嘱或处方的要素。

（二）在实施紧急抢救的情况下，必要时可口头下达临时医嘱；护士应对口头临时医嘱完整重述确认，在执行时双人核查；事后及时补记。

（三）接获非书面的患者"危急值"或其他重要的检查（验）结果时，接获者必须规范、完整、准确地记录患者识别信息、检查（验）结果和报告者的姓名与电话，复述确认无误后方可提供医师使用。

三、执行手术安全核查，防止手术患者、手术部位及术式发生错误

（一）择期手术的各项术前检查与评估工作全部完成后方可下达手术医嘱。

（二）有手术部位识别标示制度与工作流程。

（三）有手术安全核查与手术风险评估制度与工作流程。★

四、执行手卫生规范，落实医院感染控制的基本要求

（一）按照手卫生规范，正确配置有效、便捷的手卫生设备和设施，为执行手卫生提供必需的保障与有效的监管措施。

（二）医护人员在临床诊疗活动中应严格遵循手卫生相关要求（手清洁、手消毒、

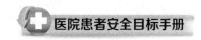

外科洗手操作规程）。

五、特殊药物的管理，提高用药安全

（一）高浓度电解质、易混淆（听似、看似）药品有严格的贮存与使用要求，并严格执行麻醉药品、精神药品、放射性药品、医疗用毒性药品及药品类易制毒化学品等特殊管理药品的使用与管理规章制度。

（二）处方或用药医嘱在转抄和执行时有严格的核对程序，并由转抄和执行者签名确认。

六、临床"危急值"报告制度

（一）根据医院实际情况确定"危急值"项目，建立"危急值"评价制度。★

（二）有临床"危急值"报告制度与流程。

七、防范与减少患者跌倒、坠床等意外事件发生

（一）评估有跌倒、坠床风险的高危患者，要主动告知跌倒、坠床危险，采取措施防止意外事件的发生。

（二）有跌倒、坠床等意外事件报告制度、处理预案与工作流程。

八、防范与减少患者压疮发生

（一）有压疮风险评估与报告制度，有压疮诊疗及护理规范。

（二）实施预防压疮的护理措施。

九、报告医疗安全（不良）事件

（一）有主动报告医疗安全（不良）事件与隐患缺陷的制度与工作流程。★

（二）有激励措施，鼓励医务人员参加《医疗安全（不良）事件报告系统》网上自愿报告活动。

（三）将安全信息与医院实际情况相结合，从医院管理体系、运行机制与规章制度上进行有针对性的持续改进。对重大不安全事件要有根本原因分析。

十、患者参与医疗安全

（一）针对患者疾病诊疗，为患者及其家属提供相关的健康知识教育，协助患方对诊疗方案做出正确理解与选择。

（二）主动邀请患者参与医疗安全活动，如身份识别、手术部位确认、药物使用等。

第二节 二级综合医院评审标准（2012 年版）
患者安全目标

一、确立查对制度，识别患者身份

（一）对就诊患者施行唯一标识（如：医保卡、新型农村合作医疗卡编号、身份证号码、病历号等）管理。

（二）在诊疗活动中，严格执行"查对制度"，至少同时使用姓名、年龄、床号等2项核对患者身份，确保对正确的患者实施正确的操作。

（三）完善关键流程（急诊、病房、手术室、ICU、产房、新生儿室之间的流程）的患者识别措施，健全转科交接登记制度。

（四）使用"腕带"作为识别患者身份的标识，主要针对ICU、新生儿科（室），手术室、急诊室等重点科室，以及意识不清、抢救、输血、不同语种语言交流障碍、传染病、药物过敏的患者等。

二、确立在特殊情况下医务人员之间有效沟通的程序、步骤

（一）在住院患者的常规诊疗活动中，应以书面方式下达医嘱。

（二）在实施紧急抢救的情况下，必要时可口头下达临时医嘱；护士应对口头临时医嘱完整重述确认，在执行时双人核查；事后及时补记。

（三）接获非书面的患者"危急值"或其他重要的检查（验）结果时，接获者必须规范、完整、准确地记录患者识别信息、检查（验）结果和报告者的信息，复述确认无误后方可提供医师使用。

三、确立手术安全核查制度，防止手术患者、手术部位及术式发生错误

（一）择期手术的各项术前检查与评估工作全部完成后方可下达手术医嘱。

（二）有手术部位识别标示制度与工作流程。

（三）有手术安全核查与手术风险评估制度与工作流程。

四、执行手卫生规范，落实医院感染控制的基本要求

（一）按照《医务人员手卫生规范》，正确配置有效、便捷的手卫生设备和设施，为执行手卫生提供必需的保障与有效的监管措施。

（二）医务人员在临床诊疗活动中应严格遵循手卫生相关要求。

五、加强特殊药物管理，提高用药安全

（一）高浓度电解质、易混淆（药品名称相似、药品外观相似）药品有严格的贮存要求，要严格执行麻醉药品、精神药品、放射性药品、医疗用毒性药品及药品类易制毒化学品等特殊管理药品的使用与管理规章制度；对高浓度电解质、易混淆（听似、看似）药品应有严格的贮存要求，高危药品如在病区储存，则必须做到专柜加锁，有高危药品的标识。

（二）处方或用药医嘱在转抄和执行时有严格的核对程序，并由转抄和执行者签名确认。

六、临床"危急值"报告制度

（一）有临床"危急值"报告制度与流程，确定"危急值"项目。

（二）建立"危急值"评价制度。

七、防范与减少患者跌倒、坠床等意外事件发生

（一）评估有跌倒、坠床风险的高危患者，要主动告知跌倒、坠床危险，采取措施防止意外事件的发生。

（二）有跌倒、坠床等意外事件报告制度、处理预案与工作流程。

八、防范与减少患者压疮发生

（一）有压疮风险评估与报告制度，有压疮诊疗及护理规范。

（二）实施预防压疮的护理措施。

九、妥善处理报告医疗安全（不良）事件

（一）有主动报告医疗安全（不良）事件与隐患缺陷的制度与可执行的工作流程，并让医务人员充分知晓。

（二）有激励措施，鼓励医务人员通过《医疗安全（不良）事件报告系统》开展网上报告工作。

（三）对重大不安全事件要有根本原因分析，将安全信息与医院实际情况相结合，从医院管理体系、运行机制与规章制度上进行有针对性的持续改进。

十、患者参与医疗安全

（一）针对患者疾病诊疗，为患者及其家属提供相关的健康知识教育，协助患方对诊疗方案做出正确理解与选择。

（二）主动邀请患者参与医疗安全活动，如身份识别、手术部位确认、药物使用等。

第三节　一级医院评审标准（2012 年版）
患者安全目标

一、确立查对制度，识别患者身份

（一）对就诊患者施行唯一标识（如：医保卡、新型农村合作医疗卡编号、身份证号码、病历号等）管理。

（二）在诊疗活动中，严格执行"查对制度"，至少同时使用姓名、年龄等2项核对患者身份，确保对正确的患者实施正确的操作。

（三）完善关键流程（如急诊、病房之间的流程）的患者识别措施，健全转科交接登记制度。

（四）使用"腕带"作为识别患者身份的工具，重点是手术室、急诊室等部门，以及意识不清、抢救、输血、不同语种语言交流障碍的患者等；对传染病、药物过敏等特殊患者有识别标志（如腕带）。

二、确立在特殊情况下医务人员之间有效沟通的程序、步骤

（一）在住院患者的常规诊疗活动中，应当以书面方式下达医嘱。

（二）在实施紧急抢救的情况下，必要时可口头下达临时医嘱；护士应当对口头临时医嘱完整重述确认，在执行时双人核查；事后及时补记。

（三）接获非书面的患者"危急值"或其他重要的检查（验）结果时，接获者必须规范、完整、准确地记录患者识别信息、检查（验）结果和报告者的姓名与电话，复述确认无误后方可提供医师使用。

三、确立手术安全核查制度，防止手术患者、手术部位及术式发生错误（开展手术的医院必选）

（一）择期手术的各项术前检查与评估工作全部完成后方可下达手术医嘱。

（二）有手术部位识别标示制度与工作流程并严格执行。

（三）有手术安全核查与手术风险评估制度与工作流程并严格执行。

四、执行《医务人员手卫生规范》，落实医院感染控制的基本要求

（一）按照手卫生规范，正确配置有效、便捷的手卫生设备和设施，为执行手卫生提供必需的保障与有效的监管措施。

（二）医护人员在临床诊疗活动中应当严格遵循手卫生相关要求（手清洁、手消毒、外科洗手操作规程按照卫生部相关规定执行）。

五、特殊药物的管理，提高用药安全

（一）高浓度电解质、易混淆（听似、看似）药品有严格的贮存与使用要求，并严格执行麻醉药品、精神药品、放射性药品、医疗用毒性药品及药品类易制毒化学品等特殊管理药品的使用与管理规章制度。

（二）处方或用药医嘱在转抄和执行时有严格的核对程序，并由转抄和执行者签名确认。

六、临床"危急值"报告制度

（一）根据医院实际情况确定"危急值"项目，建立"危急值"评价制度。

（二）有临床"危急值"报告制度与流程。

七、防范与减少患者跌倒、坠床等意外事件发生

（一）评估有跌倒、坠床风险的高危患者，要主动告知跌倒、坠床危险，采取措施防止意外事件的发生。

（二）有跌倒、坠床等意外事件报告制度、处理预案与工作流程。

八、防范与减少患者压疮发生

（一）有压疮风险评估与报告制度，有压疮诊疗及护理规范。

（二）实施预防压疮的护理措施。

九、妥善处理医疗安全（不良）事件

（一）有报告医疗安全（不良）事件与隐患缺陷的制度与可执行的工作流程，并让医务人员充分了解。

（二）有激励措施，鼓励不良事件呈报。

（三）将安全信息与医院实际情况相结合，从医院管理体系、运行机制与规章制度上进行有针对性的持续改进。对重大不安全事件要有根本原因分析。

十、患者参与医疗安全

（一）针对患者疾病诊疗，为患者及其家属提供相关的健康知识教育，协助患方对诊疗方案做出正确理解与选择。

（二）主动邀请患者参与医疗安全活动，如身份识别、手术部位确认、药物使用等。

第四节　三级心血管病医院评审标准（2011 年版）患者安全目标

一、确立查对制度，识别患者身份

（一）对就诊患者施行唯一标识（如：医保卡、新型农村合作医疗卡编号、身份证号码、病历号等）管理。

（二）在诊疗活动中，严格执行"查对制度"，至少同时使用姓名、年龄2项核对患者身份，确保对正确的患者实施正确的操作。

（三）实施有创（包括介入）诊疗活动前，实施医师必须亲自向患者或其家属告知。

（四）完善关键流程（急诊、病房、手术室、ICU、产房、新生儿室之间流程）的患者识别措施，健全转科交接登记制度。

（五）使用"腕带"作为识别患者身份的标识，重点是ICU、新生儿科（室），手术

室、急诊室等部门，以及意识不清、抢救、输血、不同语种语言交流障碍的患者等；对传染病、药物过敏等特殊患者有识别标志（腕带与床头卡等）。

（六）职能管理部门要落实其督导职能，并有记录。

二、确立在特殊情况下医务人员之间有效沟通的程序、步骤

（一）在住院患者的常规诊疗活动中，应以书面方式下达医嘱。

（二）在实施紧急抢救的情况下，必要时可口头下达临时医嘱；护士应对口头临时医嘱完整重述确认，在执行时双人核查；事后及时补记。

（三）接获非书面的患者"危急值"或其他重要的检查（验）结果时，接获者必须规范、完整、准确地记录患者识别信息、检查（验）结果和报告者的姓名与电话，复述确认无误后方可提供医师使用。

三、确立手术安全核查制度，防止手术患者、手术部位及术式发生错误

（一）择期手术的各项术前检查与评估工作全部完成后方可下达手术医嘱。

（二）有手术部位识别标示制度与工作流程。

（三）有手术安全核查、手术风险评估制度与工作流程。

四、执行手卫生规范，落实医院感染控制的基本要求

（一）按照手卫生规范，正确配置有效、便捷的手卫生设备和设施，为执行手卫生提供必需的保障与有效的监管措施。

（二）医护人员在临床诊疗活动中应严格遵循手卫生相关要求（手清洁、手消毒、外科洗手操作规程等）。

五、特殊药物的管理，提高用药安全

（一）高浓度电解质、易混淆（听似、看似）药品有严格的贮存与使用要求，并严格执行麻醉药品、精神药品、放射性药品、医疗用毒性药品及药品类易制毒化学品等特殊管理药品的使用与管理规章制度。

（二）处方或用药医嘱在转抄和执行时有严格的核对程序，并由转抄和执行者签名确认。

六、临床"危急值"报告制度

（一）根据医院实际情况确定"危急值"项目，建立"危急值"评价制度。

（二）有临床"危急值"报告制度与流程。

七、防范与减少患者跌倒、坠床等意外事件发生

（一）评估有跌倒、坠床风险的高危患者，要主动告知跌倒、坠床危险，采取措施防止意外事件的发生。

（二）有跌倒、坠床等意外事件报告制度、处理预案与工作流程。

八、防范与减少患者压疮发生

（一）有压疮风险评估与报告制度，有压疮诊疗及护理规范。

（二）实施预防压疮的护理措施。

九、妥善处理医疗安全（不良）事件

（一）有主动报告医疗安全（不良）事件与隐患缺陷的制度及可执行的工作流程，并让医务人员充分了解。

（二）有激励措施，鼓励不良事件呈报。

（三）将安全信息与医院实际情况相结合，从医院管理体系、运行机制与规章制度上进行有针对性的持续改进。对重大不安全事件要有根本原因分析。

十、患者参与医疗安全

（一）针对患者疾病诊疗，为患者及其家属提供相关的健康知识教育，协助患方对诊疗方案做出正确理解与选择。

（二）主动邀请患者参与医疗安全活动，如身份识别、手术部位确认、药物使用等。

第五节 三级儿童医院评审标准（2011年版）
患儿安全目标

一、确立查对制度，准确识别患儿身份

（一）对就诊患儿施行唯一标识管理。

（二）在诊疗活动中，严格执行"查对制度"，至少同时使用姓名、性别、年龄等2项核对患儿身份，确保对正确的患儿实施正确的操作。

（三）实施有创（包括介入）诊疗活动前，实施医师必须亲自向患儿监护人或近亲告知。

（四）完善关键流程（急诊、病房、手术室、ICU、新生儿室之间的流程）的患儿识别措施，健全转科交接登记制度。

（五）使用"腕带"作为识别患儿身份的标识，重点是ICU、新生儿室、手术室、急诊室等部门，以及意识不清、抢救、输血、不同语种语言交流障碍、无监护人或近亲陪伴的患儿等。

（六）职能部门要落实其督导职能，并有记录。

二、确立在特殊情况下医务人员之间有效沟通的程序、步骤

（一）在住院患儿的常规诊疗活动中，应以书面方式下达医嘱。

（二）在实施紧急抢救的情况下，必要时可口头下达临时医嘱；护士应对口头临时医嘱完整重述确认，在执行时双人核查；事后及时补记。

（三）接获非书面的患儿"危急值"或其他重要的检查（验）结果时，接获者必须规范、完整、准确地记录患儿识别信息、检查（验）结果和报告者的姓名与电话，复述确认无误后方可提供医师使用。

三、确立手术安全核查制度，防止手术患儿、手术部位及术式发生错误

（一）择期手术的各项术前检查与评估工作全部完成后方可下达手术医嘱。

（二）有手术部位识别标示制度与工作流程。

（三）有手术安全核查、手术风险评估制度与工作流程。

四、严格执行手卫生规范，落实医院感染控制的基本要求

（一）按照手卫生规范，正确配置有效、便捷的手卫生设备和设施，为执行手卫生提供必需的保障与监管措施。

（二）医护人员在临床诊疗活动中应严格遵循手卫生相关要求（手清洁、手消毒、外科洗手操作规程等）。

五、规范特殊药物的管理，提高用药安全

（一）高浓度电解质、易混淆（听似、看似）的药品有严格的贮存要求，并严格执行麻醉药品、精神药品、放射性药品、医疗用毒性药品及药品类易制毒化学品等特殊管理药品的使用与管理规章制度。

（二）处方或用药医嘱在转抄和执行时有严格的核对程序，并由转抄和执行者签名确认。

六、建立临床"危急值"报告制度

（一）根据医院实际情况确定"危急值"项目。

（二）有临床"危急值"报告制度与可执行的工作流程。

七、防范与减少患儿跌伤、坠床、烫伤和呕吐物吸入窒息等意外事件发生

（一）对高危患儿有跌伤、坠床、烫伤和呕吐物吸入窒息风险评估，要主动告知跌伤、坠床、烫伤和呕吐物吸入窒息危险，采取措施防止意外事件的发生。

（二）有跌伤、坠床、烫伤和呕吐物吸入窒息等意外事件报告制度、处理预案与可执行的工作流程。

八、防范与减少患儿压疮发生

（一）有压疮风险评估与报告制度，有压疮诊疗及护理规范。

（二）实施预防压疮的有效护理措施。

九、妥善处理医疗安全（不良）事件

（一）有主动通过网络报告医疗安全（不良）事件与隐患缺陷的制度与可执行的工作流程。

（二）有激励措施，鼓励不良事件呈报。

（三）将安全信息与医院实际情况相结合，从医院管理体系、运行机制与规章制度上进行有针对性的持续改进。对重大不安全事件要有根本原因分析。

十、鼓励患儿监护人或近亲参与医疗安全

（一）针对患儿疾病诊疗，为患儿监护人或近亲提供相关的健康知识教育，协助患方对诊疗方案做出正确理解与选择。

（二）主动邀请患儿、亲属或监护人参与医疗安全活动，如身份识别、手术部位确认、药物使用等。

（三）主动邀请患儿监护人或近亲参与防止非医疗因素对患儿造成伤害的活动（防烫伤、防电击、防砸伤、防电梯故障、防婴儿被盗等）。

第六节 三级肿瘤医院评审标准（2011 年版）
患者安全目标

一、确立查对制度，识别患者身份

（一）对就诊患者施行唯一标识（如：医保卡、新型农村合作医疗卡编号、身份证号码等）管理。

（二）在诊疗活动中，严格执行"查对"制度，至少同时使用姓名、性别等2项项目核对患者身份，确保对正确的患者实施正确的操作。

（三）实施有创（包括介入）诊疗活动前，实施医师必须亲自向患者或其家属告知。

（四）有肿瘤急重症关键流程（留观、病房、手术室、ICU之间的流程）的患者识别措施，有转科交接登记制度。

（五）使用"腕带"作为识别患者身份的标识，重点是ICU、手术室、急重症留观等部门，以及意识不清、抢救、输血、不同语种语言交流障碍的患者等。

（六）职能部门要落实其督导职能，并有记录。

二、确立在特殊情况下医务人员之间有效沟通的程序、步骤

（一）在住院患者的常规诊疗活动中，应以书面方式下达医嘱。

（二）在实施紧急抢救的情况下，必要时可口头下达临时医嘱；护士应对口头临时医嘱完整重述确认，在执行时双人核查；事后及时补记。

（三）接获非书面的患者"危急值"或其他重要的检查（验）结果时，接获者必须规范、完整、准确地记录患者识别信息、检查（验）结果和报告者的姓名与电话，复述确认无误后方可提供医师使用。

三、确立手术安全核查制度，防止手术患者、手术部位及术式发生错误

（一）择期手术的各项术前检查与评估工作全部完成后方可下达手术医嘱。

（二）有手术部位识别标示制度与工作流程。

（三）有手术安全核查、手术风险评估制度与工作流程。

四、严格执行手卫生规范，落实医院感染控制的基本要求

（一）按照手卫生规范，正确配置有效、便捷的手卫生设备和设施，为执行手卫生提供必需的保障与监管措施。

（二）医护人员在临床诊疗活动中应严格遵循手卫生"六步法"程序洗手。

五、规范特殊药物的管理，提高用药安全

（一）高浓度电解质、易混淆（听似、看似）药品有严格的贮存要求，并严格执行麻醉药品、精神药品、放射性药品、化学治疗药品及药品类易制毒化学品等特殊管理药品的使用与管理规章制度。

（二）处方或用药医嘱在转抄和执行时有严格的核对程序，并由转抄和执行者签名确认。

六、建立临床"危急值"报告制度

（一）根据医院实际情况确定"危急值"项目。

（二）有临床"危急值"报告制度与可执行的工作流程。

七、防范与减少患者跌倒、坠床等意外事件发生

（一）对高危患者有跌倒、坠床风险评估，要主动告知跌倒、坠床危险，采取有效措施防止意外事件的发生。

（二）有跌倒、坠床等意外事件报告制度、处理预案与可执行的工作流程。

八、防范与减少患者压疮发生

（一）有压疮风险评估与报告制度，有压疮诊疗及护理规范。

（二）实施预防压疮的有效护理措施。

九、妥善处理医疗安全（不良）事件

（一）有主动报告医疗安全（不良）事件与隐患缺陷的制度及可执行的工作流程，并让医务人员充分了解。

（二）有激励措施，鼓励不良事件呈报。

（三）将安全信息与医院实际情况相结合，从医院管理体系、运行机制与规章制度

上进行有针对性的持续改进。对重大不安全事件要有根本原因分析。

十、鼓励患者参与医疗安全

（一）针对患者疾病诊疗，为患者及其家属提供相关的健康知识教育，协助患方对诊疗方案做出正确理解与选择。

（二）主动邀请患者参与医疗安全活动，如身份识别、手术部位确认、药物使用等。

第七节　三级妇产医院评审标准（2011 年版）
患者安全目标

一、确立查对制度，识别患者身份

（一）对就诊患者施行唯一标识（如：医保卡、新型农村合作医疗卡编号、身份证号码、病历号等）管理。

（二）在诊疗活动中，严格执行"查对制度"，至少同时使用姓名、年龄2项核对患者身份，确保对正确的患者实施正确的操作。

（三）实施有创（包括介入）诊疗活动前，实施医师必须亲自向患者或其家属告知。

（四）完善关键流程（急诊、病房、手术室、ICU、产房、新生儿室之间流程）的患者识别措施，建全转科交接登记制度。

（五）使用"腕带"作为识别患者身份的标识，重点是ICU、新生儿科（室），手术室、急诊室等部门，以及意识不清、抢救、输血、不同语种语言交流障碍的患者；对传染病、药物过敏等特殊患者有识别标志（腕带与床头卡）。

（六）职能部门要落实其督导职能，并有记录。

二、确立在特殊情况下医务人员之间有效沟通的程序、步骤

（一）在住院患者的常规诊疗活动中，应以书面方式下达医嘱。

（二）在实施紧急抢救的情况下，必要时可口头下达临时医嘱；护士应对口头临时医嘱完整重述确认，在执行时双人核查；事后及时补记。

（三）接获非书面的患者"危急值"或其他重要的检查（验）结果时，接获者必须规范、完整、准确地记录患者识别信息、检查（验）结果和报告者的姓名与电话，复述确认无误后方可提供医师使用。

三、确立手术安全核查制度，防止手术患者、手术部位及术式发生错误

（一）择期手术的各项术前检查与评估工作全部完成后方可下达手术医嘱。

（二）有手术部位识别标示制度与工作流程。

（三）有手术安全核查、手术风险评估制度与工作流程。

四、执行手卫生规范，落实医院感染控制的基本要求

（一）按照手卫生规范，正确配置有效、便捷的手卫生设备和设施，为执行手卫生提供必需的保障与有效的监管措施。

（二）医护人员在临床诊疗活动中应严格遵循手卫生相关要求（手清洁、手消毒、外科洗手操作规程等）。

五、特殊药物的管理，提高用药安全

（一）高浓度电解质、易混淆（听似、看似）药品有严格的贮存与使用要求，并严格执行麻醉药品、精神药品、放射性药品、医疗用毒性药品及药品类易制毒化学品等特殊管理药品的使用与管理规章制度。

（二）处方或用药医嘱在转抄和执行时有严格的核对程序，并由转抄和执行者签名确认。

六、临床"危急值"报告制度

（一）根据医院实际情况确定"危急值"项目，建立"危急值"评价制度。

（二）有临床"危急值"报告制度与流程。

七、防范与减少患者跌倒、坠床等意外事件发生

（一）评估有跌倒、坠床风险的高危患者，要主动告知跌倒、坠床危险，采取措施防止意外事件的发生。

（二）有跌倒、坠床等意外事件报告制度、处理预案与工作流程。

八、防范与减少患者压疮发生

（一）有压疮风险评估与报告制度，有压疮诊疗及护理规范。

（二）实施预防压疮的护理措施。

九、妥善处理医疗安全（不良）事件

（一）有报告医疗安全（不良）事件与隐患缺陷的制度及可执行的工作流程，并让医务人员充分了解。

（二）有激励措施，鼓励不良事件呈报。

（三）将安全信息与医院实际情况相结合，从医院管理体系、运行机制与规章制度上进行有针对性的持续改进。对重大不安全事件要有根本原因分析。

十、患者参与医疗安全

（一）针对患者疾病诊疗，为患者及其家属提供相关的健康知识教育，协助患方对诊疗方案做出正确理解与选择。

（二）主动邀请患者参与医疗安全活动，如身份识别、手术部位确认、药物使用等。

第八节　三级眼科医院评审标准（2011年版）
患者安全目标

一、确立查对制度，识别患者身份

（一）对就诊患者施行唯一标识（如：医保卡、新型农村合作医疗卡编号、身份证号码、病历号等）管理。

（二）在诊疗活动中，严格执行"查对制度"，至少同时使用姓名、年龄2项核对患者身份，确保对正确的患者实施正确的操作。

（三）实施有创（包括介入）诊疗活动前，实施医师必须亲自向患者或其家属告知。

（四）完善关键流程（急诊、病房、手术室之间的流程）的患者识别措施，健全转科交接登记制度。

（五）使用"腕带"作为识别患者身份的标识，重点是手术室、急诊室等部门，以及意识不清、抢救、输血、不同语种语言交流障碍的患者等；对传染病、药物过敏等特殊患者有识别标志（腕带与床头卡等）。

（六）职能部门要落实其督导职能，并有记录。

二、确立在特殊情况下医务人员之间有效沟通的程序、步骤

（一）在住院患者的常规诊疗活动中，应以书面方式下达医嘱。

（二）在实施紧急抢救的情况下，必要时可口头下达临时医嘱；护士应对口头临时医嘱完整重述确认，在执行时双人核查；事后及时补记。

（三）接获非书面的患者"危急值"或其他重要的检查（验）结果时，接获者必须规范、完整、准确地记录患者识别信息、检查（验）结果和报告者的姓名与电话，复述确认无误后方可提供医师使用。

三、确立手术安全核查制度，防止手术患者、手术部位及术式发生错误

（一）择期手术的各项术前检查与评估工作全部完成后方可下达手术医嘱。

（二）有手术部位识别标示制度与工作流程。

（三）有手术安全核查、手术风险评估制度与工作流程。

四、执行手卫生规范，落实医院感染控制的基本要求

（一）按照手卫生规范，正确配置有效、便捷的手卫生设备和设施，为执行手卫生提供必需的保障与有效的监管措施。

（二）医护人员在临床诊疗活动中应严格遵循手卫生相关要求（手清洁、手消毒、外科洗手操作规程等）。

五、特殊药物的管理，提高用药安全

（一）高浓度电解质、易混淆（听似、看似）药品有严格的贮存与使用要求，并严格执行麻醉药品、精神药品、放射性药品、医疗用毒性药品及药品类易制毒化学品等特殊管理药品的使用与管理规章制度。

（二）处方或用药医嘱在转抄和执行时有严格的核对程序，并由转抄和执行者签名确认。

六、临床"危急值"报告制度

（一）根据医院实际情况确定"危急值"项目，建立"危急值"评价制度。

（二）有临床"危急值"报告制度与流程。

七、防范与减少患者跌倒、坠床等意外事件发生

（一）评估有跌倒、坠床风险的高危患者，要主动告知跌倒、坠床危险，采取措施防止意外事件的发生。

（二）有跌倒、坠床等意外事件报告制度、处理预案与工作流程。

八、防范与减少患者压疮发生

（一）有压疮风险评估与报告制度，有压疮诊疗及护理规范。

（二）实施预防压疮的护理措施。

九、妥善处理医疗安全（不良）事件

（一）有报告医疗安全（不良）事件与隐患缺陷的制度及可执行的工作流程，并让医务人员充分了解。

（二）有激励措施，鼓励不良事件呈报。

（三）将安全信息与医院实际情况相结合，从医院管理体系、运行机制与规章制度上进行有针对性的持续改进。对重大不安全事件要有根本原因分析。

十、患者参与医疗安全

（一）针对患者疾病诊疗，为患者及其家属提供相关的健康知识教育，协助患方对诊疗方案做出正确理解与选择。

（二）主动邀请患者参与医疗安全活动，如身份识别、手术部位确认、药物使用等。

第九节　三级精神病医院评审标准（2011 年版）
医患安全目标

一、确立查对制度，识别患者身份

（一）对就诊患者施行唯一标识（如：医保卡、新型农村合作医疗卡编号、身份证

号码、病历号等）管理。

（二）在诊疗活动中，严格执行"查对制度"，至少同时使用姓名、年龄2项核对患者身份，确保对正确的患者实施正确的操作。

（三）实施有创诊疗活动和精神科特殊诊疗活动（如：无抽搐电休克治疗等）前，管床医师必须亲自向患者或其家属告知，取得患者或家属的书面知情同意。

（四）完善关键流程（门急诊、病房、辅助检查和治疗部门之间的流程）的患者识别措施，健全转送交接登记制度。

（五）使用"腕带"作为识别患者身份的标识，重点是无抽搐电休克治疗、急诊室、一级病室等部门，以及痴呆、意识不清、抢救、输血、不同语种语言交流障碍的患者等；对传染病、药物过敏、有防出走/藏药/跌倒等要求的特殊患者有识别标志（腕带与床头卡），并在患者一览表中有明显标识。

二、确立在特殊情况下医务人员之间有效沟通的程序、步骤

（一）在住院患者的常规诊疗活动中，应当以书面方式下达医嘱。

（二）在实施紧急抢救需要下达临时医嘱时，应严格按照临时医嘱制度执行。必要时可口头下达临时医嘱；护理人员应当对口头临时医嘱完整重述确认，在执行时双人核查；事后及时补记。

（三）接获非书面的患者"危急值"或其他重要的检查（验）结果时，接获者必须规范、完整、准确地记录患者识别信息、检查（验）结果和报告者的姓名与电话，复述确认无误后方可提供医师使用。

三、执行手卫生规范，落实医院感染控制的基本要求

（一）按照手卫生规范，正确配置有效、便捷的手卫生设备和设施，为执行手卫生提供必需的保障与有效的监管措施。

（二）医护人员在临床诊疗活动中应严格遵循手卫生相关要求（手清洁、手消毒、实施必要手术前的外科洗手操作规程等）。

四、特殊药物的管理，提高用药安全

（一）高浓度电解质、易混淆（听似、看似）药品有严格的贮存与使用要求；严格执行麻醉药品、精神药品、放射性药品、医疗用毒性药品及药品类易制毒化学品等特殊管理药品的使用与管理规章制度。

（二）处方或用药医嘱在转抄和执行时有严格的核对程序，并由转抄和执行者签名确认。

五、临床"危急值"报告制度

（一）根据医院实际情况确定"危急值"项目，建立"危急值"评价制度。

（二）有临床"危急值"报告制度与流程。

六、防范与减少患者跌倒、坠床、噎食、窒息、自杀、暴力攻击、擅自离院等意外事件发生

（一）评估有跌倒、坠床、噎食、窒息、自杀、暴力攻击、擅自离院等风险的高危患者，要主动告知上述危险，采取措施防止意外事件的发生。

（二）有跌倒、坠床、噎食、窒息、自杀、暴力攻击、擅自离院等意外事件的报告制度、处理预案与工作流程。

（三）有防范和处置精神科常见意外事件的相关培训和演练，工作人员熟知并能实施。

七、防范与减少患者压疮发生

（一）有压疮风险评估与报告制度，有压疮诊疗及护理规范。

（二）实施预防压疮的护理措施。

八、妥善处理医疗安全（不良）事件

（一）有报告医疗安全（不良）事件与隐患缺陷的制度与可执行的工作流程，并让医务人员充分了解。

（二）有激励措施，鼓励不良事件呈报。

（三）将安全信息与医院实际情况相结合，从医院管理体系、运行机制与规章制度上进行有针对性的持续改进。对重大不安全事件要有根本原因分析。

九、患者或家属（监护人）参与医疗安全

（一）针对患者疾病诊疗，为患者或其家属（监护人）提供相关的健康知识教育，协助患方对诊疗方案做出正确理解与选择。

（二）主动邀请患者或其家属（监护人）参与医疗安全活动，如身份识别、采取约束隔离等保护性措施、药物使用等。

（三）主动邀请患者家属（监护人）参与防止非医疗因素对患者造成伤害的活动（防自杀自伤、防擅自离院等）。

第十节　三级传染病医院评审标准（2011年版）
患者安全与职业防护目标

一、确立查对制度，识别患者身份

（一）对就诊患者施行唯一标识（如：医保卡、新型农村合作医疗卡编号、身份证号码等）管理，并按特殊疾病分类管理。

（二）在诊疗活动中，严格执行查对制度，至少同时使用姓名、性别2项核对患者身份，确保对正确的患者实施正确的操作。

（三）实施有创（包括介入）诊疗活动前，实施医师必须亲自向患者或其家属告知。

（四）完善关键流程（急诊、病房、手术室、ICU、产房、新生儿室之间流程）的患者识别措施，健全转科交接登记制度。

（五）使用"腕带"作为识别患者身份的标识，重点是ICU、新生儿室、手术室、急诊科等部门，以及意识不清、抢救、输血、不同语种语言交流障碍的患者等。对传染病、药物过敏等特殊患者有识别标志（腕带与床头卡）。

二、确立在特殊情况下医务人员之间有效沟通

（一）在住院患者的常规诊疗活动中，应以书面方式下达医嘱。

（二）在实施紧急抢救的情况下，必要时可口头下达临时医嘱；护理人员应对口头临时医嘱完整复述确认，在执行时双人核查；事后及时补记。

（三）接获非书面的患者"危急值"或其他重要的检查（验）结果时，接获者必须规范、完整、准确地记录患者识别信息、检查（验）结果和报告者的姓名与电话，复述确认无误后方可提供医师使用。

三、严格执行手术安全核查，防止手术患者、手术部位及术式发生错误

（一）择期手术的各项术前检查与评估工作全部完成后方可下达手术医嘱。

（二）有手术部位识别标示制度与工作流程。

（三）有手术安全核查及手术风险评估制度与工作流程。

四、严格执行手卫生规范，落实医院感染控制的基本要求

（一）按照手卫生规范，正确配置有效、便捷的手卫生设备和设施，为执行手卫生提供必需的保障与有效的监管措施。

（二）医护人员在临床诊疗活动中应严格遵循手卫生相关要求（手清洁、手消毒、外科洗手操作规程等）。

五、规范特殊药物的管理，提高用药安全

（一）高浓度电解质、易混淆（听似、看似）药品有严格的储存要求，并严格执行麻醉药品、精神药品、放射性药品、医疗用毒性药品及药品类易制毒化学品等特殊管理药品的使用与管理规章制度。

（二）处方或用药医嘱在转抄和执行时有严格的核对程序，并由转抄和执行者签名确认。

（三）对国家提供的免费治疗项目提供的药品有严格的使用管理规范，遵守相关使用原则与适应证。

六、建立临床"危急值"报告制度

（一）根据医院实际情况确定"危急值"项目，建立"危急值"评价制度。

（二）有临床"危急值"报告制度与工作流程。

七、防范与减少患者跌倒、坠床等意外事件发生

（一）有对跌倒、坠床高危患者的风险评估，采取有效措施防止意外事件的发生。

（二）有跌倒、坠床等意外事件报告制度、处理预案与可执行的工作流程。

八、防范与减少患者压疮发生

（一）有压疮风险评估与报告制度，有压疮诊疗及护理规范。

（二）实施预防压疮的有效护理措施。

九、妥善处理医疗安全（不良）事件

（一）有主动报告医疗安全（不良）事件与隐患的制度与可执行的工作流程，并让医务人员充分了解。

（二）有激励措施，鼓励不良事件呈报。

（三）将安全信息与医院实际情况相结合，从医院管理体系、运行机制与规章制度上进行有针对性的持续改进。对重大不安全事件要有根本原因分析。

十、鼓励患者参与医疗安全活动

（一）针对患者疾病诊疗，为患者及其近亲属提供相关的健康知识教育，协助患者对诊疗方案做出正确理解与选择。

（二）主动邀请患者参与医疗安全活动，如身份识别、手术部位确认、药物使用等。

十一、防范与减少职业暴露

（一）使用标准防护技术，全体员工在需要时都能按照规范要求正确使用工作服、手套、口罩、眼睛保护和其他保护装置。

（二）有职业暴露应急预案、职业安全与伤害的防护制度与措施。

（三）实施职业暴露报告、评估及随访制度。

（四）加强医务人员职业安全防护培训，上岗前有职业安全防护教育。

（五）对医务人员职业暴露有心理咨询和健康教育。

第十一节　三级口腔医院评审标准（2011 年版）
患者安全目标

一、确立查对制度，识别患者身份

（一）对就诊患者施行唯一标识（如：医保卡、新型农村合作医疗卡编号、身份证号码、病历号等）管理。

（二）在诊疗活动中，严格执行"查对制度"，至少同时使用姓名、年龄2项核对患者身份，确保对正确的患者实施正确的操作。

（三）实施有创（包括介入）诊疗活动前，实施医师必须亲自向患者或其家属告知。

（四）完善关键流程（急诊、病房、手术室之间的流程）的患者识别措施，健全转科交接登记制度。

（五）使用"腕带"作为识别患者身份的标识，重点是手术室、急诊室等部门，以及意识不清、抢救、输血、不同语种语言交流障碍的患者等；对传染病、药物过敏等特殊患者有识别标志（腕带与床头卡）。

二、确立在特殊情况下医务人员之间有效沟通的程序、步骤

（一）在住院患者的常规诊疗活动中，应当以书面方式下达医嘱。

（二）在实施紧急抢救的情况下，必要时可口头下达临时医嘱；护理人员应当对口头临时医嘱完整重述确认，在执行时双人核查；事后及时补记。

（三）接获非书面的患者"危急值"或其他重要的检查（验）结果时，接获者必须规范、完整、准确地记录患者识别信息、检查（验）结果和报告者的姓名与电话，复述确认无误后方可提供医师使用。

三、确立手术/治疗牙位安全核查制度，防止手术患者、手术部位/治疗牙位及术式发生错误

（一）择期手术的各项术前检查与评估工作全部完成后方可下达手术医嘱。

（二）有手术部位/治疗牙位识别标示制度与工作流程。

（三）有手术/治疗牙位安全核查与手术风险评估制度与工作流程。

四、执行手卫生规范，落实医院感染控制的基本要求

（一）按照手卫生规范，正确配置有效、便捷的手卫生设备和设施，为执行手卫生提供必需的保障与有效的监管措施。

（二）医护人员在临床诊疗活动中应当严格遵循手卫生相关要求（手清洁、手消毒、外科洗手操作规程等）。

（三）医护人员在临床诊疗活动中应当严格遵循《医疗机构口腔诊疗器械消毒技术操作规范》的相关要求。

五、特殊药物的管理，提高用药安全

（一）高浓度电解质、易混淆（听似、看似）药品（含口腔外用制剂）有严格的贮存与使用要求，并严格执行麻醉药品、精神药品、放射性药品、医疗用毒性药品及药品类易制毒化学品等特殊管理药品的使用与管理规章制度。

（二）处方或用药医嘱在转抄和执行时有严格的核对程序，并由转抄和执行者签名确认。

六、临床"危急值"报告制度

（一）根据医院实际情况确定"危急值"项目，建立"危急值"评价制度。

（二）有临床"危急值"报告制度与流程。

七、防范与减少患者跌倒、坠床等意外事件发生

（一）评估有跌倒、坠床风险的高危患者，采取措施防止意外事件的发生。

（二）有跌倒、坠床等意外事件报告制度、处理预案的工作流程。

八、防范与减少患者压疮发生

（一）有压疮风险评估与报告制度，有压疮诊疗及护理规范。

（二）实施预防压疮的护理措施。

九、妥善处理医疗安全（不良）事件

（一）有报告医疗安全（不良）事件与隐患缺陷的制度与可执行的工作流程，并让医务人员充分了解。

（二）有激励措施，鼓励不良事件呈报。

（三）将安全信息与医院实际情况相结合，从医院管理体系、运行机制与规章制度上进行有针对性的持续改进。对重大不安全事件要有根本原因分析。

十、患者参与医疗安全

（一）针对患者疾病诊疗，为患者及其近亲属提供相关的健康知识教育，协助患者对诊疗方案做出正确理解与选择。

（二）主动邀请患者参与医疗安全活动，如身份识别、手术部位确认、药物使用等。

第三章

综合医院患者安全目标评审要点

一、评审表述方式

评审采用A、B、C、D、E五档表述方式。

A：优秀

B：良好

C：合格

D：不合格

E：不适用，是指卫生行政部门根据医院功能任务未批准的项目，或同意不设置的项目。

判定原则是要达到"B：良好"档者，必须先符合"C：合格"档的要求，要到"A：优秀"，必须先符合"B：良好"档的要求。

二、标准条款的性质结果

评分说明的制定遵循PDCA循环原理，P即plan，D即do，C即check，A即action，通过质量管理计划的制订及组织实现的过程，实现医疗质量和安全的持续改进。

由于标准条款的性质不同，结果表达如表3.1。

表3.1　标准条款的性质结果

A	B	C	D
优秀	良好	合格	不合格
有改进有成效	有监管有分析	有实施有执行	有计划有制度
PDCA	PDC	PD	有P或无P

三、以患者为中心的循证检查方法

以患者为中心的循证检查方法是从患者的立场以医院管理专业人员的视角来评审医院执行标准的程度。即：

1.循证检查途经，不同组合的评审员是通过观察患者在接受医疗、护理、医技服务过程，了解患者的体验与感受，与院方管理人员、医护技人员、患者与亲属的访谈，查看相关政策与流程文件，对相关数据的溯源等获得信息。

2.帮助医院寻找"潜在高风险"与"根本原因"，提高医院持续改进能力。

3.在循证检查过程中，通过医院既有的制度与程序来衡量，体现不同部门、不同专业、不同职别人员之间的协调、沟通和团队合作来保障患者连贯医疗服务的程度。

4.通过医院的制度程序与为患者所提供的服务，用数据与事实来审核医院执行标准的程度与所取得的业绩。

5.按照PDCA的原理，对每个具体评审条款设置了【C】、【B】、【A】不同层次且具有管理递进关系的三档。

（1）达到"C"级要求，医院至少要提供自我评价6个月前、后对照验证的数据为依据。

（2）达到"B"级要求，医院至少要提供自我评价7～11个月前、后对照验证的数据为依据。

（3）达到"A"级要求，医院至少要提供自我评价≥12个月前、后对照验证的数据为依据。

四、应用PDCA的循环方式开展医院自我评价

PDCA循环是通过使用全面质量管理常用七种方法／工具（检查表、排列图法、因果图法、分层法、直方图法、控制图法、散布图法），在开展质量管理中用于收集和分析质量数据，分析和确定质量问题，控制和改进质量水平的有效方法，可以处理95％医院质量安全管理中的问题，这些方法不仅科学，而且实用，应该作为首先学习和掌握的内容，促进医院持续改进的进程。

第一节　确立查对制度，识别患者身份

评审标准	评审要点
3.1.1　对就诊患者施行唯一标识（医保卡、新型农村合作医疗卡编号、身份证号码、病历号等）管理。	
3.1.1.1 对就诊患者施行唯一标识（医保卡、新型农村合作医疗卡编号、身份证号码、病历号等）管理。	【C】 对门诊就诊和住院患者的身份标识有制度规定，且在全院范围内统一实施。 【B】符合"C"，并 对就诊患者住院病历施行唯一标识管理，如使用医保卡、新型农村合作医疗卡编号或身份证号码等。 【A】符合"B"，并 对提高患者身份识别的正确性有改进方法，如在重点部门〔急诊、新生儿、重症监护病房（ICU）、产房、手术室〕使用条码管理。
3.1.2　在诊疗活动中，严格执行"查对制度"，至少同时使用姓名、年龄两项核对患者身份，确保对正确的患者实施正确的操作。	
3.1.2.1 在诊疗活动中，严格执行"查对制度"，至少同时使用姓名、年龄两项核对患者身份，确保对正确的患者实施正确的操作。 （★）	【C】 1.有标本采集、给药、输血或血制品、发放特殊饮食、诊疗活动时患者身份确认的制度、方法和核对程序。核对时应让患者或其近亲属陈述患者姓名。 2.至少同时使用两种患者身份识别方式，如姓名、年龄、出生年月、年龄、病历号、床号等（禁止仅以房间或床号作为识别的唯一依据）。 3.相关人员熟悉上述制度和流程并履行相应职责。 【B】符合"C"，并 1.各科室严格执行查对制度。 2.职能部门对上述工作进行督导、检查、总结、反馈，有改进措施。 【A】符合"B"，并 查对方法正确，诊疗活动中查对制度落实，持续改进有成效。
3.1.3　完善关键流程（急诊、病房、手术室、ICU、产房、新生儿室之间流程）的患者识别措施，健全转科交接登记制度。	
3.1.3.1 完善关键流程（急诊、病房、手术室、ICU、产房、新生儿室之间流程）的患者识别措施，健全转科交接登记制度。	【C】 1.患者转科交接时执行身份识别制度和流程，尤其急诊、病房、手术室、ICU、产房、新生儿室之间的转接。 2.对重点患者，如产妇、新生儿、手术、ICU、急诊、无名、儿童、意识不清、语言交流障碍、镇静期间患者的身份识别和交接流程有明确的制度规定。 3.对无法进行患者身份确认的无名患者，有身份标识的方法和核对流程。 4.对新生儿、意识不清、语言交流障碍等原因无法向医务人员陈述自己姓名的患者，由患者陪同人员陈述患者姓名。

评审标准	评审要点
3.1.3.1 完善关键流程（急诊、病房、手术室、ICU、产房、新生儿室之间流程）的患者识别措施，健全转科交接登记制度。	【B】符合"C"，并 1.科室有转科交接登记。 2.职能部门对上述工作进行督导、检查、总结、反馈，有改进措施。
	【A】符合"B"，并 重点部门患者转接时的身份识别制度落实，持续改进有成效。
3.1.4 使用"腕带"作为识别患者身份的标识，重点是ICU、新生儿科（室），手术室、急诊室等部门，以及意识不清、抢救、输血、不同语种语言交流障碍的患者等；对传染病、药物过敏等特殊患者有识别标志（腕带与床头卡）。	
3.1.4.1 使用"腕带"作为识别患者身份的标识，重点是ICU、新生儿科（室），手术室、急诊室等部门，以及意识不清、语言交流障碍的患者等。	【C】 1.对需使用"腕带"作为识别身份标识的患者和科室有明确制度规定。 2.至少在重症医学病房（ICU、CCU、SICU、RICU等）、新生儿科（室）、手术室使用"腕带"识别患者身份。
	【B】符合"C"，并 1.对急诊抢救室和留观的患者、住院、有创诊疗、输液以及意识不清、语言交流障碍等患者推广使用"腕带"识别患者身份。 2.职能部门对上述工作进行督导、检查、总结、反馈，有改进措施。
	【A】符合"B"，并 1.正确使用"腕带"识别患者身份标识，持续改进有成效。 2.使用带有可扫描自动识别的条形码"腕带"识别患者身份。

第二节　确立在特殊情况下医务人员之间
有效沟通的程序、步骤

评审标准	评审要点
3.2.1 在住院患者的常规诊疗活动中，应以书面方式下达医嘱。	
3.2.1.1 按规定开具完整的医嘱或处方。	【C】 1. 有开具医嘱相关制度与规范。 2. 医务人员对模糊不清、有疑问的医嘱，有明确的澄清流程。
	【B】符合"C"，并 职能部门对上述工作进行督导、检查、总结、反馈，有改进措施。
	【A】符合"B"，并 医嘱、处方合格率≥95%。

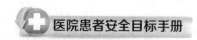

续表

评审标准	评审要点
3.2.2 在实施紧急抢救的情况下，必要时可口头下达临时医嘱；护理人员应对口头临时医嘱完整重述确认。在执行时双人核查，事后及时补记。	
3.2.2.1 有紧急情况下下达口头医嘱的相关制度与流程。（★）	【C】 1. 有紧急抢救情况下使用口头医嘱的相关制度与流程。 2. 医师下达的口头医嘱，执行者需复述确认，双人核查后方可执行。 3. 下达口头医嘱应及时补记。
	【B】符合"C"，并 职能部门对上述工作进行督导、检查、总结、反馈，有改进措施。
	【A】符合"B"，并 医嘱制度规范执行，持续改进有成效。
3.2.3 接获非书面的患者"危急值"或其他重要的检查（验）结果时，接获者必须规范、完整、准确地记录患者识别信息、检查（验）结果和报告者的信息，复述确认无误后方可提供医师使用。	
3.2.3.1 有危急值报告制度与处置流程。	【C】 1.有临床危急值报告制度及流程。包括重要的检查（验）结果等报告的范围。 2.接获非书面危急值报告者应规范、完整、准确地记录患者识别信息、检查（验）结果和报告者的信息，复述确认无误后及时向经治或值班医生报告，并做好记录。 3.医生接获临床危急值后及时追踪与处置。 4.相关人员知晓上述制度与流程，并正确执行。
	【B】符合"C"，并 1.职能部门对上述工作进行督导、检查、总结、反馈，有改进措施。 2.信息系统能自动识别、提示危急值，检查（验）科室能通过网络及时向临床科室发出危急值报告，并有醒目的提示。
	【A】符合"B"，并 有危急值报告和接收处置规范，持续改进有成效。

第三节　确立手术安全核查制度，防止手术患者、手术部位及术式发生错误

评审标准	评审要点
3.3.1 择期手术的各项术前检查与评估工作全部完成后方可下达手术医嘱。	
3.3.1.1 有手术患者术前准备的相关管理制度。	【C】 1.有手术患者术前准备的相关管理制度。 2.择期手术患者在完成各项术前检查、病情和风险评估以及履行知情同意手续后方可下达手术医嘱。

评审标准	评审要点
3.3.1.1 有手术患者术前准备的相关管理制度。	【B】符合"C",并 职能部门对上述工作进行督导、检查、总结、反馈,有改进措施。
	【A】符合"B",并 术前准备制度落实,执行率100%。
3.3.2 有手术部位识别标示制度与工作流程。	
3.3.2.1 有手术部位识别标示相关制度与流程。	【C】 1.有手术部位识别标示相关制度与流程。 2.对涉及有双侧、多重结构(手指、脚趾、病灶部位)、多平面部位(脊柱)的手术时,对手术侧或部位有规范统一的标记。 3.对标记方法、标记颜色、标记实施者及患者参与有统一明确的规定。 4.患者送达术前准备室或手术室前,已标记手术部位。
	【B】符合"C",并 职能部门对上述工作进行督导、检查、总结、反馈,有改进措施。
	【A】符合"B",并 涉及双侧、多重结构、多平面手术者手术标记执行率100%。
3.3.3 有手术安全核查与手术风险评估制度与工作流程。	
3.3.3.1 有手术安全核查与手术风险评估制度与流程。 (★)	【C】 1.有手术安全核查与手术风险评估制度与流程。 2.实施"三步安全核查",并正确记录。 第一步:麻醉实施前,三方按《手术安全核查表》依次核对患者身份(姓名、性别、年龄、病案号)、手术方式、知情同意情况、手术部位与标识、麻醉安全检查、皮肤是否完整、术野皮肤准备、静脉通道建立情况、患者过敏史、抗菌药物皮试结果、术前备血情况、假体、体内植入物、影像学资料等内容。
	第二步:手术开始前,三方共同核查患者身份(姓名、性别、年龄)、手术方式、手术部位与标识,并确认风险预警等内容。手术物品准备情况的核查由手术室护理人员执行并向手术医师和麻醉医师报告。 第三步:患者离开手术室前,三方共同核查患者身份(姓名、性别、年龄)、实际手术方式,术中用药、输血的核查,清点手术用物,确认手术标本,检查皮肤完整性、动静脉通路、引流管,确认患者去向等内容。 3.准备切开皮肤前,手术医师、麻醉师、巡回护士共同遵照"手术风险评估"制度规定的流程,实施再次核对患者身份、手术部位、手术名称、麻醉分级等内容,并正确记录。 4.手术安全核查项目填写完整。
	【B】符合"C",并 职能部门对上述工作进行督导、检查、总结、反馈,有改进措施。

续表

评审标准	评审要点
3.3.3.1 有手术安全核查与手术风险评估制度与流程。 （★）	【A】符合"B"，并 手术核查、手术风险评估执行率100%。

第四节 执行手卫生规范，落实医院感染控制的基本要求

评审标准	评审要点
3.4.1 按照手卫生规范，正确配置有效、便捷的手卫生设备和设施，为执行手卫生提供必需的保障与有效的监管措施。	
3.4.1.1 按照手卫生规范，正确配置有效、便捷的手卫生设备和设施，为执行手卫生提供必需的保障与有效的监管措施。	【C】 1.根据《医务人员手卫生规范》有手部卫生管理相关制度和实施规范。 2.手卫生设备和设施配置有效、齐全、使用便捷。
	【B】符合"C"，并 职能部门有对手卫生设备和手卫生依从性进行督导、检查、总结、反馈，有改进措施。
	【A】符合"B"，并 医院全员手卫生依从性≥95%。
3.4.2 医务人员在临床诊疗活动中应严格遵循手卫生相关要求（手清洁、手消毒、外科洗手操作规程等）。	
3.4.2.1 医务人员在临床诊疗活动中应严格遵循手卫生相关要求（手清洁、手消毒、外科洗手操作规程等）。 （★）	【C】 1.对医务人员提供手卫生培训。 2.有手卫生相关要求（手清洁、手消毒、外科洗手操作规程等）的宣教、图示。 3.手术室、新生儿室等重点科室，医务人员手卫生正确率达100%。
	【B】符合"C"，并 1.职能部门有对规范洗手进行督导、检查、总结、反馈，有改进措施。 2.医务人员洗手正确率≥90%。
	【A】符合"B"，并 不断提高洗手正确率，洗手正确率≥95%。

第五节 特殊药物的管理，提高用药安全

评审标准	评审要点
3.5.1 对高浓度电解质、易混淆（听似、看似）的药品有严格的贮存要求，并严格执行麻醉药品、精神药品、放射性药品、医疗用毒性药品及药品类易制毒化学品等特殊管理药品的使用与管理规章制度。	
3.5.1.1 严格执行麻醉药品、精神药品、放射性药品、医疗用毒性药品及药品类易制毒化学品等特殊管理药品的使用与管理规章制度。	【C】 1.严格执行麻醉药品、精神药品、放射性药品、医疗用毒性药品及药品类易制毒化学品等特殊药品的使用管理制度。 2.有麻醉药品、精神药品、放射性药品、医疗用毒性药品及药品类易制毒化学品等特殊药品的存放区域、标识和贮存方法的相关规定。 3.相关员工知晓管理要求，并遵循。
	【B】符合"C"，并 职能部门对上述工作进行督导、检查、总结、反馈，有改进措施。
	【A】符合"B"，并 执行麻醉药品、精神药品、放射性药品、医疗用毒性药品及药品类易制毒化学品等特殊药品的存放区域、标识和贮存方法相关规定，符合率100%。
3.5.1.2 有高浓度电解质、听似、看似等易混淆的药品贮存与识别要求。（★）	【C】 1.对高浓度电解质、化疗药物等特殊药品及易混淆的药品有标识和贮存方法的规定。 2.对包装相似、听似、看似药品、一品多规或多剂型药物的存放有明晰的"警示标识"。 3.相关员工知晓管理要求，具备识别技能。
	【B】符合"C"，并 职能部门对上述工作进行督导、检查、总结、反馈，有改进措施。
	【A】符合"B"，并 对包装相似、听似、看似药品、一品多规或多剂型药物做到全院统一"警示标识"，符合率100%。
3.5.2 处方或用药医嘱在转抄和执行时有严格的核对程序，并由转抄和执行者签名确认。	
3.5.2.1 处方或用药医嘱在转抄和执行时有严格的核对程序，并由转抄和执行者签名确认。	【C】 1.所有处方或用药医嘱在转抄和执行时有严格的核对程序，并有转抄和执行者签字。 2.有药师审核处方或用药医嘱相关制度。对于住院患者，应由医师下达医嘱，药学技术人员统一摆药，护士按照规范实施发药，确保给药安全。 3.开具与执行注射剂的医嘱（或处方）时要注意药物配伍禁忌，按药品说明书应用。

续表

评审标准	评审要点
3.5.2.1 处方或用药医嘱在转抄和执行时有严格的核对程序，并由转抄和执行者签名确认。	4.有静脉用药调配与使用操作规范及输液反应应急预案。 5.正确执行核对程序≥90%。
	【B】符合"C"，并 1.建立药品安全性监测制度，发现严重、群发不良事件应及时报告并记录。 2.临床药师为医护人员、患者提供合理用药的知识，做好药物信息及药物不良反应的咨询服务。 3.职能部门对上述工作进行督导、检查、总结、反馈，有改进措施。
	【A】符合"B"，并 正确执行核对程序达到100%。

第六节 临床"危急值"报告制度

评审标准	评审要点
3.6.1 根据医院实际情况确定"危急值"项目，建立"危急值"管理制度。	
3.6.1.1 根据医院实际情况确定"危急值"项目，建立"危急值"管理制度与工作流程。	【C】 1.有临床危急值报告制度与工作流程。 2.医技部门（含临床实验室、病理、医学影像部门、电生理检查与内镜、血药浓度监测等）有"危急值"项目表。 3.相关人员熟悉并遵循上述制度和工作流程。
	【B】符合"C"，并 根据临床需要和实践总结，更新和完善危急值管理制度、工作流程及项目表。
	【A】符合"B"，并 职能部门定期（每年至少一次）对"危急值"报告制度的有效性进行评估。
3.6.2 严格执行"危急值"报告制度与流程。	
3.6.2.1 严格执行"危急值"报告制度与流程。（★）	【C】 1.医技部门相关人员知晓本部门"危急值"项目及内容，能够有效识别和确认"危急值"。 2.接获危急值报告的医护人员应完整、准确记录患者识别信息、危急值内容和报告者的信息，按流程复核确认无误后，及时向经治或值班医师报告，并做好记录。 3.医师接获危急值报告后应及时追踪、处置并记录。
	【B】符合"C"，并 信息系统能自动识别、提示危急值，相关科室能够通过网络及时向临床科室发出危急值报告，并有语音或醒目的文字提示。

评审标准	评审要点
3.6.2.1 严格执行"危急值"报告制度与流程。(★)	【A】符合"B",并 有网络监控功能,保障危急值报告、处置及时、有效。

第七节　防范与减少患者跌倒、坠床等意外事件发生

评审标准	评审要点
3.7.1 对患者进行跌倒、坠床等风险评估,并采取措施防止意外事件的发生。	
3.7.1.1 对患者进行风险评估,主动向高危患者告知跌倒、坠床风险,采取有效措施防止意外事件的发生。	【C】 1.有防范患者跌倒、坠床的相关制度,并体现多部门协作。 2.对住院患者跌倒、坠床风险评估及根据病情、用药变化再评估,并在病历中记录。 3.主动告知患者跌倒、坠床风险及防范措施并有记录。 4.医院环境有防止跌倒安全措施,如走廊扶手、卫生间及地面防滑。 5.对特殊患者,如儿童、老年人、孕妇、行动不便和残疾等患者,主动告知跌倒、坠床危险,采取适当措施防止跌倒、坠床等意外,如警示标识、语言提醒、搀扶或请人帮助、床挡等。 6.相关人员知晓患者发生坠床或跌倒的处置及报告程序。
	【B】符合"C",并 1.有坠床、跌倒的质量监控指标数据收集和分析。 2.高危患者入院时跌倒、坠床的风险评估率≥90%。
	【A】符合"B",并 高危患者入院时跌倒、坠床的风险评估率为100%。
3.7.2 有患者跌倒、坠床等意外事件报告制度、处理预案与工作流程。	
3.7.2.1 有患者跌倒、坠床等意外事件报告制度、处置预案与工作流程。	【C】 有患者跌倒、坠床等意外事件报告相关制度、处置预案与工作流程。
	【B】符合"C",并 患者跌倒、坠床等意外事件报告、处置流程知晓率≥95%。
	【A】符合"B",并 根据患者跌倒、坠床等意外事件的总结分析,完善防范措施,保障患者安全。

第八节　防范与减少患者压疮发生

评审标准	评审要点
3.8.1 有压疮风险评估与报告制度，有压疮诊疗及护理规范。	
3.8.1.1 有压疮风险评估与报告制度，有压疮诊疗及护理规范。	【C】 1.有压疮风险评估与报告制度、工作流程。 2.有压疮诊疗与护理规范。 3.高危患者入院时压疮的风险评估率≥90%。
	【B】符合"C"，并 1.职能部门有督促、检查、总结、反馈，有改进措施。 2.对发生压疮案例有分析及改进措施。
	【A】符合"B"，并 1.持续改进有成效。 2.高危患者入院时压疮的风险评估率为100%。
3.8.2 实施预防压疮的有效护理措施。	
3.8.2.1 落实预防压疮的护理措施。	【C】 1.有预防压疮的护理规范及措施。 2.护理人员掌握操作规范。
	【B】符合"C"，并 职能部门有督促、检查、总结、反馈，有改进措施。
	【A】符合"B"，并 落实预防压疮措施，无非预期压疮事件发生。

第九节　妥善处理医疗安全（不良）事件

评审标准	评审要点
3.9.1 有主动报告医疗安全（不良）事件的制度与可执行的工作流程，并让医务人员充分了解。	
3.9.1.1 有主动报告医疗安全（不良）事件的制度与工作流程。（★）	【C】 1.有医疗安全（不良）事件的报告制度与流程。 2.有对员工进行不良事件报告制度的教育和培训。 3.有途径便于医务人员报告医疗安全（不良）事件。 4.每百张床位年报告≥10件。 5.医务人员对不良事件报告制度的知晓率为100%。

评审标准	评审要点
3.9.1.1 有主动报告医疗安全（不良）事件的制度与工作流程。（★）	【B】符合"C"，并 1.有指定部门统一收集、核查医疗安全（不良）事件。 2.有指定部门向相关机构上报医疗安全（不良）事件。 3.对医疗安全（不良）事件有分析，采取防范措施。 4.每百张床位年报告≥15件。 5.全院员工对不良事件报告制度的知晓率为100%。
	【A】符合"B"，并 1.建立院内网络医疗安全（不良）事件直报系统及数据库。 2.每百张床位年报告≥20件。 3.持续改进安全（不良）事件报告系统的敏感性，有效降低漏报率。
3.9.2 有激励措施，鼓励不良事件呈报。	
3.9.2.1 有激励措施鼓励医务人员参加《医疗安全（不良）事件报告系统》网上自愿报告活动。	【C】 1.建立有医务人员主动报告的激励机制。 2.对不良事件呈报实行非惩罚制度。 3.严格执行《医疗质量安全事件报告暂行规定》的规定。
	【B】符合"C"，并 1.激励措施有效执行。 2.使用卫生部《医疗安全（不良）事件报告系统》报告。
	【A】符合"B"，并 医院医疗安全（不良）事件直报系统与卫生部《医疗安全（不良）事件报告系统》建立网络对接。
3.9.3 将安全信息与医院实际情况相结合，从医院管理体系、运行机制与规章制度上进行有针对性的持续改进，对重大不安全事件要有根本原因分析。	
3.9.3.1 定期分析医疗安全信息，利用信息资源改进医疗安全管理。	【C】 1.定期分析安全信息。 2.对重大不安全事件进行根本原因分析。
	【B】符合"C"，并 1.利用信息资源加强管理，实施具体有效的改进措施。 2.对改进措施的执行情况进行评估。
	【A】符合"B"，并 应用安全信息分析和改进结果，持续完善和优化医院患者安全管理方案或制度规范。

第十节　患者参与医疗安全

评审标准	评审要点
3.10.1 针对患者疾病诊疗，为患者及其近亲属提供相关的健康知识教育，协助患者对诊疗方案做出正确理解与选择。	
3.10.1.1 针对患者疾病诊疗，为患者及其近亲属提供相关的健康知识教育，协助患者对诊疗方案做出正确理解与选择。	【C】 1.有医务人员履行患者参与医疗安全活动责任和义务的相关规定。 2.针对患者病情，向患者及其近亲属提供相应的健康教育，提出供选择的诊疗方案。 3.宣传并鼓励患者参与医疗安全活动，如告知在就诊时提供真实病情和有关信息对保障诊疗服务质量与安全的重要性。
	【B】符合"C"，并 患者及近亲属了解针对病情的可选择诊疗方案。
	【A】符合"B"，并 职能部门对患者参加医疗安全活动有监管，有持续改进。
3.10.2 主动邀请患者参与医疗安全活动，如身份识别、手术部位确认、药物使用等。	
3.10.2.1 主动邀请患者参与医疗安全活动。	【C】 1.邀请患者主动参与医疗安全管理，尤其是患者在接受介入或手术等有创诊疗前，或使用药物治疗前，或输液输血前，有具体措施与流程。 2.鼓励患者向药学人员提出安全用药咨询。
	【B】符合"C"，并 职能部门对患者参加医疗安全活动有定期的检查、总结、反馈，并提出整改措施。
	【A】符合"B"，并 患者主动参与医疗安全活动，持续改进医疗安全管理。

第四章

专科医院患者安全目标评审要点

第一节　儿童医院患儿安全目标评审要点

一、确立查对制度，准确识别患儿身份

评审标准	评审要点
3.1.1 对就诊患儿施行唯一标识管理。	
3.1.1.1 对就诊患儿施行唯一标识（医保卡、新型农村合作医疗卡编号、身份证号码、病历号等）管理。	【C】 对门诊就诊和住院患儿的身份标识有制度规定，且在全院范围内统一实施。 【B】符合"C"，并 对就诊患儿住院病历施行唯一标识管理。 【A】符合"B"，并 对提高患儿身份识别的正确性有改进方法，如在重点部门（急诊、新生儿、ICU、手术室）使用条码管理。
3.1.2 在诊疗活动中，严格执行"查对制度"，至少同时使用姓名、性别、年龄等2项核对患儿身份，确保对正确的患儿实施正确的操作。	
3.1.2.1 在诊疗活动中，严格执行"查对制度"，至少同时使用姓名、年龄两项核对患儿身份，确保对正确的患儿实施正确的操作。（★）	【C】 1.有标本采集、给药、输血或血制品、发放特殊饮食、诊疗活动时患儿身份确认的制度、方法和核对程序。核对时应让患儿或其近亲属陈述患儿姓名。 2.至少同时使用两种患儿身份识别方式，如姓名、性别、出生年月、年龄、病历号、床号等（禁止仅以房间或床号作为识别的唯一依据）。 3.相关人员熟悉上述制度和流程并履行相应职责。
	【B】符合"C"，并 1.各科室严格执行查对制度。 2.职能部门对上述工作进行督导、检查、总结、反馈，有改进措施。
	【A】符合"B"，并 查对方法正确，诊疗活动中查对制度落实，持续改进有成效。
3.1.3 实施有创（包括介入）诊疗活动前，实施医师必须亲自向患儿监护人或近亲属、授权委托人告知。	

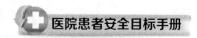

续表

评审标准	评审要点
3.1.3.1 实施有创（包括介入）诊疗活动前，实施医师必须亲自向患儿监护人或近亲属、授权委托人告知。	【C】 1.实施有创（包括介入）诊疗活动前，实施医师必须亲自向患儿监护人或近亲属、授权委托人告知，记录在病历之中。 2.重点是对实施手术、麻醉、高危诊疗操作、特殊诊疗（如化疗）或输血、使用血液制品、贵重药品与耗材等时履行书面知情同意手续。
	【B】符合"C"，并 职能部门对上述工作进行督导、检查、总结、反馈，有改进措施。
	【A】符合"B"，并 持续改进有成效。

3.1.4　完善关键流程（急诊、病房、手术室、ICU、新生儿室之间流程）的患儿识别措施，建立健全转科交接登记制度。

3.1.4.1 完善关键流程（急诊、病房、手术室、ICU、新生儿室之间流程）的患儿识别措施，健全转科交接登记制度。	【C】 1.患儿转科交接时执行身份识别制度和流程，尤其急诊、病房、手术室、ICU、新生儿室之间的转接。 2.对患儿的身份识别和交接流程有明确的制度规定。 3.对无法进行患儿身份确认的无名患儿，有身份标识的方法和核对流程。 4.对新生儿、意识不清、语言交流障碍等原因无法向医务人员陈述自己姓名的患儿，由患儿陪同人员陈述患儿姓名。
	【B】符合"C"，并 1.科室有转科交接登记。 2.职能部门对上述工作进行督导、检查、总结、反馈，有改进措施。
	【A】符合"B"，并 重点部门患儿转接时的身份识别制度落实，持续改进有成效。

3.1.5　使用"腕带"作为识别患儿身份的标识，重点是ICU、新生儿室、手术室、急诊室等部门，以及意识不清、抢救、输血、不同语种语言交流障碍、无监护人或近亲属、授权委托人陪伴的患儿等。

3.1.5.1 使用"腕带"作为识别患儿身份的标识，重点是重症监护病房、新生儿科（室）、手术室、急诊室等部门，以及意识不清、语言交流障碍、无监护人或近亲属、授权委托人陪伴的患儿等。	【C】 1.对需使用"腕带"作为识别身份标识的患儿和科室有明确制度规定。 2.至少在重症医学病房、新生儿科（室）、手术室使用"腕带"识别患儿身份。 3.对传染病、药物过敏等特殊患儿有识别标志（腕带与床头卡）。
	【B】符合"C"，并 1.对急诊抢救室和留观的患儿、住院、有创诊疗、输液以及意识不清、语言交流障碍、无监护人或近亲属、授权委托人陪伴等患儿推广使用"腕带"识别患儿身份。 2.职能部门对上述工作进行督导、检查、总结、反馈，有改进措施。
	【A】符合"B"，并 1.有信息化系统支持使用条形码"腕带"识别患儿身份。 2.正确使用"腕带"识别患儿身份标识，持续改进有成效。

评审标准	评审要点
3.1.6 职能部门要落实其督导职能，并有记录。	
3.1.6.1 职能部门要落实其督导职能，并有记录。	【C】 职能部门将患儿身份识别工作纳入日常监管工作，并有相关制度、有工作记录。
	【B】符合"C"，并 职能部门对上述工作进行督导、检查、总结、反馈，有改进措施。
	【A】符合"B"，并 持续改进有成效。

二、确立在特殊情况下医务人员之间有效沟通的程序、步骤

评审标准	评审要点
3.2.1 在住院患儿的常规诊疗活动中，应以书面方式下达医嘱。	
3.2.1.1 按规定开具完整的医嘱或处方。	【C】 1.有开具医嘱相关制度与规范。 2.医务人员对模糊不清、有疑问的医嘱，有明确的澄清流程。
	【B】符合"C"，并 职能部门对上述工作进行督导、检查、总结、反馈，有改进措施。
	【A】符合"B"，并 医嘱、处方合格率≥95%。
3.2.2 在实施紧急抢救的情况下，必要时可口头下达临时医嘱；护理人员应对口头临时医嘱完整重述确认，在执行时双人核查；事后及时补记。	
3.2.2.1 有紧急情况下下达口头医嘱的相关制度与流程。	【C】 1.有紧急抢救情况下使用口头医嘱的相关制度与流程。 2.医师下达的口头医嘱，执行者需复述确认，双人核查后方可执行。 3.下达口头医嘱应及时补记。
	【B】符合"C"，并 职能部门对上述工作进行督导、检查、总结、反馈，有改进措施。
	【A】符合"B"，并 医嘱制度规范执行，持续改进有成效。
3.2.3 接获非书面的患儿"危急值"或其他重要的检查（验）结果时，接获者必须规范、完整、准确地记录患儿识别信息、检查（验）结果和报告者的姓名与电话，复述确认无误后方可提供医师使用。	
3.2.3.1 有危急值报告制度与处置流程。	【C】 1.有临床危急值报告制度及流程。包括重要的检查（验）结果等报告的范围。 2.接获非书面危急值报告者应规范、完整、准确地记录患儿识别信息、检查（验）结果和报告者的信息，复述确认无误后及时向经治或值班医生报告，并做好记录。

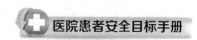

续表

评审标准	评审要点
3.2.3.1 有危急值报告制度与处置流程。	3.医生接获临床危急值后及时追踪与处置。
	4.相关人员知晓上述制度与流程，并正确执行。
	【B】符合"C"，并
	1.职能部门对上述工作进行督导、检查、总结、反馈，有改进措施。
	2.信息系统能自动识别、提示危急值，检查（验）科室能通过网络及时向临床科室发出危急值报告，并有醒目的提示。
	【A】符合"B"，并
	有危急值报告和接收处置规范，持续改进有成效。

三、确立手术安全核查制度，防止手术患儿、手术部位及术式发生错误

评审标准	评审要点
3.3.1 择期手术的各项术前检查与评估工作全部完成后方可下达手术医嘱。	
3.3.1.1 有手术患儿术前准备的相关管理制度。	【C】
	1.有手术患儿术前准备的相关管理制度。
	2.择期手术患儿在完成各项术前检查、病情和风险评估以及履行知情同意手续后方可下达手术医嘱。
	【B】符合"C"，并
	职能部门对上述工作进行督导、检查、总结、反馈，有改进措施。
	【A】符合"B"，并
	术前准备制度落实，执行率100%。
3.3.2 有手术部位识别标示制度与工作流程。	
3.3.2.1 有手术部位识别标示相关制度与流程。	【C】
	1.有手术部位识别标示相关制度与流程。
	2.对涉及有双侧、多重结构（手指、脚趾、病灶部位）、多平面部位（脊柱）的手术时，对手术侧或部位有规范统一的标记。
	3.对标记方法、标记颜色、标记实施者及患儿监护人或近亲属、授权委托人参与有统一明确的规定，术后皮肤不留色素沉着。
	4.患儿送达术前准备室或手术室前，已标记手术部位。
	【B】符合"C"，并
	职能部门对上述工作进行督导、检查、总结、反馈，有改进措施。
	【A】符合"B"，并
	涉及双侧、多重结构、多平面手术者手术标记执行率100%。
3.3.3 有手术安全核查、手术风险评估制度与工作流程。	

评审标准	评审要点
3.3.3.1 有手术安全核查与手术风险评估制度与流程。 （★）	【C】 1.有手术安全核查与手术风险评估制度与流程。 2.实施"三步安全核查"，并正确记录。 （1）第一步:麻醉实施前:三方按《手术安全核查表》依次核对患儿身份（姓名、性别、年龄、病案号）、手术方式、知情同意情况、手术部位与标识、麻醉安全检查、皮肤是否完整、术野皮肤准备、静脉通道建立情况、患儿过敏史、抗菌药物皮试结果、术前备血情况、假体、体内植入物、影像学资料等内容。 （2）第二步:手术开始前:三方共同核查患儿身份（姓名、性别、年龄）、手术方式、手术部位与标识，并确认风险预警等内容。手术物品准备情况的核查由手术室护理人员执行并向手术医师和麻醉医师报告。 （3）第三步:患儿离开手术室前:三方共同核查患儿身份（姓名、性别、年龄）、实际手术方式，术中用药、输血的核查，清点手术用物，确认手术标本，检查皮肤完整性、动静脉通路、引流管，确认患儿去向等内容。 3.手术医师、麻醉师、巡回护士共同遵照"手术风险评估"制度规定的流程，实施再次核对患儿身份、手术部位、手术名称、麻醉分级等内容，并正确记录。 4.手术安全核查项目填写完整。
	【B】符合"C"，并 职能部门对上述工作进行督导、检查、总结、反馈，有改进措施。
	【A】符合"B"，并 手术核查、手术风险评估执行率100%。

四、执行手卫生规范，落实医院感染控制的基本要求

评审标准	评审要点
3.4.1　按照手卫生规范，正确配置有效、便捷的手卫生设备和设施，为执行手卫生提供必需的保障与监管措施。	
3.4.1.1 按照手卫生规范，正确配置有效、便捷的手卫生设备和设施，为执行手卫生提供必需的保障与有效的监管措施。	【C】 1.有手部卫生管理相关制度和实施规范。 2.手卫生设备和设施配置有效、齐全、使用便捷。 3.手卫生依从性≥60%。 4.手术室等部门医务人员外科洗手依从性达100%。
	【B】符合"C"，并 1.职能部门有对手卫生设备和手卫生依从性进行督导、检查、总结、反馈，有改进措施。 2.手卫生依从性≥70%
	【A】符合"B"，并 手卫生依从性≥95%。

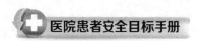

续表

评审标准	评审要点
3.4.2 医护人员在临床诊疗活动中应严格遵循手卫生相关要求（手清洁、手消毒、外科洗手操作规程等）。	
3.4.2.1 医护人员在临床诊疗活动中应严格遵循手卫生相关要求（手清洁、手消毒、外科洗手操作规程等）。	【C】 1.对员工提供手卫生培训。 2.有手卫生相关要求（手清洁、手消毒、外科洗手操作规程等）的宣教、图示。
	【B】符合"C"，并 1.职能部门有监管活动，体现已将"手卫生"作为医疗安全管理与医院感染监督的基础工作。 2.定期（至少每季一次）对存在问题与缺陷及时通报至科室与当时人，并提出改进要求。 3.医务人员洗手正确率≥90%。
	【A】符合"B"，并 1.手术室、NICU等科室医务人员外科洗手操作正确率≥95%。 2.无因外科洗手"不规范"原因所致"感染"事件。

五、特殊药物的管理，提高用药安全

评审标准	评审要点
3.5.1 高浓度电解质、易混淆（听似、看似）的药品有严格的贮存要求，并严格执行麻醉药品、精神药品、放射性药品、医疗用毒性药品及药品类易制毒化学品等特殊管理药品的使用与管理规章制度。	
3.5.1.1 严格执行麻醉药品、精神药品、放射性药品、医疗用毒性药品及药品类易制毒化学品等特殊管理药品的使用与管理规章制度。	【C】 1.严格执行麻醉药品、精神药品、放射性药品、医疗用毒性药品及药品类易制毒化学品等特殊药品的使用管理制度。 2.有麻醉药品、精神药品、放射性药品、医疗用毒性药品及药品类易制毒化学品等特殊药品的存放区域、标识和贮存方法的相关规定。 3.相关员工知晓管理要求，并遵循。
	【B】符合"C"，并 职能部门对上述工作进行督导、检查、总结、反馈，有改进措施。
	【A】符合"B"，并 执行麻醉药品、精神药品、放射性药品、医疗用毒性药品及药品类易制毒化学品等特殊药品的存放区域、标识和贮存方法相关规定，符合率100%。

评审标准	评审要点
3.5.1.2 有高浓度电解质、听似、看似等易混淆的药品贮存与识别要求。	【C】 1.有高浓度电解质、化疗药物等特殊药品的存放区域、标识和贮存方法的规定。 2.对包装相似、听似、看似药品，一品多规或多剂型药物的存放有明晰的"警示标识"。 3.相关员工知晓管理要求、具备识别技能。
	【B】符合"C"，并 职能部门对上述工作进行督导、检查、总结、反馈，有改进措施。
	【A】符合"B"，并 对包装相似、听似、看似药品、一品多规或多剂型药物做到全院统一"警示标识"，符合率100%。
3.5.2　处方或用药医嘱在转抄和执行时有严格的核对程序，并由转抄和执行者签名确认。	
3.5.2.1 处方或用药医嘱在转抄和执行时有严格的核对程序，并由转抄和执行者签名确认。	【C】 1.所有处方或用药医嘱在转抄和执行时有严格的核对程序，并有转抄和执行者签字。 2.有药师审核处方或用药医嘱相关制度。对于住院患儿，应由医师下达医嘱，药学技术人员统一摆药，护理人员按时发药，确保服药到口。 3.开具与执行注射剂的医嘱（或处方）时要注意药物配伍禁忌，按药品说明书应用。 4.有静脉用药调配与使用操作规范及输液反应应急预案。 5.正确执行核对程序≥90%。
	【B】符合"C"，并 1.建立药品安全性监测制度，发现严重、群发不良事件应及时报告并记录。 2.临床药师为医护人员、患儿提供合理用药的知识，做好药物信息及药物不良反应的咨询服务。 3.职能部门对上述工作进行督导、检查、总结、反馈，有改进措施。
	【A】符合"B"，并 正确执行核对程序达到100%。

六、建立临床"危急值"报告制度

评审标准	评审要点
3.6.1　根据医院实际情况确定"危急值"项目。	

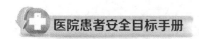

续表

评审标准	评审要点
3.6.1.1 根据医院实际情况确定"危急值"项目，建立"危急值"管理制度与工作流程。	【C】 1.有临床危急值报告制度与工作流程。 2.医技部门（含临床实验室、病理、医学影像部门、电生理检查、内镜、血药浓度监测等）有"危急值"项目表。 3.相关人员熟悉并遵循上述制度和工作流程。
	【B】符合"C"，并 根据临床需要和实践总结，更新和完善危急值管理制度、工作流程及项目表。
	【A】符合"B"，并 职能部门定期（每年至少一次）对"危急值"报告制度的有效性进行评估。
3.6.2 有临床"危急值"报告制度与可执行的工作流程。	
3.6.2.1 严格执行"危急值"报告制度与流程。（★）	【C】 1.医技部门相关人员知晓本部门"危急值"项目及内容，能够有效识别和确认"危急值"。 2.接获危急值报告的医护人员应完整、准确记录患儿识别信息、危急值内容和报告者的信息，按流程复核确认无误后，及时向经治或值班医师报告，并做好记录。 3.医师接获危急值报告后应及时追踪、处置并记录。
	【B】符合"C"，并 信息系统能自动识别、提示危急值，相关科室能够通过网络及时向临床科室发出危急值报告，并有语音或醒目的文字提示。
	【A】符合"B"，并 有网络监控功能，保障危急值报告、处置及时、有效。

七、防范与减少患儿跌伤、坠床、烫伤和呕吐物吸入窒息等意外事件发生

评审标准	评审要点
3.7.1 对高危患儿有跌伤、坠床、烫伤和呕吐物吸入窒息风险评估，要主动告知跌伤、坠床、烫伤和呕吐物吸入窒息危险，采取措施防止意外事件的发生	
3.7.1.1 对高危患儿有跌伤、坠床、烫伤和呕吐物吸入窒息风险评估，要主动告知跌伤、坠床、烫伤和呕吐物吸入窒息危险，采取措施防止意外事件的发生。	【C】 1.有防范患儿跌伤、坠床、烫伤和呕吐物吸入窒息的相关制度，并体现多部门协作。 2.对高危住院患儿进行跌伤、坠床、烫伤和呕吐物吸入窒息风险评估及根据病情、用药变化再评估，并在病历中记录。 3.主动告知患儿、患儿监护人或近亲属、授权委托人跌伤、坠床、烫伤和呕吐物吸入窒息风险及防范措施并有记录。 4.医院环境有防止跌倒安全措施，如走廊扶手、卫生间及地面防滑，警示标识、语言提醒、搀扶或请人帮助、床挡等。

评审标准	评审要点
3.7.1.1 对高危患儿有跌伤、坠床、烫伤和呕吐物吸入窒息风险评估，要主动告知跌伤、坠床、烫伤和呕吐物吸入窒息危险，采取措施防止意外事件的发生。	5.相关人员知晓患儿发生坠床或跌倒、烫伤和呕吐物吸入窒息等的处置及报告程序。
	【B】符合"C"，并 1.有坠床、跌倒、烫伤和呕吐物吸入窒息等的质量监控指标数据收集和分析。 2.高危患儿入院时跌倒、坠床等风险评估率≥90%。
	【A】符合"B"，并 高危患儿入院时跌倒、坠床、烫伤和呕吐物吸入窒息等风险评估率为100%。
3.7.2 有跌伤、坠床、烫伤和呕吐物吸入窒息等意外事件报告制度、处理预案与可执行的工作流程。	
3.7.2.1 有患儿跌倒、坠床等意外事件报告制度、处置预案与工作流程。	【C】 有患儿跌倒、坠床、烫伤和呕吐物吸入窒息等意外事件报告相关制度、处置预案与工作流程。
	【B】符合"C"，并 患儿跌倒、坠床、烫伤和呕吐物吸入窒息等意外事件报告、处置流程知晓率≥95%。
	【A】符合"B"，并 根据患儿跌倒、坠床、烫伤和呕吐物吸入窒息等意外事件的总结分析，完善防范措施，保障患儿安全。

八、防范与减少患儿压疮发生

评审标准	评审要点
3.8.1 有压疮风险评估与报告制度，有压疮诊疗及护理规范。	
3.8.1.1 有压疮风险评估与报告制度，有压疮诊疗及护理规范。	【C】 1.有压疮风险评估与报告制度、工作流程。 2.有压疮诊疗与护理规范。 3.高危患儿入院时压疮的风险评估率≥90%。
	【B】符合"C"，并 1.职能部门有督促、检查、总结、反馈，有改进措施。 2.对发生压疮案例有分析及改进措施。
	【A】符合"B"，并 1.持续改进有成效。 2.高危患儿入院时压疮的风险评估率为100%。
3.8.2 实施预防压疮的有效护理措施。	

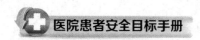

续表

评审标准	评审要点
3.8.2.1 落实预防压疮的护理措施。	【C】 1.有预防压疮的护理规范及措施。 2.护理人员掌握操作规范。
	【B】符合"C"，并 职能部门有督促、检查、总结、反馈，有改进措施。
	【A】符合"B"，并 落实预防压疮措施，无非预期压疮事件发生。

九、妥善处理医疗安全（不良）事件

评审标准	评审要点
3.9.1 有主动通过网络报告医疗安全（不良）事件与隐患缺陷的制度与可执行的工作流程。	
3.9.1.1 有主动报告医疗安全（不良）事件的制度与工作流程。（★）	【C】 1.有医疗安全（不良）事件的报告制度与流程。 2.有对员工进行不良事件报告制度的教育和培训。 3.有途径便于医务人员报告医疗安全（不良）事件。 4.每百张实际开放床位年报告医疗安全（不良）事件≥10件。 5.医护人员对不良事件报告制度的知晓率为100%。
	【B】符合"C"，并 1.有指定部门统一收集、核查医疗安全（不良）事件。 2.有指定部门向相关机构上报医疗安全（不良）事件。 3.对医疗安全（不良）事件有分析，采取防范措施。 4.每百张实际开放床位年报告医疗安全（不良）事件≥15件。 5.全院员工对不良事件报告制度的知晓率为100%。
	【A】符合"B"，并 1.建立院内网络医疗安全（不良）事件直报系统及数据库。 2.每百张实际开放床位年报告医疗安全（不良）事件≥20件。 3.持续改进安全（不良）事件报告系统的敏感性，有效降低漏报率。
3.9.2 有激励措施，鼓励不良事件呈报。	
3.9.2.1 有激励措施鼓励医务人员参加"医疗安全（不良）事件报告系统"网上自愿报告活动。	【C】 1.建立有医务人员主动报告的激励机制。 2.对不良事件呈报实行非惩罚制度。 3.严格执行《医疗质量安全事件报告暂行规定》的规定。
	【B】符合"C"，并 1.激励措施有效执行。 2.使用卫生部"医疗安全（不良）事件报告系统"报告。

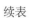

续表

评审标准	评审要点
3.9.2.1 有激励措施鼓励医务人员参加"医疗安全（不良）事件报告系统"网上自愿报告活动。	【A】符合"B"，并 医院医疗安全（不良）事件直报系统与卫生部"医疗安全（不良）事件报告系统"建立网络对接。
3.9.3 将安全信息与医院实际情况相结合，从医院管理体系、运行机制与规章制度上进行有针对性的持续改进，对重大不安全事件要有根本原因分析。	
3.9.3.1 定期分析医疗安全信息，利用信息资源改进医疗安全管理。	【C】 1.定期分析安全信息。 2.对重大不安全事件进行根本原因分析。
	【B】符合"C"，并 1.利用信息资源加强管理，实施具体有效的改进措施。 2.对改进措施的执行情况进行评估。
	【A】符合"B"，并 应用安全信息分析和改进结果，持续完善和优化医院患儿安全管理方案或制度规范。

十、鼓励患儿监护人或近亲参与医疗安全

评审标准	评审要点
3.10.1 针对患儿疾病诊疗，为患儿监护人或近亲属、授权委托人提供相关的健康知识教育，协助患方对诊疗方案做出正确理解与选择。	
3.10.1.1 针对患儿疾病诊疗，为患儿、患儿监护人或近亲属、授权委托人提供相关的健康知识教育，协助患儿监护人或近亲属、授权委托人对诊疗方案做出正确理解与选择。	【C】 1.有医务人员履行患儿参与医疗安全活动责任和义务的相关规定。 2.针对患儿病情，向患儿、患儿监护人或近亲属、授权委托人提供相应的健康教育，提出供选择的诊疗方案。 3.宣传并鼓励患儿、患儿监护人或近亲属、授权委托人参与医疗安全活动，如在就诊时提供真实病情和有关信息对保障诊疗服务质量与安全的重要性。
	【B】符合"C"，并 患儿监护人或近亲属、授权委托人了解针对病情的可选择诊疗方案。
	【A】符合"B"，并 职能部门对患儿、患儿监护人或近亲属、授权委托人参加医疗安全活动有监管，有持续改进。
3.10.2 主动邀请患儿、患儿监护人参与医疗安全活动，如身份识别、手术部位确认、药物使用等。	

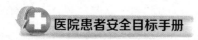

评审标准	评审要点
3.10.2.1 主动邀请患儿、患儿监护人或近亲属、授权委托人参与医疗安全活动。	【C】 1.邀请患儿、患儿监护人或近亲属、授权委托人主动参与医疗安全管理，尤其是患儿在接受介入或手术等有创诊疗前，或使用药物治疗前，或输液输血前，有具体措施与流程。 2.鼓励患儿、患儿监护人或近亲属、授权委托人向药学人员提出安全用药咨询。
	【B】符合"C"，并 职能部门对患儿、亲属或监护人参加医疗安全活动有定期的检查、总结、反馈，并提出整改措施。
	【A】符合"B"，并 对提出整改措施，有成效的评估。
3.10.3 主动邀请患儿、患儿监护人或近亲属、授权委托人参与防止非医疗因素对患儿造成伤害的活动（防烫伤、防电击、防砸伤、防电梯故障、防婴儿被盗等）。	
3.10.3.1 主动邀请患儿、患儿监护人或近亲属、授权委托人参与防止非医疗因素对患儿造成伤害的活动（防烫伤、防电击、防砸伤、防电梯故障、防婴儿被盗等）。	【C】 邀请患儿、患儿监护人或近亲属、授权委托人主动参与预防非医疗因素对患儿造成伤害的活动（防烫伤、防电击、防砸伤、防电梯故障、防婴儿被盗等），有具体措施与流程。
	【B】符合"C"，并 职能部门对患儿、患儿监护人或近亲属、授权委托人参加非医疗因素对患儿造成伤害的活动有定期的检查、总结、反馈，并提出整改措施。
	【A】符合"B"，并 对提出整改措施，有成效的评估。

第二节　妇产医院患者安全目标评审要点

一、确立查对制度，识别患者身份

评审标准	评审要点
3.1.1 对就诊患者施行唯一标识（医保卡、新型农村合作医疗卡编号、身份证号码、病历号等）管理。	
3.1.1.1 对就诊患者施行唯一标识（医保卡、新型农村合作医疗卡编号、身份证号码、病历号等）管理。	【C】 1.对门诊就诊和住院患者的身份标识有制度规定，且在全院范围内统一实施。 2.对产妇与新生儿施行唯一标识。
	【B】符合"C"，并 对就诊患者住院病历施行唯一标识管理，如使用医保卡、新型农村合作医疗卡编号或身份证号码等。

评审标准	评审要点
3.1.1.1 对就诊患者施行唯一标识（医保卡、新型农村合作医疗卡编号、身份证号码、病历号等）管理。	【A】符合"B"，并 1.对患者"一人多号（卡）"有明确的识别方法与程序。 2.住院病历号保持唯一性，抽查无重号。

3.1.2　在诊疗活动中，严格执行"查对制度"，至少同时使用姓名、年龄2项核对患者身份，确保对正确的患者实施正确的操作。

3.1.2.1 在诊疗活动中，严格执行"查对制度"，至少同时使用姓名、年龄2项核对患者身份，确保对正确的患者实施正确的操作。（★）	【C】 1.有标本采集、给药、输血或血制品、发放特殊饮食、实施仪器检查等各类诊疗活动时患者身份确认的制度、方法和核对程序。核对时应让患者或其近亲属、陪护人员陈述患者姓名。 2.至少同时使用两种患者身份识别方式，如姓名、性别、出生年月、年龄、病历号、床号等（禁止仅以房间或床号作为识别的唯一依据）。 3.相关人员熟悉上述制度和流程并履行相应职责。
	【B】符合"C"，并 1.各科室、部门皆严格执行查对制度。 2.职能部门对上述工作进行督导、检查、总结、反馈，有改进措施。
	【A】符合"B"，并 查对方法正确，诊疗活动中查对制度落实，持续改进有成效。

3.1.3　实施有创（包括介入）诊疗活动前，实施医师必须亲自向患者或其家属告知。

3.1.3.1 实施有创（包括介入）诊疗活动前，实施医师必须亲自向患者或其家属告知。	【C】 1.明文规定实施有创（包括介入）诊疗活动前，实施医师必须亲自向患者或其家属告知。 2.医院与科室均需明确告知"有创（包括介入）诊疗"范围。 3.相关人员均知晓告知内容、程序。
	【B】符合"C"，并 实施医师遵循率≥80%。
	【A】符合"B"，并 职能部门对上述工作进行督导、检查、总结、反馈，持续改进有成效。

3.1.4　完善关键流程（急诊、病房、手术室、ICU、产房、新生儿室之间的流程）的患者识别措施，健全转科交接登记制度。

| 3.1.4.1
完善关键流程（急诊、病房、手术室、ICU、产房、新生儿室之间的流程）的患者识别措施，健全转科交接登记制度。 | 【C】
1.患者转科交接时执行身份识别制度和流程，尤其急诊、病房、手术室、ICU、产房、新生儿室之间的转接。
2.对重点患者，如产妇、新生儿、手术、ICU、急诊、无名氏、儿童、意识不清、语言交流障碍、镇静期间患者的身份识别和交接流程有明确的制度规定。 |

评审标准	评审要点
3.1.4.1 完善关键流程（急诊、病房、手术室、ICU、产房、新生儿室之间的流程）的患者识别措施，健全转科交接登记制度。	3.对无法进行患者身份确认的无名患者，有身份标识的方法和核对流程。 4.对新生儿、意识不清、语言交流障碍等原因无法向医务人员陈述自己姓名的患者，由患者陪同人员陈述患者姓名。
	【B】符合"C"，并 1.科室有转科交接登记。 2.职能部门对上述工作进行督导、检查、总结、反馈，有改进措施。
	【A】符合"B"，并 1.重点部门患者转接时的身份识别制度落实，持续改进有成效。 2.因"转接原因"所致"缺陷与安全事件"持续降低。
3.1.5 使用"腕带"作为识别患者身份的标识，重点是ICU、新生儿科（室），手术室、急诊室等部门，以及意识不清、抢救、输血、不同语种语言交流障碍的患者等；对传染病、药物过敏等特殊患者有识别标志（腕带与床头卡）。	
3.1.5.1 使用"腕带"作为识别患者身份的标识，重点是重症监护病房、新生儿科（室），手术室、产房、急诊室等部门，以及意识不清、语言交流障碍的患者等。	【C】 1.对需使用"腕带"作为识别身份标识的患者和科室有明确制度规定。 2.至少在重症医学病房、新生儿科（室）、手术室、产房使用"腕带"识别患者身份。
	【B】符合"C"，并 1.对急诊抢救室和留观的患者、住院、有创诊疗、输液以及意识不清、语言交流障碍等患者推广使用"腕带"识别患者身份。 2.职能部门对上述工作进行督导、检查、总结、反馈，有改进措施。
	【A】符合"B"，并 有信息系统支持使用条形码"腕带"识别患者身份。
3.1.6 职能部门要落实其督导职能，并有记录。	
3.1.6.1 职能部门要落实其督导职能，并有记录。	【C】 1.职能部门将"确立查对制度，识别患者身份"作为医疗安全管理与监督的重点内容。 2.对执行程序与内容有工作记录。 3.制订需由多部门连贯/协同实施"查对、识别、转接"的制度与程序。
	【B】符合"C"，并 1.有定期（至少每季一次）向院科两级"反馈"情况的制度与记录，并提出改进措施。 2.相关人员知晓"反馈"的情况与落实的改进措施。
	【A】符合"B"，并 用数据或实例证实对反馈的问题持续改进有成效。

二、确立在特殊情况下医务人员之间有效沟通的程序、步骤

评审标准	评审要点
3.2.1 在住院患者的常规诊疗活动中，应以书面方式下达医嘱。	
3.2.1.1 按规定开具完整的医嘱或处方。	【C】 1.有开具医嘱相关制度与规范。 2.医务人员对模糊不清、有疑问的医嘱，有明确的澄清流程。
	【B】符合"C"，并 职能部门对上述工作进行督导、检查、总结、反馈，有改进措施。
	【A】符合"B"，并 医嘱、处方合格率≥95%。
3.2.2 在实施紧急抢救的情况下，必要时可口头下达临时医嘱；护士应对口头临时医嘱完整重述确认，在执行时双人核查；事后及时补记。	
3.2.2.1 有紧急情况下下达口头医嘱的相关制度与流程。	【C】 1.有紧急抢救情况下使用口头医嘱的相关制度与流程。 2.医师下达的口头医嘱，执行者需复述确认，双人核查后方可执行。 3.下达口头医嘱应及时补记。
	【B】符合"C"，并 职能部门对上述工作进行督导、检查、总结、反馈，有改进措施。
	【A】符合"B"，并 医嘱制度规范执行，持续改进有成效。
3.2.3 接获非书面的患者"危急值"或其他重要的检查（验）结果时，接获者必须规范、完整、准确地记录患者识别信息、检查（验）结果和报告者的姓名与电话，复述确认无误后方可提供医师使用。	
3.2.3.1 有危急值报告制度与处置流程。	【C】 1.有临床危急值报告制度及流程，包括重要的检查（验）结果等报告的范围。 2.接获非书面危急值报告者应规范、完整、准确地记录患者识别信息、检查（验）结果和报告者的信息，复述确认无误后及时向经治或值班医生报告，并做好记录。 3.医生接获临床危急值后及时追踪与处置。 4.相关人员知晓上述制度与流程，并正确执行。
	【B】符合"C"，并 1.职能部门对上述工作进行督导、检查、总结、反馈，有改进措施。 2.信息系统能自动识别、提示危急值，检查（验）科室能通过网络及时向临床科室发出危急值报告，并有醒目的提示。
	【A】符合"B"，并 有危急值报告和接收处置规范，持续改进有成效。

三、确立手术安全核查制度，防止手术患者、手术部位及术式发生错误

评审标准	评审要点
3.3.1 择期手术的各项术前检查与评估工作全部完成后方可下达手术医嘱。	
3.3.1.1 有手术患者术前准备的相关管理制度。	【C】 1.有手术患者术前准备的相关管理制度。 2.择期手术患者在完成各项术前检查、病情和风险评估以及履行知情同意手续后方可下达手术医嘱。
	【B】符合"C"，并 职能部门对上述工作进行督导、检查、总结、反馈，有改进措施。
	【A】符合"B"，并 术前准备制度落实，执行率为100%。
3.3.2 有手术部位识别标示制度与工作流程。	
3.3.2.1 有手术部位识别标示相关制度与流程。	【C】 1.有手术部位识别标示相关制度与流程。 2.对涉及有双侧、多重结构、多平面部位的手术时，对手术侧或部位有规范统一的标记。 3.对标记方法、标记颜色、标记实施者及患者参与有统一明确的规定。 4.患者送达术前准备室或手术室前，已标记手术部位。
	【B】符合"C"，并 职能部门对上述工作进行督导、检查、总结、反馈，有改进措施。
	【A】符合"B"，并 涉及双侧、多重结构、多平面手术者手术标记执行率为100%。
3.3.3 有手术安全核查、手术风险评估制度与工作流程。	
3.3.3.1 有手术安全核查与手术风险评估制度与流程。 （★）	【C】 1.有手术安全核查与手术风险评估制度与流程，并明确由术者、麻醉、护士三方共同核查。 2.实施"三步安全核查"，并正确记录。 （1）第一步：麻醉实施前：三方按《手术安全核查表》依次核对患者身份（姓名、性别、年龄、病案号）、手术方式、知情同意情况、手术部位与标识、麻醉安全检查、皮肤是否完整、术野皮肤准备、静脉通道建立情况、患者过敏史、抗菌药物皮试结果、术前备血情况、假体、体内植入物、影像学资料等内容。 （2）第二步：手术开始前：三方共同核查患者身份（姓名、性别、年龄）、手术方式、手术部位与标识，并确认风险预警等内容。手术物品准备情况的核查由手术室护理人员执行并向手术医师和麻醉医师报告。 （3）第三步：患者离开手术室前：三方共同核查患者身份（姓名、性别、年龄）、实际手术方式，术中用药、输血的核查，清点手术用物，确认手术标本，检查皮肤完整性、动静脉通路、引流管，确认患者去向等内容。

评审标准	评审要点
3.3.3.1 有手术安全核查与手术风险评估制度与流程。 （★）	3.手术医师、麻醉师、巡回护士共同遵照"手术风险评估"制度规定的流程，实施再次核对患者身份、手术部位、手术名称、麻醉分级等内容，并正确记录。 4.手术安全核查项目填写完整。
	【B】符合"C"，并 1.职能部门监管活动，体现已将"手术核查、手术风险评估"作为医疗安全管理与监督的基础工作。 2.定期（至少每季一次）对存在问题与缺陷及时通报至科室与当时人，并提出改进要求。
	【A】符合"B"，并 1.手术核查、手术风险评估执行率为100%。 2.由手术核查、手术风险评估执行"不规范"原因所致"缺陷与安全"事件持续降低，体现持续改进成效。

四、执行手卫生规范，落实医院感染控制的基本要求

评审标准	评审要点
3.4.1 按照手卫生规范，正确配置有效、便捷的手卫生设备和设施，为执行手卫生提供必需的保障与有效的监管措施。	
3.4.1.1 按照手卫生规范，正确配置有效、便捷的手卫生设备和设施，为执行手卫生提供必需的保障与有效的监管措施。	【C】 1.有手部卫生管理相关制度和实施规范。 2.手卫生设备和设施配置有效、齐全、使用便捷。 3.手卫生依从性≥60%。 4.手术室、产房等医务人员外科洗手依从性达100%。
	【B】符合"C"，并 1.手卫生依从性≥70%。 2.院感部门对重点科室手术室、产房等医务人员外科洗手有细菌学定期监测制度与程序，信息资料记录完整。
	【A】符合"B"，并 1.职能部门有对手卫生设备和手卫生依从性进行督导、检查、总结、反馈，有改进措施。 2.手卫生依从性≥95%。
3.4.2 医护人员在临床诊疗活动中应严格遵循手卫生相关要求（手清洁、手消毒、外科洗手操作规程等）。	

评审标准	评审要点
3.4.2.1 医护人员在临床诊疗活动中应严格遵循手卫生相关要求（手清洁、手消毒、外科洗手操作规程等）。	【C】 1.对员工提供手卫生培训。 2.有手卫生相关要求（手清洁、手消毒、外科洗手操作规程等）的宣教、图示。
	【B】符合"C"，并 1.职能部门有监管活动，体现已将"手卫生"作为医疗安全管理与医院感染监督的基础工作。 2.定期（至少每季一次）对存在问题与缺陷及时通报至科室与当时人，并提出改进要求 3.医务人员洗手正确率≥90%。
	【A】符合"B"，并 1.手术室、产房等科室医务人员外科洗手操作正确率≥95%。 2.无因外科洗手"不规范"原因所致"感染"事件。

五、特殊药物的管理，提高用药安全

评审标准	评审要点
3.5.1 对高浓度电解质、易混淆（听似、看似）的药品有严格的贮存与使用要求，并严格执行麻醉药品、精神药品、放射性药品、医疗用毒性药品及药品类易制毒化学品等特殊管理药品的使用与管理规章制度。	
3.5.1.1 严格执行麻醉药品、精神药品、放射性药品、医疗用毒性药品及药品类易制毒化学品等特殊管理药品的使用与管理规章制度。	【C】 1.严格执行麻醉药品、精神药品、放射性药品、医疗用毒性药品及药品类易制毒化学品等特殊药品的使用管理制度。 2.有麻醉药品、精神药品、放射性药品、医疗用毒性药品及药品类易制毒化学品等特殊药品的存放区域、标识和贮存方法的相关规定。符合率≥85%。 3.相关员工知晓管理要求，并遵循。
	【B】符合"C"，并 1.执行麻醉药品、精神药品、放射性药品、医疗用毒性药品及药品类易制毒化学品等特殊药品的存放区域、标识和贮存方法相关规定，符合率≥90%。 2.职能部门对上述工作进行督导、检查、总结、反馈，有改进措施。
	【A】符合"B"，并 执行麻醉药品、精神药品、放射性药品、医疗用毒性药品及药品类易制毒化学品等特殊药品的存放区域、标识和贮存方法相关规定，符合率100%。

评审标准	评审要点
3.5.1.2 有高浓度电解质、听似、看似等易混淆的药品贮存与识别要求。	【C】 1.有高浓度电解质、化疗药物等特殊药品的存放区域、标识和贮存方法的规定。 2.对包装相似、听似、看似药品、一品多规或多剂型药物的存放有明晰的"警示标识",符合率≥85%。 3.相关员工知晓管理要求,具备识别技能。
	【B】符合"C",并 1.对包装相似、听似、看似药品、一品多规或多剂型药物做到全院统一"警示标识",符合率≥90%。 2.职能部门对上述工作进行督导、检查、总结、反馈,有改进措施。
	【A】符合"B",并 对包装相似、听似、看似药品、一品多规或多剂型药物做到全院统一"警示标识",符合率100%。
3.5.2 处方或用药医嘱在转抄和执行时有严格的核对程序,并由转抄和执行者签名确认。	
3.5.2.1 处方或用药医嘱在转抄和执行时有严格的核对程序,并由转抄和执行者签名确认。	【C】 1.所有处方或用药医嘱在转抄和执行时有严格的核对程序,并有转抄和执行者签字。 2.有药师审核处方或用药医嘱相关制度。对于住院患者,应由医师下达医嘱,药学技术人员统一摆药,护理人员按时发药,确保服药到口。 3.开具与执行注射剂的医嘱(或处方)时要注意药物配伍禁忌,按药品说明书应用。 4.有静脉用药调配与使用操作规范及输液反应应急预案。 5.正确执行核对程序≥90%。
	【B】符合"C",并 1.建立药品安全性监测制度,发现严重、群发不良事件应及时报告并记录。 2.临床药师为医护人员、患者提供合理用药的知识,做好药物信息及药物不良反应的咨询服务。 3.职能部门对上述工作进行督导、检查、总结、反馈,有改进措施。
	【A】符合"B",并 正确执行核对程序达到100%。

六、临床"危急值"报告制度

评审标准	评审要点
3.6.1 根据医院实际情况确定"危急值"项目,建立"危急值"评价制度。	

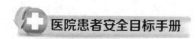

续表

评审标准	评审要点
3.6.1.1 根据医院实际情况确定"危急值"项目，建立"危急值"管理制度与工作流程。	【C】 1.有临床危急值报告制度与工作流程。 2.医技部门（含临床实验室、病理、医学影像部门、心电图等）有"危急值"项目表。 3.相关人员熟悉并遵循上述制度和工作流程。
	【B】符合"C"，并 根据临床需要和实践总结，更新和完善危急值管理制度、工作流程及项目表。
	【A】符合"B"，并 职能部门定期（每年至少一次）对"危急值"报告制度的有效性进行评估。
3.6.2 有临床"危急值"报告制度与流程。	
3.6.2.1 严格执行"危急值"报告制度与流程。（★）	【C】 1.医技部门相关人员知晓本部门"危急值"项目及内容，能够有效识别和确认"危急值"。 2.接获危急值报告的医护人员应完整、准确记录患者识别信息、危急值内容和报告者的信息，按流程复核确认无误后，及时向经治或值班医师报告，并做好记录。 3.医师接获危急值报告后应及时追踪、处置并记录。
	【B】符合"C"，并 信息系统能自动识别、提示危急值，相关科室能够通过网络及时向临床科室发出危急值报告，并有语音或醒目的文字提示。
	【A】符合"B"，并 有网络监控功能，保障危急值报告、处置及时、有效。

七、防范与减少患者跌倒、坠床等意外事件发生

评审标准	评审要点
3.7.1 评估有跌倒、坠床风险的高危患者，要主动告知跌倒、坠床危险，采取措施防止意外事件的发生。	
3.7.1.1 对患者进行风险评估，主动向高危患者告知跌倒、坠床风险，采取有效措施防止意外事件的发生。	【C】 1.有防范患者跌倒、坠床的相关制度，并体现多部门协作。 2.对住院患者跌倒、坠床风险评估及根据病情、用药变化再评估，并在病历中记录。 3.主动告知患者跌倒、坠床风险及防范措施并有记录。 4.医院环境有防止跌倒安全措施，如走廊扶手、卫生间及地面防滑。 5.对特殊患者，如儿童、老年人、孕妇、行动不便和残疾等患者，主动告知跌倒、坠床危险，采取适当措施防止跌倒、坠床等意外，如警示标识、语言提醒、搀扶或请人帮助、床挡等。

评审标准	评审要点
3.7.1.1 对患者进行风险评估，主动向高危患者告知跌倒、坠床风险，采取有效措施防止意外事件的发生。	6.相关人员知晓患者发生坠床或跌倒的处置及报告程序。 7.高危患者入院时跌倒、坠床的风险评估率≥85%。
	【B】符合"C"，并 1.有坠床、跌倒的质量监控指标数据收集和分析。 2.高危患者入院时跌倒、坠床的风险评估率≥90%。
	【A】符合"B"，并 高危患者入院时跌倒、坠床的风险评估率为100%。
3.7.2 有患者跌倒、坠床等意外事件报告制度、处理预案与可执行的工作流程。	
3.7.2.1 有患者跌倒、坠床等意外事件报告制度、处置预案与工作流程。	【C】 有患者跌倒、坠床等意外事件报告相关制度、处置预案与工作流程。执行率≥85%。
	【B】符合"C"，并 患者跌倒、坠床等意外事件报告、处置流程执行率≥95%。
	【A】符合"B"，并 1.患者跌倒、坠床等意外事件报告、处置流程执行率为100%。 2.根据总结分析，完善防范措施，保障患者安全。

八、防范与减少患者压疮发生

评审标准	评审要点
3.8.1 有压疮风险评估与报告制度，有压疮诊疗及护理规范。	
3.8.1.1 有压疮风险评估与报告制度，有压疮诊疗及护理规范。	【C】 1.有压疮风险评估与报告制度、工作流程。 2.有压疮诊疗与护理规范。 3.高危患者入院时压疮的风险评估率≥90%。
	【B】符合"C"，并 1.职能部门有督促、检查、总结、反馈，有改进措施。 2.对发生压疮案例有分析及改进措施。
	【A】符合"B"，并 1.持续改进有成效。 2.高危患者入院时压疮的风险评估率为100%。
3.8.2 实施预防压疮的护理措施。	
3.8.2.1 落实预防压疮的护理措施。	【C】 1.有预防压疮的护理规范及措施。 2.护理人员掌握操作规范。
	【B】符合"C"，并 职能部门有督促、检查、总结、反馈，有改进措施。
	【A】符合"B"，并 落实预防压疮措施，无非预期压疮事件发生。

九、妥善处理医疗安全（不良）事件

评审标准	评审要点
3.9.1 有报告医疗安全（不良）事件与隐患缺陷的制度与可执行的工作流程，并让医务人员充分了解。	
3.9.1.1 有主动报告医疗安全（不良）事件的制度与工作流程。（★）	【C】 1.有医疗安全（不良）事件的报告制度与流程。 2.有对员工进行医疗安全（不良）事件报告制度的教育和培训。 3.有途径便于医务人员报告医疗安全（不良）事件。 4.每百张实际开放床位年报告医疗安全（不良）事件≥10件。 5.医护人员对医疗安全（不良）事件报告制度的知晓率为100%。
	【B】符合"C"，并 1.有指定部门统一收集、核查医疗安全（不良）事件。 2.有指定部门向相关机构上报医疗安全（不良）事件。 3.对医疗安全（不良）事件有分析，采取防范措施。 4.每百张实际开放床位年报告医疗安全（不良）事件≥15件。 5.全院员工对医疗安全（不良）事件报告制度的知晓率为100%。
	【A】符合"B"，并 1.建立院内网络医疗安全（不良）事件直报系统及数据库。 2.每百张实际开放床位年报告医疗安全（不良）事件≥20件。 3.持续改进安全（不良）事件报告系统的敏感性，有效降低漏报率。
3.9.2 有激励措施，鼓励不良事件呈报。	
3.9.2.1 有激励措施鼓励医务人员参加"医疗安全（不良）事件报告系统"网上自愿报告活动。	【C】 1.建立有医务人员主动报告的激励机制。 2.对医疗安全（不良）事件呈报实行非惩罚制度。 3.严格执行《医疗质量安全事件报告暂行规定》的规定。
	【B】符合"C"，并 1.激励措施有效执行。 2.使用卫生部"医疗安全（不良）事件报告系统"报告。
	【A】符合"B"，并 医院医疗安全（不良）事件直报系统与卫生部"医疗安全（不良）事件报告系统"建立网络对接。
3.9.3 将安全信息与医院实际情况相结合，从医院管理体系、运行机制与规章制度上进行有针对性的持续改进。对重大不安全事件要有根本原因分析。	
3.9.3.1 定期分析医疗安全信息，利用信息资源改进医疗安全管理。	【C】 1.定期分析安全信息。 2.对重大不安全事件进行根本原因分析。
	【B】符合"C"，并 1.利用信息资源加强管理，实施具体有效的改进措施。 2.对改进措施的执行情况进行评估。

评审标准	评审要点
3.9.3.1 定期分析医疗安全信息，利用信息资源改进医疗安全管理。	【A】符合"B"，并 应用安全信息分析和改进结果，持续完善和优化医院患者安全管理方案或制度规范。

十、患者参与医疗安全

评审标准	评审要点
3.10.1　针对患者疾病诊疗，为患者及其家属提供相关的健康知识教育，协助患方对诊疗方案做出正确理解与选择。	
3.10.1.1 针对患者疾病诊疗，为患者及其近亲属、授权委托人提供相关的健康知识教育，协助患者对诊疗方案做出正确理解与选择。	【C】 1.有医务人员履行患者参与医疗安全活动责任和义务的相关规定。 2.针对患者病情，向患者及其近亲属、授权委托人提供相应的健康教育，提出供选择的诊疗方案。 3.宣传并鼓励患者参与医疗安全活动，如在就诊时提供真实病情和有关信息对保障诊疗服务质量与安全的重要性。
	【B】符合"C"，并 患者及其近亲属、授权委托人了解针对病情的可选择诊疗方案。
	【A】符合"B"，并 职能部门对患者参加医疗安全活动有监管，有持续改进。
3.10.2　主动邀请患者参与医疗安全活动，如身份识别、手术部位确认、药物使用等。	
3.10.2.1 主动邀请患者参与医疗安全活动。	【C】 1.邀请患者主动参与医疗安全管理，尤其是患者在接受介入或手术等有创诊疗前，或使用药物治疗前，或输液输血前，有具体措施与流程。 2.鼓励患者向药学人员提出安全用药咨询。
	【B】符合"C"，并 职能部门对患者参加医疗安全活动有定期的检查、总结、反馈，并提出整改措施。
	【A】符合"B"，并 患者主动参与医疗安全活动，持续改进医疗安全管理。

第三节　精神病医院患者安全目标评审要点

一、确立查对制度，识别患者身份

评审标准	评审要点
3.1.1　对就诊患者施行唯一标识（如:医保卡、新型农村合作医疗卡编号、身份证号码、病历号等）管理。	
3.1.1.1　对就诊患者施行唯一标识（医保卡、新型农村合作医疗卡编号、身份证号码、病历号等）管理。	【C】 对门诊就诊和住院患者的身份标识有制度规定，且在全院范围内统一实施。 【B】符合"C"，并 对就诊患者住院病历施行唯一标识管理，如使用市民卡、医保卡、新型农村合作医疗卡编号或身份证号码等。 【A】符合"B"，并 对提高患者身份识别的正确性有改进方法，如在重点部门（急诊、电休克室）使用条码（腕带标识、可扫描自动识别的条形码）管理。
3.1.2　在诊疗活动中，严格执行"查对制度"，至少同时使用姓名、年龄2项核对患者身份，确保对正确的患者实施正确的操作。	
3.1.2.1　在诊疗活动中，严格执行"查对制度"，至少同时使用姓名、年龄2项核对患者身份，确保对正确的患者实施正确的操作。	【C】 1.有标本采集、给药、输血或血制品、发放特殊饮食、诊疗活动时患者身份确认的制度、方法和核对程序。核对时应让患者或其近亲属确认患者身份。对特殊患者身份核对有相关制度，并落实。 2.至少同时使用两种患者身份识别方式，如姓名、年龄、性别、出生年月、病历号、床号等（禁止仅以房间或床号作为识别的唯一依据）。 3.相关人员熟悉上述制度和流程并履行相应职责。 【B】符合"C"，并 1.各科室严格执行查对制度。 2.职能部门对上述工作进行督导、检查、总结、反馈，有改进措施。 【A】符合"B"，并 查对方法正确，诊疗活动中查对制度落实，持续改进有成效。
3.1.3　实施有创诊疗活动和精神科特殊诊疗活动（如:无抽搐电休克治疗等）前，管床医生必须亲自向患者或其家属告知，取得患者或家属的书面知情同意。	
3.1.3.1　实施有创诊疗活动和精神科特殊诊疗活动（如:无抽搐电休克治疗等）前，管床医生必须亲自向患者或监护人告知，取得患者或监护人的书面知情同意。	【C】 1.有实施有创诊疗活动和精神科特殊诊疗活动的制度和流程。 2.严格有创诊疗活动和精神科特殊诊疗活动的适应证标准。 3.有实施医师亲自告知记录与签字，并取得患者和监护人知情同意签字。 4.相关人员熟悉制度与流程。 【B】符合"C"，并 1.各科室建立有核查制度并严格执行。 2.职能部门对上述工作进行督导、检查、总结、反馈，有改进措施。 【A】符合"B"，并 持续改进有成效。

评审标准	评审要点
3.1.4 完善关键流程（门急诊、病房、辅助检查和治疗部门之间流程）的患者识别措施，健全转送交接登记制度。	
3.1.4.1 完善关键流程（门急诊、病房、特殊检查治疗室之间流程）的患者识别措施，健全转科交接登记制度。	【C】 1.患者转科交接时执行身份识别制度和流程，尤其门急诊、病房、特殊治疗室或检查室之间的转接。 2.对重性患者和重点患者（如老年、ICU、急诊、无名患者、儿童、意识不清、语言交流障碍、镇静期间患者）的身份识别和交接流程有明确的制度规定。 3.对无法进行患者身份确认的无名患者，有身份标识的方法和核对流程。 4.对老年、无名患者、儿童、意识不清、语言交流障碍等原因无法向医务人员陈述自己姓名的患者，由患者陪同人员陈述患者姓名并签名确认。
	【B】符合"C"，并 1.科室有转科交接登记和重点患者登记本，科室有定期自查与改进措施。 2.职能部门对上述工作进行督导、检查、总结、反馈和持续改进措施。
	【A】符合"B"，并 重点部门患者转接时的身份识别制度落实，持续改进有成效。
3.1.5 使用"腕带"作为识别患者身份的标识，重点是抽搐电休克治疗、急诊室、一级病室等部门，以及痴呆、意识不清、抢救、输血、不同语种语言交流障碍的患者等；对传染病、药物过敏、有防出走/藏药/跌倒等要求的特殊患者有识别标志（腕带与床头卡），并在患者一览表中有明显标识。	
3.1.5.1 使用"腕带"作为识别患者身份的标识，重点是抽搐电休克治疗、急诊室、一级病室等部门，以及痴呆、意识不清、抢救、输血、不同语种语言交流障碍的患者等。（★）	【C】 1.对需使用"腕带"作为识别身份标识的患者和科室有明确制度规定。 2.至少在无抽搐电休克、ICU、特殊治疗室或检查室使用"腕带"识别患者身份。
	【B】符合"C"，并 1.对急诊抢救室和留观的患者、住院、抽搐电休克治疗、急诊室、一级病室等部门，以及痴呆、意识不清、抢救、输血、不同语种语言交流障碍的患者推广使用"腕带"识别患者身份。 2.职能部门对上述工作进行督导、检查、总结、反馈，有改进措施。
	【A】符合"B"，并 1.对住院精神病患者均能正确使用"腕带"识别患者身份标识，持续改进有成效。 2.使用带有可扫描自动识别的条形码"腕带"识别患者身份。

二、确立在特殊情况下医务人员之间有效沟通的程序、步骤

评审标准	评审要点
3.2.1 在住院患者的常规诊疗活动中，应以书面方式下达医嘱。	

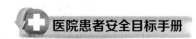

评审标准	评审要点
3.2.1.1 按规定开具完整的医嘱或处方。	【C】 1.有开具医嘱相关制度与规范。 2.对使用电子病历的医院,有使用电子病历开具医嘱的规章制度。 3.医务人员对模糊不清、有疑问的医嘱,有明确的澄清流程。
	【B】符合"C",并 1.规范使用电子病历开具医嘱,并有质量监控功能。 2.职能部门对上述工作进行督导、检查、总结、反馈,有改进措施。
	【A】符合"B",并 1.有完善的电子病历医嘱功能、规章制度、质量监控功能,并具备持续改进措施。 2.医嘱、处方合格率≥95%。
3.2.2 在实施紧急抢救需要下达临时医嘱时,应严格按照临时医嘱制度执行。护理人员应对口头临时医嘱完整重述确认,在执行时双人核查,事后及时补记。	
3.2.2.1 有紧急情况下下达口头医嘱的相关制度与流程。	【C】 1.有紧急抢救情况下使用口头医嘱的相关制度与流程。 2.医师下达的口头医嘱,执行者需复述确认,双人核查后方可执行。 3.下达口头医嘱应及时补记。
	【B】符合"C",并 职能部门对上述工作进行督导、检查、总结、反馈,有改进措施。
	【A】符合"B",并 医嘱制度规范执行,持续改进有成效。
3.2.3 接获非书面的患者"危急值"或其他重要的检查(验)结果时,接获者必须规范、完整、准确地记录患者识别信息、检查(验)结果和报告者的姓名与电话,复述确认无误后方可提供医师使用。	
3.2.3.1 有危急值报告制度与处置流程。	【C】 1.有临床危急值报告制度及流程。包括重要的检查(验)结果等报告的范围。 2.接获非书面危急值报告者应规范、完整、准确地记录患者识别信息、检查(验)结果和报告者的信息,复述确认无误后及时向经治或值班医生报告,并做好记录。 3.医生接获临床危急值后及时追踪与处置。 4.相关人员知晓上述制度与流程,并正确执行。
	【B】符合"C",并 1.职能部门对上述工作进行督导、检查、总结、反馈,有改进措施。 2.信息系统能自动识别、提示危急值,检查(验)科室能通过网络及时向临床科室发出危急值报告,并有醒目的提示。
	【A】符合"B",并 1.有危急值报告和接收处置规范,持续改进有成效。 2.有完整记录分析总结。

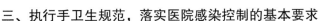

三、执行手卫生规范，落实医院感染控制的基本要求

评审标准	评审要点
3.3.1 按照手卫生规范，正确配置有效、便捷的手卫生设备和设施，为执行手卫生提供必需的保障与有效的监管措施。	
3.3.1.1 按照手卫生规范，正确配置有效、便捷的手卫生设备和设施，为执行手卫生提供必需的保障与有效的监管措施。	【C】 1.有手部卫生管理相关制度和实施规范。 2.手卫生设备和设施配置有效、齐全，使用便捷。
	【B】符合"C"，并 职能部门有对手卫生设备和手卫生依从性进行督导、检查、总结、反馈，有改进措施。
	【A】符合"B"，并 医院全员手卫生依从性≥95%。
3.3.2 医护人员在临床诊疗活动中应严格遵循手卫生相关要求（手清洁、手消毒，实施必要手术前的外科洗手操作规程等）。	
3.3.2.1 医护人员在临床诊疗活动中应严格遵循手卫生相关要求（手清洁、手消毒、特殊检查、治疗洗手操作规程等）。	【C】 1.对员工提供手卫生培训、记录。 2.有手卫生相关要求（手清洁、手消毒、特殊检查、治疗洗手操作规程等）的宣教、图示。 3.医务人员洗手正确率≥85%。
	【B】符合"C"，并 1.职能部门有对规范洗手进行督导、检查、总结、反馈，有改进措施。 2.医务人员洗手正确率≥90%。
	【A】符合"B"，并 不断提高洗手正确率，医务人员洗手正确率≥95%。

四、特殊药物的管理，提高用药安全

评审标准	评审要点
3.4.1 高浓度电解质、易混淆（听似、看似）药品有严格的贮存与使用要求，并严格执行麻醉药品、精神药品、放射性药品、医疗用毒性药品及药品类易制毒化学品等特殊管理药品的使用与管理规章制度。	
3.4.1.1 严格执行麻醉药品、精神药品、放射性药品、医疗用毒性药品及药品类易制毒化学品等特殊管理药品的使用与管理规章制度。	【C】 1.严格执行麻醉药品、精神药品、放射性药品、医疗用毒性药品及药品类易制毒化学品等特殊药品的使用管理制度。 2.有麻醉药品、精神药品、放射性药品、医疗用毒性药品及药品类易制毒化学品等特殊药品的存放区域、标识和贮存方法的相关规定。 3.相关员工知晓管理要求，并遵循。
	【B】符合"C"，并 职能部门对上述工作进行督导、检查、总结、反馈，有改进措施。
	【A】符合"B"，并 执行麻醉药品、精神药品、放射性药品、医疗用毒性药品及药品类易制毒化学品等特殊药品的存放区域、标识和贮存方法相关规定，符合率为100%。

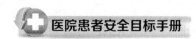

续表

评审标准	评审要点
3.4.1.2 有高浓度电解质、听似、看似等易混淆的药品贮存与识别要求。	【C】 1.有高浓度电解质、化疗药物等特殊药品的存放区域、标识和贮存方法的规定。 2.对包装相似、听似、看似药品，一品多规或多剂型药物的存放有明晰的"警示标识"。 3.相关员工知晓管理要求，具备识别技能。
	【B】符合"C"，并 职能部门对上述工作进行督导、检查、总结、反馈，有改进措施。
	【A】符合"B"，并 对包装相似、听似、看似药品，一品多规或多剂型药物做到全院统一"警示标识"，符合率为100%。
3.4.2 处方或用药医嘱在转抄和执行时有严格的核对程序，并由转抄和执行者签名确认。	
3.4.2.1 处方或用药医嘱在转抄和执行时有严格的核对程序，并由转抄和执行者签名确认。	【C】 1.所有处方或用药医嘱在转抄和执行时有严格的核对程序，并有转抄和执行者签字。有应用电子处方计划并建立相应规章制度。 2.有药师审核处方或用药医嘱相关制度。对于住院患者，应由医师下达医嘱，药学技术人员统一摆药，护理人员按时发药，确保服药到口，看服吞下，检查口腔。 3.开具与执行注射剂的医嘱（或处方）时要注意药物配伍禁忌，按药品说明书应用。 4.有静脉用药调配与使用操作规范及输液反应应急预案。 5.正确执行核对程序≥90%。
	【B】符合"C"，并 1.建立药品安全性监测制度，发现严重、群发不良事件应及时报告并记录，有相应急救预案与急救器材、药品（抢救室的配备）。 2.临床药师为医护人员、患者提供合理用药的知识，做好药物信息及药物不良反应的咨询服务。建立有临床药师参加（特殊药品的使用前，如三代抗生素使用、联合使用抗精神病药物等）查房制度与流程。 3.规范使用电子处方，并有质量监控措施。 4.职能部门对上述工作进行督导、检查、总结、反馈，有改进措施。
	【A】符合"B"，并 1.有完善的电子处方系统，有实时监控功能并有持续改进措施。 2.正确执行核对程序达到100%。

五、临床"危急值"报告制度

评审标准	评审要点
3.5.1 根据医院实际情况确定"危急值"项目，建立"危急值"评价制度。	

续表

3.5.1.1 根据医院实际情况确定"危急值"项目，建立"危急值"管理制度与工作流程。	【C】 1.有临床危急值报告制度与工作流程。 2.医技部门（含临床实验室、病理、医学影像部门、电生理检查、血药浓度监测等）有"危急值"项目表。 3.相关人员熟悉并遵循上述制度和工作流程。
	【B】符合"C"，并 根据临床需要和实践总结，更新（对危急值界限有定期总结分析、修改流程）和完善危急值管理制度、工作流程及项目表。
	【A】符合"B"，并 职能部门定期（每年至少一次）对"危急值"报告制度的有效性进行评估。
3.5.2 有临床"危急值"报告制度与流程。	
3.5.2.1 严格执行"危急值"报告制度与流程。	【C】 1.医技部门相关人员知晓本部门"危急值"项目及内容，能够有效识别和确认"危急值"。 2.接获危急值报告的医护人员应完整、准确记录患者识别信息、危急值内容和报告者的信息，按流程复核确认无误后，及时向经治或值班医师报告，并做好记录。 3.医师接获危急值报告后应及时追踪、处置并记录。
	【B】符合"C"，并 信息系统能自动识别、提示危急值，相关科室能够通过网络及时向临床科室发出危急值报告，并有语音或醒目的文字提示。
	【A】符合"B"，并 有院科两级网络监控功能（监控部门定期督导），实时记录，保障危急值报告、处置及时、有效。

六、防范与减少患者跌倒、坠床、噎食、窒息、自杀、暴力攻击、擅自离院等意外事件发生

评审标准	评审要点
3.6.1 评估有跌倒、坠床、噎食、窒息、自杀、暴力攻击、擅自离院等风险的高危患者，要主动告知上述危险，采取措施防止意外事件的发生。	
3.6.1.1 对患者进行风险评估，主动向高危患者告知跌倒、坠床、噎食、窒息、自杀、暴力攻击、擅自离院风险，采取有效措施防止意外事件的发生。	【C】 1.有防范患者跌倒、坠床、噎食、窒息、自杀、暴力攻击、擅自离院的相关制度，并体现多部门协作。 2.对住院患者跌倒、坠床、噎食、窒息、自杀、暴力攻击、擅自离院风险评估及根据病情、用药变化再评估，并在病历中记录。 3.主动告知患者跌倒、坠床、噎食、窒息、自杀、暴力攻击、擅自离院风险及防范措施并有记录。并有与患者监护人或近亲属沟通记录。 4.医院环境有防止跌倒安全措施，如走廊扶手、卫生间及地面防滑。

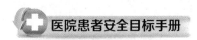

续表

评审标准	评审要点
3.6.1.1 对患者进行风险评估，主动向高危患者告知跌倒、坠床、噎食、窒息、自杀、暴力攻击、擅自离院风险，采取有效措施防止意外事件的发生。	5.对特殊患者，如儿童、老年人、孕妇、行动不便和残疾等患者，主动告知跌倒、坠床、噎食、窒息、自杀危险，采取适当措施防止跌倒、坠床等意外发生，如警示标识、语言提醒、搀扶或请人帮助、床挡以及保护性约束等。 6.相关人员知晓相关处置及报告程序。
	【B】符合"C"，并 1.有坠床、跌倒、噎食、窒息、自杀、暴力攻击、擅自离院的质量监控指标数据收集和分析。使用相应危险因素评估表。 2.高危患者入院时跌倒、坠床、噎食、窒息、自杀、暴力攻击、擅自离院的风险评估率≥90%。
	【A】符合"B"，并 1.高危患者入院时跌倒、坠床、噎食、窒息、自杀、暴力攻击、擅自离院的风险评估率为100%。 2.风险评估管理纳入医院信息系统。
3.6.2 有跌倒、坠床噎食、窒息、自杀、暴力攻击、擅自离院等意外事件报告制度、处理预案与工作流程。	
3.6.2.1 有患者跌倒、坠床噎食、窒息、自杀、暴力攻击、擅自离院等意外事件报告制度、处置预案与工作流程。（★）	【C】 有患者跌倒、坠床、噎食、窒息、自杀、暴力攻击、擅自离院等意外事件记录和报告相关制度、处置预案与工作流程。
	【B】符合"C"，并 患者跌倒、坠床、噎食、窒息、自杀、暴力攻击、擅自离院等意外事件记录报告，处置流程知晓率≥95%。
	【A】符合"B"，并 根据患者跌倒、坠床、噎食、窒息、自杀、暴力攻击、擅自离院等意外事件的总结分析，完善防范措施，保障患者安全。
3.6.3 有防范和处置精神科常见意外事件的相关培训和演练，工作人员熟知并能实施。	
3.6.3.1 有防范和处置精神科常见意外事件的相关培训和演练，工作人员熟知并能实施。	【C】 1.有常规培训制度及其操作流程。 2.定期开展防范和处置精神科常见意外事件的相关培训和演练。
	【B】符合"C"，并 有每年对新老职工开展培训的计划，有实施并记录。
	【A】符合"B"，并 1.相关科室人员对预案知晓率为100%。 2.有持续改进措施。

七、防范与减少患者压疮发生

评审标准	评审要点
3.7.1 有压疮风险评估与报告制度，有压疮诊疗及护理规范。	
3.7.1.1 有压疮风险评估与报告制度，有压疮诊疗及护理规范。	【C】 1.有压疮风险评估与报告制度、工作流程。 2.有压疮诊疗与护理规范。 3.高危患者入院时压疮的风险评估率≥90%。
	【B】符合"C"，并 1.职能部门有督促、检查、总结、反馈，有改进措施。 2.对发生压疮案例有分析及改进措施。
	【A】符合"B"，并 1.持续改进有成效。 2.高危患者入院时压疮的风险评估率为100%。
3.7.2 实施预防压疮的有效护理措施。	
3.7.2.1 落实预防压疮的护理措施。	【C】 1.有预防压疮的护理规范及措施。 2.护理人员掌握操作规范。
	【B】符合"C"，并 职能部门有督促、检查、总结、反馈，有改进措施。
	【A】符合"B"，并 落实预防压疮措施，无非预期压疮事件发生。

八、妥善处理医疗安全（不良）事件

评审标准	评审要点
3.8.1 有主动报告医疗安全（不良）事件与隐患缺陷的制度与可执行的工作流程，并让医务人员充分了解。	
3.8.1.1 有主动报告医疗安全（不良）事件的制度与工作流程。（★）	【C】 1.有医疗安全（不良）事件的报告制度与流程。 2.有对员工进行不良事件报告制度的教育和培训。 3.有途径便于医务人员报告医疗安全（不良）事件。 4.每百张实际开放床位年报告≥10件。 5.医护人员对不良事件报告制度的知晓率为100%。
	【B】符合"C"，并 1.有指定部门统一收集、核查医疗安全（不良）事件。 2.有指定部门向相关机构上报医疗安全（不良）事件。 3.对医疗安全（不良）事件有分析，采取防范措施。 4.每百张实际开放床位年报告≥15件。 5.全院员工对不良事件报告制度的知晓率为100%。

评审标准	评审要点
3.8.1.1 有主动报告医疗安全（不良）事件的制度与工作流程。（★）	【A】符合"B"，并 1.建立院内网络医疗安全（不良）事件直报系统及数据库。 2.每百张实际开放床位年报告≥20件。 3.持续改进安全（不良）事件报告系统的敏感性，有效降低漏报率。
3.8.2 有激励措施，鼓励不良事件呈报。	
3.8.2.1 有激励措施鼓励医务人员参加"医疗安全（不良）事件报告系统"网上自愿报告活动。	【C】 1.建立有医务人员主动报告的激励机制。 2.对不良事件呈报实行非惩罚制度。 3.严格执行《医疗质量安全事件报告暂行规定》的规定。
	【B】符合"C"，并 1.激励措施有效执行。 2.使用卫生部"医疗安全（不良）事件报告系统"报告。
	【A】符合"B"，并 医院医疗安全（不良）事件直报系统与卫生部"医疗安全（不良）事件报告系统"建立网络对接。
3.8.3 将安全信息与医院实际情况相结合，从医院管理体系、运行机制与规章制度上进行有针对性的持续改进。对重大不安全事件要有根本原因分析。	
3.8.3.1 定期分析医疗安全信息，利用信息资源改进医疗安全管理。	【C】 1.定期分析安全信息。 2.对重大不安全事件进行根本原因分析。
	【B】符合"C"，并 1.利用信息资源加强管理，实施具体有效的改进措施。 2.对改进措施的执行情况进行评估。
	【A】符合"B"，并 应用安全信息分析和改进结果，持续完善和优化医院患者安全管理方案或制度规范。

九、患者或家属（监护人）参与医疗安全

评审标准	评审要点
3.9.1 针对患者疾病诊疗，为患者或其家属（监护人）提供相关的健康知识教育，协助患者对诊疗方案做出正确理解与选择。	

评审标准	评审要点
3.9.1.1 针对患者疾病诊疗，为患者及其近亲属提供相关的健康知识教育，协助患者（监护人）对诊疗方案做出正确理解与选择。	【C】 1.有医务人员履行患者参与医疗安全活动责任和义务的相关规定。 2.针对患者病情，向患者监护人及其近亲属提供相应的健康教育，提出供选择的诊疗方案。 3.宣传并鼓励患者监护人及其近亲属参与医疗安全活动，如在就诊时提供真实病情和有关信息对保障诊疗服务质量与安全的重要性。
	【B】符合"C"，并 患者、监护人了解针对病情的可选择诊疗方案。
	【A】符合"B"，并 职能部门对患者参加医疗安全活动有监管，有持续改进。
3.9.2 主动邀请患者或其家属（监护人）参与医疗安全活动，如身份识别、采取约束隔离等保护性措施、药物使用等。		
3.9.2.1 主动邀请患者（监护人及其近亲属）参与医疗安全活动。	【C】 1.邀请患者（监护人及其近亲属）主动参与医疗安全管理，尤其是患者身份识别、无抽搐电休克、约束隔离等措施前、或使用药物治疗前、或输液输血前，有具体措施与流程。 2.鼓励患者（监护人及其近亲属）向药学人员提出安全用药咨询。
	【B】符合"C"，并 职能部门对患者（监护人及其近亲属）参加医疗安全活动有定期的检查、总结、反馈，并提出整改措施。
	【A】符合"B"，并 患者主动参与医疗安全活动，持续改进医疗安全管理。
3.9.3 主动邀请患者家属（监护人）参与防止非医疗因素对患者造成伤害的活动（防自杀自伤、防擅自离院等）。		
3.9.3.1 主动邀请患者、监护人及近亲属参与防止非医疗因素对患者造成伤害的活动（防自杀自伤、防擅自离院等）。	【C】 1.有向患者、监护人及近亲属提供相应疾病风险评估的措施和流程。提出防止非医疗因素对患者造成伤害的方案。 2.宣传并鼓励患者、监护人及近亲属参与防止非医疗因素对患者造成伤害的活动，如在就诊时提供真实病情和有关信息的重要性。
	【B】符合"C"，并 职能部门对患者近亲属参加防止非医疗因素对患者造成伤害活动有定期的检查、总结、反馈，并提出整改措施。
	【A】符合"B"，并 医院有对非医疗因素造成伤害有一套评估体系并实际应用。患者近亲属主动参与医疗安全活动，持续改进医疗安全管理。

第四节　心血管病医院患者安全目标评审要点

一、确立查对制度，识别患者身份

评审标准	评审要点
3.1.1　对就诊患者施行唯一标识（医保卡、新型农村合作医疗卡编号、身份证号码、病历号等）管理。	
3.1.1.1 对就诊患者施行唯一标识（医保卡、新型农村合作医疗卡编号、身份证号码、病历号等）管理。	【C】 对门诊就诊和住院患者的身份标识有制度规定，且在全院范围内统一实施。
	【B】符合"C"，并 对就诊患者住院病历施行唯一标识管理，如使用医保卡、新型农村合作医疗卡编号或身份证号码等。
	【A】符合"B"，并 对提高患者身份识别的正确性有改进方法，如在重点部门（急诊、新生儿、ICU、手术室等）使用条码管理。
3.1.2　在诊疗活动中，严格执行"查对制度"，至少同时使用姓名、年龄两项核对患者身份，确保对正确的患者实施正确的操作。	
3.1.2.1 在诊疗活动中，严格执行"查对制度"，至少同时使用姓名、年龄2项核对患者身份，确保对正确的患者实施正确的操作。（★）	【C】 1.有标本采集、给药、输血或血制品、发放特殊饮食、诊疗活动时患者身份确认的制度、方法和核对程序。核对时应让患者或其近亲属、陪护人员陈述患者姓名。 2.至少同时使用两种患者身份识别方式，如姓名、性别、出生年月、年龄、病历号、床号等（禁止仅以房间或床号作为识别的唯一依据）。 3.相关人员熟悉上述制度和流程并履行相应职责。
	【B】符合"C"，并 1.各科室严格执行查对制度。 2.职能部门对上述工作进行督导、检查、总结、反馈，有改进措施。
	【A】符合"B"，并 查对方法正确，诊疗活动中查对制度落实，持续改进有成效。
3.1.3　实施有创（包括介入）诊疗活动前，实施医师必须亲自向患者或其家属告知。	
3.1.3.1 实施有创（包括介入）诊疗活动前，实施医师必须亲自向患者或其家属告知。	【C】 1.医院有制度和程序规定实施有创（包括介入）诊疗活动前，实施医师必须亲自向患者或其家属告知。 2.相关医师知晓与执行率≥70%。
	【B】符合"C"，并 相关医师知晓与执行率≥80%。
	【A】符合"B"，并 1.相关医师知晓与执行率≥90%。 2.职能部门对上述工作进行督导、检查、总结、反馈，有改进措施。

评审标准	评审要点
3.1.4　完善关键流程（急诊、病房、手术室、ICU之间的流程）的患者识别措施，健全转科交接登记制度。	
3.1.4.1 完善关键流程（急诊、病房、手术室、ICU之间的流程）的患者识别措施，健全转科交接登记制度	【C】 1.患者转科交接时执行身份识别制度和流程，尤其急诊、病房、手术室、ICU之间的转接。 2.对重点患者，手术、ICU、急诊、无名、儿童、意识不清、语言交流障碍、镇静期间患者的身份识别和交接流程有明确的制度规定。 3.对无法进行患者身份确认的无名患者，有身份标识的方法和核对流程。 4.对新生儿、意识不清、语言交流障碍等原因无法向医务人员陈述自己姓名的患者，由患者陪同人员陈述患者姓名。
	【B】符合"C"，并 1.科室有转科交接登记。 2.职能部门对上述工作进行督导、检查、总结、反馈，有改进措施。
	【A】符合"B"，并 重点部门患者转接时的身份识别制度落实，持续改进有成效。
3.1.5　使用"腕带"作为识别患者身份的标识，重点是ICU、新生儿室、手术室、急诊室等部门，以及意识不清、抢救、输血、不同语种语言交流障碍的患者等；对传染病、药物过敏等特殊患者有识别标志（腕带与床头卡）。	
3.1.5.1 使用"腕带"作为识别患者身份的标识，重点是重症监护病房、手术室、急诊室等部门，以及意识不清、语言交流障碍的患者等。	【C】 1.对需使用"腕带"作为识别身份标识的患者和科室有明确制度规定。 2.至少在重症医学病房、手术室等使用"腕带"识别患者身份。
	【B】符合"C"，并 1.对急诊抢救室和留观的患者、住院、有创诊疗、输液以及意识不清、语言交流障碍等患者推广使用"腕带"识别患者身份。 2.职能部门对上述工作进行督导、检查、总结、反馈，有改进措施。
	【A】符合"B"，并 1.正确使用"腕带"识别患者身份标识，持续改进有成效。 2.使用带有可扫描自动识别的条形码"腕带"识别患者身份。
3.1.6　职能管理部门要落实其督导职能，并有记录。	
3.1.6.1 职能管理部门要落实其督导职能，并有记录。	【C】 1.有督导的制度、方法和程序。 2.相关人员熟悉上述制度和流程。
	【B】符合"C"，并 职能部门对查对与身份识别工作进行督导、检查有记录。
	【A】符合"B"，并 查对方法正确，诊疗活动中查对制度落实，持续改进有成效。

二、确立在特殊情况下医务人员之间有效沟通的程序、步骤

评审标准	评审要点
3.2.1 在住院患者的常规诊疗活动中，应以书面方式下达医嘱。	
3.2.1.1 按规定开具完整的医嘱或处方。	【C】 1.有开具医嘱相关制度与规范。 2.医务人员对模糊不清、有疑问的医嘱，有明确的澄清流程。
	【B】符合"C"，并 职能部门对上述工作进行督导、检查、总结、反馈，有改进措施。
	【A】符合"B"，并 医嘱、处方合格率≥95%。
3.2.2 在实施紧急抢救的情况下，必要时可口头下达临时医嘱；护士应对口头临时医嘱完整重述确认。在执行时双人核查；事后及时补记。	
3.2.2.1 有紧急情况下下达口头医嘱的相关制度与流程。	【C】 1.有紧急抢救情况下使用口头医嘱的相关制度与流程。 2.医师下达的口头医嘱，执行者需复述确认，双人核查后方可执行。 3.下达口头医嘱应及时补记。
	【B】符合"C"，并 职能部门对上述工作进行督导、检查、总结、反馈，有改进措施。
	【A】符合"B"，并 医嘱制度规范执行，持续改进有成效。
3.2.3 接获非书面的患者"危急值"或其他重要的检查（验）结果时，接获者必须规范、完整、准确地记录患者识别信息、检查（验）结果和报告者的姓名与电话，复述确认无误后方可提供医师使用。	
3.2.3.1 有危急值报告制度与处置流程。	【C】 1.有临床危急值报告制度及流程。包括重要的检查（验）结果等报告的范围。 2.接获非书面危急值报告者应规范、完整、准确地记录患者识别信息、检查（验）结果和报告者的信息，复述确认无误后及时向经治或值班医生报告，并做好记录。 3.医生接获临床危急值后及时追踪与处置。 4.相关人员知晓上述制度与流程，并正确执行。
	【B】符合"C"，并 1.职能部门对上述工作进行督导、检查、总结、反馈，有改进措施。 2.信息系统能自动识别、提示危急值，检查（验）科室能通过网络及时向临床科室发出危急值报告，并有醒目的提示。
	【A】符合"B"，并 有危急值报告和接收处置规范，持续改进有成效。

三、确立手术安全核查制度，防止手术患者、手术部位及术式发生错误

评审标准	评审要点
3.3.1 择期手术的各项术前检查与评估工作全部完成后方可下达手术医嘱。	
3.3.1.1 有手术患者术前准备的相关管理制度。	【C】 1.有手术患者术前准备的相关管理制度。 2.择期手术患者在完成各项术前检查、病情和风险评估以及履行知情同意手续后方可下达手术医嘱。
	【B】符合"C"，并 职能部门对上述工作进行督导、检查、总结、反馈，有改进措施。
	【A】符合"B"，并 术前准备制度落实，执行率为100%。
3.3.2 有手术部位识别标示制度与工作流程。	
3.3.2.1 有手术部位识别标示相关制度与流程。	【C】 1.有手术部位识别标示相关制度与流程。 2.对标记方法、标记颜色、标记实施者及患者参与有统一明确的规定。 3.患者送达术前准备室或手术室前，已标记手术部位。
	【B】符合"C"，并 职能部门对上述工作进行督导、检查、总结、反馈，有改进措施。
	【A】符合"B"，并 手术标记执行率为100%。
3.3.3 有手术安全核查、手术风险评估制度与工作流程。	
3.3.3.1 有手术安全核查与手术风险评估制度与流程。 （★）	【C】 1.有手术安全核查与手术风险评估制度与流程。 2.实施"三步安全核查"，并正确记录。 （1）第一步:麻醉实施前:三方按《手术安全核查表》依次核对患者身份（姓名、性别、年龄、病案号）、手术方式、知情同意情况、手术部位与标识、麻醉安全检查、皮肤是否完整、术野皮肤准备、静脉通道建立情况、患者过敏史、抗菌药物皮试结果、术前备血情况、假体、体内植入物、影像学资料等内容。 （2）第二步:手术开始前:三方共同核查患者身份（姓名、性别、年龄）、手术方式、手术部位与标识，并确认风险预警等内容。手术物品准备情况的核查由手术室护理人员执行并向手术医师和麻醉医师报告。 （3）第三步:患者离开手术室前:三方共同核查患者身份（姓名、性别、年龄）、实际手术方式，术中用药、输血的核查，清点手术用物，确认手术标本，检查皮肤完整性、动静脉通路、引流管，确认患者去向等内容。 3.手术医师、麻醉师、巡回护士共同遵照"手术风险评估"制度规定的流程，实施再次核对患者身份、手术部位、手术名称、麻醉分级等内容，并正确记录。 4.手术安全核查项目填写完整。

评审标准	评审要点
3.3.3.1 有手术安全核查与手术风险评估制度与流程。 （★）	【B】符合"C"，并 职能部门对上述工作进行督导、检查、总结、反馈，有改进措施。
	【A】符合"B"，并 手术核查、手术风险评估执行率为100%。

四、执行手卫生规范，落实医院感染控制的基本要求

评审标准	评审要点
3.4.1 按照手卫生规范，正确配置有效、便捷的手卫生设备和设施，为执行手卫生提供必需的保障与有效的监管措施。	
3.4.1.1 按照手卫生规范，正确配置有效、便捷的手卫生设备和设施，为执行手卫生提供必需的保障与有效的监管措施。	【C】 1.根据《医务人员手卫生规范》有手部卫生管理相关制度和实施规范。 2.手卫生设备和设施配置有效、齐全、使用便捷。
	【B】符合"C"，并 职能部门对手卫生设备和手卫生依从性进行督导、检查、总结、反馈，有改进措施。
	【A】符合"B"，并 医院全员手卫生依从性≥95%。
3.4.2 医护人员在临床诊疗活动中应严格遵循手卫生相关要求（手清洁、手消毒、外科洗手操作规程等）。	
3.4.2.1 医护人员在临床诊疗活动中应严格遵循手卫生相关要求（手清洁、手消毒、外科洗手操作规程等）。	【C】 1.对员工提供手卫生培训。 2.有手卫生相关要求（手清洁、手消毒、外科洗手操作规程等）的宣教、图示。 3.手术室等重点科室，医务人员手卫生正确率达100%。
	【B】符合"C"，并 1.职能部门对规范洗手进行督导、检查、总结、反馈，有改进措施。 2.医务人员洗手正确率≥90%。
	【A】符合"B"，并 不断提高洗手正确率，洗手正确率≥95%。

五、特殊药物的管理，提高用药安全

评审标准	评审要点
3.5.1 高浓度电解质、易混淆（听似、看似）药品有严格的贮存与使用要求，并严格执行麻醉药品、精神药品、放射性药品、医疗用毒性药品及药品类易制毒化学品等特殊管理药品的使用与管理规章制度。	

评审标准	评审要点
3.5.1.1 严格执行麻醉药品、精神药品、放射性药品、医疗用毒性药品及药品类易制毒化学品等特殊管理药品的使用与管理规章制度。	【C】 1.严格执行麻醉药品、精神药品、放射性药品、医疗用毒性药品及药品类易制毒化学品等特殊药品的使用管理制度。 2.有麻醉药品、精神药品、放射性药品、医疗用毒性药品及药品类易制毒化学品等特殊药品的存放区域、标识和贮存方法的相关规定。 3.相关员工知晓管理要求，并遵循。
	【B】符合"C"，并 职能部门对上述工作进行督导、检查、总结、反馈，有改进措施。
	【A】符合"B"，并 执行麻醉药品、精神药品、放射性药品、医疗用毒性药品及药品类易制毒化学品等特殊药品的存放区域、标识和贮存方法相关规定，符合率为100%。
3.5.1.2 有高浓度电解质、听似、看似等易混淆的药品贮存与识别要求。	【C】 1.有高浓度电解质、化疗药物等特殊药品的存放区域、标识和贮存方法的规定。 2.对包装相似、听似、看似药品、一品多规或多剂型药物的存放有明晰的"警示标识"。 3.相关员工知晓管理要求、具备识别技能。
	【B】符合"C"，并 职能部门对上述工作进行督导、检查、总结、反馈，有改进措施。
	【A】符合"B"，并 对包装相似、听似、看似药品、一品多规或多剂型药物做到全院统一"警示标识"，符合率为100%。
3.5.2 处方或用药医嘱在转抄和执行时有严格的核对程序，并由转抄和执行者签名确认。	
3.5.2.1 处方或用药医嘱在转抄和执行时有严格的核对程序，并由转抄和执行者签名确认。	【C】 1.所有处方或用药医嘱在转抄和执行时有严格的核对程序，并有转抄和执行者签字。 2.有药师审核处方或用药医嘱相关制度。对于住院患者，应由医师下达医嘱，药学技术人员统一摆药，护理人员按时发药，确保服药到口。 3.开具与执行注射剂的医嘱（或处方）时要注意药物配伍禁忌，按药品说明书应用。 4.有静脉用药调配与使用操作规范及输液反应应急预案。 5.正确执行核对程序≥90%。

续表

评审标准	评审要点
3.5.2.1 处方或用药医嘱在转抄和执行时有严格的核对程序，并由转抄和执行者签名确认。	【B】符合"C"，并 1.建立药品安全性监测制度，发现严重、群发不良事件应及时报告并记录。 2.临床药师为医护人员、患者提供合理用药的知识，做好药物信息及药物不良反应的咨询服务。 3.职能部门对上述工作进行督导、检查、总结、反馈，有改进措施。
	【A】符合"B"，并 正确执行核对程序≥100%。

六、临床"危急值"报告制度

评审标准	评审要点
3.6.1 根据医院实际情况确定"危急值"项目，建立"危急值"评价制度。	
3.6.1.1 根据医院实际情况确定"危急值"项目，建立"危急值"管理制度与工作流程。	【C】 1.有临床危急值报告制度与工作流程。 2.医技部门（含临床实验室、病理、医学影像部门、电生理检查、血药浓度监测等）有"危急值"项目表。 3.相关人员熟悉并遵循上述制度和工作流程。
	【B】符合"C"，并 根据临床需要和实践总结，更新和完善危急值管理制度、工作流程及项目表。
	【A】符合"B"，并 职能部门定期（每年至少一次）对"危急值"报告制度的有效性进行评估。
3.6.2 有"危急值"的报告制度与流程。	
3.6.2.1 严格执行"危急值"报告制度与流程。（★）	【C】 1.医技部门相关人员知晓本部门"危急值"项目及内容，能够有效识别和确认"危急值"。 2.接获危急值报告的医护人员应完整、准确记录患者识别信息、危急值内容和报告者的信息，按流程复核确认无误后，及时向经治或值班医师报告，并做好记录。 3.医师接获危急值报告后应及时追踪、处置并记录。
	【B】符合"C"，并 信息系统能自动识别、提示危急值，相关科室能够通过网络及时向临床科室发出危急值报告，并有语音或醒目的文字提示。
	【A】符合"B"，并 有网络监控功能，保障危急值报告、处置及时、有效。

七、防范与减少患者跌倒、坠床等意外事件发生

评审标准	评审要点
3.7.1 评估有跌倒、坠床风险的高危患者，要主动告知跌倒、坠床危险，采取措施防止意外事件的发生。	
3.7.1.1 对患者进行风险评估，主动向高危患者告知跌倒、坠床风险，采取有效措施防止意外事件的发生。	【C】 1．有防范患者跌倒、坠床的相关制度，并体现多部门协作。 2．对住院患者跌倒、坠床风险评估及根据病情、用药变化再评估，并在病历中记录。 3．主动告知患者跌倒、坠床风险及防范措施并有记录。 4．医院环境有防止跌倒安全措施，如走廊扶手、卫生间及地面防滑。 5．对特殊患者，如儿童、老年人、孕妇、行动不便和残疾等患者，主动告知跌倒、坠床危险，采取适当措施防止跌倒、坠床等意外，如警示标识、语言提醒、搀扶或请人帮助、床挡等。 6．相关人员知晓患者发生坠床或跌倒的处置及报告程序。
	【B】符合"C"，并 1．有坠床、跌倒的质量监控指标数据收集和分析。 2．高危患者入院时跌倒、坠床的风险评估率≥90%。
	【A】符合"B"，并 高危患者入院时跌倒、坠床的风险评估率为100%。
3.7.2 有患者跌倒、坠床等意外事件报告制度、处理预案与工作流程。	
3.7.2.1 有患者跌倒、坠床等意外事件报告制度、处置预案与工作流程。	【C】 有患者跌倒、坠床等意外事件报告相关制度、处置预案与工作流程。
	【B】符合"C"，并 患者跌倒、坠床等意外事件报告、处置流程知晓率≥95%。
	【A】符合"B"，并 根据患者跌倒、坠床等意外事件的总结分析，完善防范措施，保障患者安全。

八、防范与减少患者压疮发生

评审标准	评审要点
3.8.1 有压疮风险评估与报告制度，有压疮诊疗及护理规范。	
3.8.1.1 有压疮风险评估与报告制度，有压疮诊疗及护理规范。	【C】 1．有压疮风险评估与报告制度、工作流程。 2．有压疮诊疗与护理规范。 3．高危患者入院时压疮的风险评估率≥90%。
	【B】符合"C"，并 1．职能部门有督促、检查、总结、反馈，有改进措施。 2．对发生压疮案例有分析及改进措施。
	【A】符合"B"，并 1．持续改进有成效。 2．高危患者入院时压疮的风险评估率为100%。

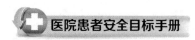

3.8.2 实施预防压疮的护理措施。	
3.8.2.1 落实预防压疮的护理措施。	【C】 1.有预防压疮的护理规范及措施。 2.护理人员掌握操作规范。
	【B】符合"C",并 职能部门有督促、检查、总结、反馈,有改进措施。
	【A】符合"B",并 落实预防压疮措施,无非预期压疮事件发生。

九、妥善处理医疗安全（不良）事件

评审标准	评审要点
3.9.1 有主动报告医疗安全（不良）事件的制度与隐患缺陷的制度及可执行的工作流程,并让医务人员充分了解。	
3.9.1.1 有主动报告医疗安全（不良）事件的制度与工作流程。（★）	【C】 1.有医疗安全（不良）事件的报告制度与流程。 2.有对员工进行医疗安全（不良）事件报告制度的教育和培训。 3.有途径便于医务人员报告医疗安全（不良）事件。 4.每百张实际开放床位年报告≥10件。 5.医护人员对医疗安全（不良）事件报告制度的知晓率为100%。
	【B】符合"C",并 1.有指定部门统一收集、核查医疗安全（不良）事件。 2.有指定部门向相关机构上报医疗安全（不良）事件。 3.对医疗安全（不良）事件有分析,采取防范措施。 4.每百张实际开放床位年报告≥15件。 5.全院员工对医疗安全（不良）事件报告制度的知晓率为100%。
	【A】符合"B",并 1.建立院内网络医疗安全（不良）事件直报系统及数据库。 2.每百张实际开放床位年报告≥20件。 3.持续改进医疗安全（不良）事件报告系统的敏感性,有效降低漏报率。
3.9.2 有激励措施,鼓励不良事件呈报。	
3.9.2.1 有激励措施鼓励医务人员参加"医疗安全（不良）事件报告系统"网上自愿报告活动。	【C】 1.建立有医务人员主动报告的激励机制。 2.对不良事件呈报实行非惩罚制度。 3.严格执行《医疗质量安全事件报告暂行规定》。
	【B】符合"C",并 1.激励措施有效执行。 2.使用卫生部"医疗安全（不良）事件报告系统"报告。
	【A】符合"B",并 医院医疗安全（不良）事件直报系统与卫生部"医疗安全（不良）事件报告系统"建立网络对接。

评审标准	评审要点
3.9.3 将安全信息与医院实际情况相结合，从医院管理体系、运行机制与规章制度上进行有针对性的持续改进，对重大不安全事件要有根本原因分析。	
3.9.3.1 定期分析医疗安全信息，利用信息资源改进医疗安全管理。	【C】 1.定期分析安全信息。 2.对重大不安全事件进行根本原因分析。
	【B】符合"C"，并 1.利用信息资源加强管理，实施具体有效的改进措施。 2.对改进措施的执行情况进行评估。
	【A】符合"B"，并 应用安全信息分析和改进结果，持续完善和优化医院患者安全管理方案或制度规范。

十、患者参与医疗安全

评审标准	评审要点
3.10.1 针对患者疾病诊疗，为患者及其近亲属提供相关的健康知识教育，协助患方对诊疗方案做出正确理解与选择。	
3.10.1.1 针对患者疾病诊疗，为患者及其近亲属提供相关的健康知识教育，协助患者对诊疗方案做出正确理解与选择。	【C】 1.有医务人员履行患者参与医疗安全活动责任和义务的相关规定。 2.针对患者病情，向患者及其近亲属提供相应的健康教育，提出供选择的诊疗方案。 3.宣传并鼓励患者参与医疗安全活动，如在就诊时提供真实病情和有关信息对保障诊疗服务质量与安全的重要性。
	【B】符合"C"，并 患者及近亲属了解针对病情的可选择诊疗方案。
	【A】符合"B"，并 职能部门对患者参加医疗安全活动有监管，有持续改进。
3.10.2 主动邀请患者参与医疗安全活动，如身份识别、手术部位确认、药物使用等。	
3.10.2.1 主动邀请患者参与医疗安全活动。	【C】 1.邀请患者主动参与医疗安全管理，尤其是患者在接受介入或手术等有创诊疗前，或使用药物治疗前，或输液输血前，有具体措施与流程。 2.鼓励患者向药学人员提出安全用药咨询。
	【B】符合"C"，并 职能部门对患者参加医疗安全活动有定期的检查、总结、反馈，并提出整改措施。
	【A】符合"B"，并 患者主动参与医疗安全活动，持续改进医疗安全管理。

第五节　肿瘤医院患者安全目标评审要点

一、确立查对制度，识别患者身份

评审标准	评审要点
3.1.1　对就诊患者施行唯一标识（医保卡、新型农村合作医疗卡编号、身份证号码、病历号等）管理。	
3.1.1.1 对就诊患者施行唯一标识（医保卡、新型农村合作医疗卡编号、身份证号码、病历号等）管理。	【C】 对门诊就诊和住院患者的身份标识有制度规定，且在全院范围内统一实施。 【B】符合"C"，并 对就诊患者住院病历施行唯一标识管理，如使用医保卡、新型农村合作医疗卡编号或身份证号码等。 【A】符合"B"，并 对提高患者身份识别的正确性有改进方法，如在重点部门（急诊、ICU、手术室）使用条码管理。
3.1.2　在诊疗活动中，严格执行"查对制度"，至少同时使用姓名、年龄2项核对患者身份，确保对正确的患者实施正确的操作。	
3.1.2.1 在诊疗活动中，严格执行"查对制度"，至少同时使用姓名、年龄两项等项目核对患者身份，确保对正确的患者实施正确的操作。 （★）	【C】 1.有标本采集、给药、输血或血制品、发放特殊饮食、实施仪器检查等各类诊疗活动时患者身份确认的制度、方法和核对程序。核对时应让患者或其近亲属陈述患者姓名。 2.至少同时使用两种患者身份识别方式，如姓名、性别、出生年月、年龄、病历号、床号等（禁止仅以房间或床号作为识别的唯一依据）。 3.相关人员熟悉上述制度和流程并履行相应职责。 【B】符合"C"，并 1.各科室严格执行查对制度。 2.职能部门对上述工作进行督导、检查、总结、反馈，有改进措施。 【A】符合"B"，并 查对方法正确，诊疗活动中查对制度落实，持续改进有成效。
3.1.3　实施有创（包括介入）诊疗活动前，实施医师必须亲自向患者或其家属告知。	
3.1.3.1 实施有创（包括介入）诊疗活动前，实施医师必须亲自向患者或其家属告知。	【C】 1.明文规定实施有创（包括介入）诊疗活动前，实施医师必须亲自向患者或家属告知，记录在病历之中。 2.重点是对实施手术、麻醉、高危诊疗操作、特殊诊疗（如化疗）或输血、使用血液制品、贵重药品与耗材等时履行书面知情同意手续。 【B】符合"C"，并 实施医师遵循率≥80%。 【A】符合"B"，并 职能部门对上述工作进行督导、检查、总结、反馈，持续改进有成效。

评审标准	评审要点
3.1.4 有肿瘤急重症关键流程（留观、病房、手术室、ICU之间流程）的患者识别措施，有转科交接登记制度。	
3.1.4.1 完善肿瘤急重症关键流程（留观、病房、手术室、ICU之间的流程）的患者识别措施，有转科交接登记制度。	【C】 1.患者转科交接时执行身份识别制度和流程，尤其留观、病房、手术室、ICU之间的转接。 2.对重点患者，如手术、ICU、急诊、无名、儿童、意识不清、语言交流障碍、镇静期间患者的身份识别和交接流程有明确的制度规定。 3.对无法进行患者身份确认的无名患者，有身份标识的方法和核对流程。 4.对儿童、意识不清、语言交流障碍等原因无法向医务人员陈述自己姓名的患者，由患者陪同人员陈述患者姓名。
	【B】符合"C"，并 1.科室有转科交接登记。 2.职能部门对上述工作进行督导、检查、总结、反馈，有改进措施。
	【A】符合"B"，并 重点部门患者转接时的身份识别制度落实，持续改进有成效。
3.1.5 使用"腕带"作为识别患者身份的标识，重点是ICU、手术室、急重症留观等部门，以及意识不清、抢救、输血、不同语种语言交流障碍的患者等。	
3.1.5.1 使用"腕带"作为识别患者身份的标识，重点是重症监护病房、手术室等部门，以及意识不清、语言交流障碍的患者等。	【C】 1.对需使用"腕带"作为识别身份标识的患者和科室有明确制度规定。 2.至少在ICU、手术室、急重症留观使用"腕带"识别患者身份。
	【B】符合"C"，并 1.对急诊抢救室和留观的患者、住院、有创诊疗、输液以及意识不清、语言交流障碍等患者推广使用"腕带"识别患者身份。 2.职能部门对上述工作进行督导、检查、总结、反馈，有改进措施。
	【A】符合"B"，并 有信息系统支持使用条形码"腕带"识别患者身份。
3.1.6 职能部门要落实其督导职能，并有记录。	
3.1.6.1 职能部门要落实其督导职能，并有记录。	【C】 1.职能部门将"确立查对制度，识别患者身份"作为医疗安全管理与监督的重点内容。 2.对执行程序与内容有工作记录。 3.制订需由多部门连贯/协同实施"查对、识别、转接"的制度与程序。
	【B】符合"C"，并 1.有定期（至少每季一次）向院科两级"反馈"情况的制度与记录，并提出改进措施。 2.抽查相关人员知晓"反馈"的情况与落实的改进措施。
	【A】符合"B"，并 用数据或实例证实对反馈的问题持续改进有成效。

二、确立在特殊情况下医务人员之间有效沟通的程序、步骤

评审标准	评审要点
3.2.1 在住院患者的常规诊疗活动中，应以书面方式下达医嘱。	
3.2.1.1 在住院患者的常规诊疗活动中，应以书面方式下达医嘱。	【C】 1.有开具医嘱相关制度与规范。 2.医务人员对模糊不清、有疑问的医嘱，有明确的澄清流程。
	【B】符合"C"，并 职能部门对上述工作进行督导、检查、总结、反馈，有改进措施。
	【A】符合"B"，并 医嘱、处方合格率≥95%。
3.2.2 在实施紧急抢救的情况下，必要时可口头下达临时医嘱；护士应对口头临时医嘱完整重述确认。在执行时双人核查，事后及时补记。	
3.2.2.1 在实施紧急抢救的情况下，必要时可口头下达临时医嘱；护士应对口头临时医嘱完整重述确认。在执行时双人核查，事后及时补记。	【C】 1.有紧急抢救情况下使用口头医嘱的相关制度与流程。 2.医师下达的口头医嘱，执行者需复述确认，双人核查后方可执行。 3.下达口头医嘱应及时补记。
	【B】符合"C"，并 职能部门对上述工作进行督导、检查、总结、反馈，有改进措施。
	【A】符合"B"，并 医嘱制度规范执行，持续改进有成效。
3.2.3 接获非书面的患者"危急值"或其他重要的检查（验）结果时，接获者必须规范、完整、准确地记录患者识别信息、检查（验）结果和报告者的信息，复述确认无误后方可提供医师使用。	
3.2.3.1 有危急值报告制度与处置流程。	【C】 1.有临床危急值报告制度及流程。包括重要的检查（验）结果等报告的范围。 2.接获非书面危急值报告者应规范、完整、准确地记录患者识别信息、检查（验）结果和报告者的信息，复述确认无误后及时向经治或值班医生报告，并做好记录。 3.医生接获临床危急值后及时追踪与处置。 4.相关人员知晓上述制度与流程，并正确执行。
	【B】符合"C"，并 1.职能部门对上述工作进行督导、检查、总结、反馈，有改进措施。 2.信息系统能自动识别、提示危急值，检查（验）科室能通过网络及时向临床科室发出危急值报告，并有醒目的提示。
	【A】符合"B"，并 有危急值报告和接收处置规范，持续改进有成效。

三、确立手术安全核查制度，防止手术患者、手术部位及术式发生错误

评审标准	评审要点
3.3.1 择期手术的各项术前检查与评估工作全部完成后方可下达手术医嘱。	
3.3.1.1 择期手术的各项术前检查与评估工作全部完成后方可下达手术医嘱。	【C】 1.有手术患者术前准备的相关管理制度。 2.择期手术患者在完成各项术前检查、病情和风险评估以及履行知情同意手续后方可下达手术医嘱。
	【B】符合"C"，并 职能部门对上述工作进行督导、检查、总结、反馈，有改进措施。
	【A】符合"B"，并 术前准备制度落实，执行率为100%。
3.3.2 有手术部位识别标示制度与工作流程。	
3.3.2.1 有手术部位识别标示相关制度与流程。	【C】 1.有手术部位识别标示相关制度与流程。 2.对涉及有双侧、多重结构（手指、脚趾、病灶部位）、多平面部位（脊柱）的手术时，对手术侧或部位有规范统一的标记。 3.对标记方法、标记颜色、标记实施者及患者参与有统一明确的规定。 4.患者送达术前准备室或手术室前，已标记手术部位。
	【B】符合"C"，并 职能部门对上述工作进行督导、检查、总结、反馈，有改进措施。
	【A】符合"B"，并 涉及双侧、多重结构、多平面手术者手术标记执行率为100%。
3.3.3 有手术安全核查与手术风险评估制度与工作流程。	
3.3.3.1 有手术安全核查与手术风险评估制度与流程。 （★）	【C】 1.有手术安全核查与手术风险评估制度与流程。 2.实施"三步安全核查"，并正确记录。 （1）第一步:麻醉实施前:三方按《手术安全核查表》依次核对患者身份（姓名、性别、年龄、病案号）、手术方式、知情同意情况、手术部位与标识、麻醉安全检查、皮肤是否完整、术野皮肤准备、静脉通道建立情况、患者过敏史、抗菌药物皮试结果、术前备血情况、假体、体内植入物、影像学资料等内容。 （2）第二步:手术开始前:三方共同核查患者身份（姓名、性别、年龄）、手术方式、手术部位与标识，并确认风险预警等内容。手术物品准备情况的核查由手术室护士执行并向手术医师和麻醉医师报告。 （3）第三步:患者离开手术室前:三方共同核查患者身份（姓名、性别、年龄）、实际手术方式，术中用药、输血的核查，清点手术用物，确认手术标本，检查皮肤完整性、动静脉通路、引流管，确认患者去向等内容。 3.手术医师、麻醉师、巡回护士共同遵照"手术风险评估"制度规定的流程，实施再次核对患者身份、手术部位、手术名称、麻醉分级等内容，并正确记录。 4.手术安全核查项目填写完整。

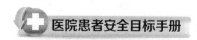

评审标准	评审要点
3.3.3.1 有手术安全核查与手术风险评估制度与流程。 （★）	【B】符合"C"，并 1.职能部门监管活动，体现已将"手术核查、手术风险评估"作为医疗安全管理与监督的基础工作。 2.定期（至少每季一次）对存在问题与缺陷及时通报至科室与当事人，并提出改进要求。
	【A】符合"B"，并 1.手术核查、手术风险评估执行率为100%。 2.由手术核查、手术风险评估执行"不规范"原因所致"缺陷与安全"事件持续降低，体现持续改进成效。

四、执行手卫生规范，落实医院感染控制的基本要求

评审标准	评审要点
3.4.1 按照手卫生规范，正确配置有效、便捷的手卫生设备和设施，为执行手卫生提供必需的保障与监管措施。	
3.4.1.1 按照手卫生规范，正确配置有效、便捷的手卫生设备和设施，为执行手卫生提供必需的保障与有效的监管措施。	【C】 1.有手部卫生管理相关制度和实施规范。 2.手卫生设备和设施配置有效、齐全，使用便捷。 3.手卫生依从性≥60%。 4.手术室等医务人员外科洗手依从性达100%。
	【B】符合"C"，并 1.手卫生依从性≥70%。 2.院感部门对重点科室手术室等医务人员外科洗手有细菌学定期监测制度与程序，信息资料记录完整。
	【A】符合"B"，并 1.职能部门有对手卫生设备和手卫生依从性进行督导、检查、总结、反馈，有改进措施。 2.手卫生依从性≥95%。
3.4.2 医护人员在临床诊疗活动中应严格遵循手卫生"六步法"程序洗手。	
3.4.2.1 医护人员在临床诊疗活动中应严格遵循手卫生"六步法"程序洗手相关要求（手清洁、手消毒、外科洗手操作规程等）。	【C】 1.对员工提供手卫生培训。 2.有手卫生相关要求（手清洁、手消毒、外科洗手操作规程等）的宣教、图示。 3.洗手正确率≥85%。

评审标准	评审要点
3.4.2.1 医护人员在临床诊疗活动中应严格遵循手卫生"六步法"程序洗手相关要求（手清洁、手消毒、外科洗手操作规程等）。	【B】符合"C"，并 1.职能部门有监管活动，体现已将"手卫生"作为医疗安全管理与医院感染监督的基础工作。 2.定期（至少每季一次）对存在问题与缺陷及时通报至科室与当事人，并提出改进要求。 3.医务人员洗手正确率≥90%。
	【A】符合"B"，并 1.手术室、产房等科室医务人员外科洗手操作正确率达≥95%。 2.无因外科洗手"不规范"原因所致"感染"事件。

五、特殊药物的管理，提高用药安全

评审标准	评审要点
3.5.1 对高浓度电解质、易混淆（听似、看似）的药品有严格的贮存要求，并严格执行麻醉药品、精神药品、放射性药品、化学治疗药品及药品类易制毒化学品等特殊管理药品的使用与管理规章制度。	
3.5.1.1 严格执行麻醉药品、精神药品、放射性药品、化学治疗药品及药品类易制毒化学品等特殊管理药品的使用与管理规章制度。	【C】 1.严格执行麻醉药品、精神药品、放射性药品、化学治疗药品及药品类易制毒化学品等特殊药品的使用管理制度。 2.有麻醉药品、精神药品、放射性药品、化学治疗药品及药品类易制毒化学品等特殊药品的存放区域、标识和贮存方法的相关规定。 3.相关员工知晓管理要求，并遵循。
	【B】符合"C"，并 1.执行麻醉药品、精神药品、放射性药品、医疗用毒性药品及药品类易制毒化学品等特殊药品的存放区域、标识和贮存方法相关规定，符合率≥90%。 2.职能部门对上述工作进行督导、检查、总结、反馈，有改进措施。
	【A】符合"B"，并 执行麻醉药品、精神药品、放射性药品、医疗用毒性药品及药品类易制毒化学品等特殊药品的存放区域、标识和贮存方法相关规定，符合率为100%。
3.5.1.2 有高浓度电解质、化学治疗药物等听似、看似等易混淆的药品贮存与识别要求。	【C】 1.有高浓度电解质、化疗药物等特殊药品的存放区域、标识和贮存方法的规定。 2.对包装相似、听似、看似药品、一品多规或多剂型药物的存放有明晰的"警示标识"，符合率≥85%。 3.相关员工知晓管理要求、具备识别技能。

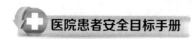

续表

评审标准	评审要点
3.5.1.2 有高浓度电解质、化学治疗药物等听似、看似等易混淆的药品贮存与识别要求。	【B】符合"C"，并 1.对包装相似、听似、看似药品、一品多规或多剂型药物做到全院统一"警示标识"，符合率≥90%。 2.职能部门对上述工作进行督导、检查、总结、反馈，有改进措施。
	【A】符合"B"，并 对包装相似、听似、看似药品、一品多规或多剂型药物做到全院统一"警示标识"，符合率为100%。
3.5.2 处方或用药医嘱在转抄和执行时有严格的核对程序，并由转抄和执行者签名确认。	
3.5.2.1 处方或用药医嘱在转抄和执行时有严格的核对程序，并由转抄和执行者签名确认。	【C】 1.所有处方或用药医嘱在转抄和执行时有严格的核对程序，并有转抄和执行者签字。 2.有药师审核处方或用药医嘱相关制度。对于住院患者，应由医师下达医嘱，药学技术人员统一摆药，护士按时发药，确保服药到口。 3.开具与执行注射剂的医嘱（或处方）时要注意药物配伍禁忌，按药品说明书应用。 4.有静脉用药调配与使用操作规范及输液反应应急预案。 5.正确执行核对程序≥90%。
	【B】符合"C"，并 1.建立药品安全性监测制度，发现严重、群发不良事件应及时报告并记录。 2.临床药师为医护人员、患者提供合理用药的知识，做好药物信息及药物不良反应的咨询服务。 3.职能部门对上述工作进行督导、检查、总结、反馈，有改进措施。
	【A】符合"B"，并 正确执行核对程序达100%。

六、临床"危急值"报告制度

评审标准	评审要点
3.6.1 根据医院实际情况确定"危急值"项目。	
3.6.1.1 根据医院实际情况确定"危急值"项目，建立"危急值"管理制度与工作流程。	【C】 1.有临床危急值报告制度与工作流程。 2.医技部门（含临床实验室、病理、医学影像部门、电生理检查与内镜、血药浓度监测等）有"危急值"项目表。 3.相关人员熟悉并遵循上述制度和工作流程。
	【B】符合"C"，并 根据临床需要和实践总结，更新和完善危急值管理制度、工作流程及项目表。
	【A】符合"B"，并 职能部门定期（每年至少一次）对"危急值"报告制度的有效性进行评估。

3.6.2 有临床"危急值"报告制度与可执行的工作流程。	
3.6.2.1 严格执行"危急值"报告制度与流程。（★）	【C】 1.医技部门相关人员知晓本部门"危急值"项目及内容，能够有效识别和确认"危急值"。 2.接获危急值报告的医护人员应完整、准确记录患者识别信息、危急值内容和报告者的信息，按流程复核确认无误后，及时向经治或值班医师报告，并做好记录。 3.医师接获危急值报告后应及时追踪、处置并记录。
	【B】符合"C"，并 信息系统能自动识别、提示危急值，相关科室能够通过网络及时向临床科室发出危急值报告，并有语音或醒目的文字提示。
	【A】符合"B"，并 有网络监控功能，保障危急值报告、处置及时、有效。

七、防范与减少患者跌倒、坠床等意外事件发生

评审标准	评审要点
3.7.1 对高危患者有跌倒、坠床风险评估，要主动告知跌倒、坠床危险，采取有效措施防止意外事件的发生。	
3.7.1.1 对患者进行风险评估，主动向高危患者告知跌倒、坠床风险，采取有效措施防止意外事件的发生。	【C】 1.有防范患者跌倒、坠床的相关制度，并体现多部门协作。 2.对住院患者跌倒、坠床风险评估及根据病情、用药变化再评估，并在病历中记录。 3.主动告知患者跌倒、坠床风险及防范措施并有记录。 4.医院环境有防止跌倒安全措施，如走廊扶手、卫生间及地面防滑。 5.对特殊患者，如儿童、老年人、孕妇、行动不便和残疾等患者，主动告知跌倒、坠床危险，采取适当措施防止跌倒、坠床等意外，如警示标识、语言提醒、搀扶或请人帮助、床挡等。 6.相关人员知晓患者发生坠床或跌倒的处置及报告程序。 7.高危患者入院时跌倒、坠床的风险评估率≥85%。
	【B】符合"C"，并 1.有坠床、跌倒的质量监控指标数据收集和分析。 2.高危患者入院时跌倒、坠床的风险评估率≥90%。
	【A】符合"B"，并 高危患者入院时跌倒、坠床的风险评估率为100%。
3.7.2 有患者跌倒、坠床等意外事件报告制度、处理预案与可执行的工作流程。	

评审标准	评审要点
3.7.2.1 有患者跌倒、坠床等意外事件报告制度、处置预案与工作流程。	【C】 有患者跌倒、坠床等意外事件报告相关制度、处置预案与工作流程。执行率≥85%。
	【B】符合"C"，并 患者跌倒、坠床等意外事件报告、处置流程知晓率≥95%。
	【A】符合"B"，并 1.患者跌倒、坠床等意外事件报告、处置流程执行率为100%。 2.根据总结分析，完善防范措施，保障患者安全。

八、防范与减少患者压疮发生

评审标准	评审要点
3.8.1 有压疮风险评估与报告制度，有压疮诊疗及护理规范。	
3.8.1.1 有压疮风险评估与报告制度，有压疮诊疗及护理规范。	【C】 1.有压疮风险评估与报告制度、工作流程。 2.有压疮诊疗与护理规范。 3.高危患者入院时压疮的风险评估率≥90%。
	【B】符合"C"，并 1.职能部门有督促、检查、总结、反馈，有改进措施。 2.对发生压疮案例有分析及改进措施。
	【A】符合"B"，并 1.持续改进有成效。 2.高危患者入院时压疮的风险评估率为100%。
3.8.2 实施预防压疮的有效护理措施。	
3.8.2.1 落实预防压疮的护理措施。	【C】 1.有预防压疮的护理规范及措施。 2.护士掌握操作规范。
	【B】符合"C"，并 职能部门有督促、检查、总结、反馈，有改进措施。
	【A】符合"B"，并 落实预防压疮措施，无非预期压疮事件发生。

九、妥善处理医疗安全（不良）事件

评审标准	评审要点
3.9.1 有主动报告医疗安全（不良）事件的制度与可执行的工作流程，并让医务人员充分了解。	

评审标准	评审要点
3.9.1.1 有主动报告医疗安全（不良）事件的制度与工作流程。（★）	【C】 1.有医疗安全（不良）事件的报告制度与流程。 2.有对员工进行医疗安全（不良）事件报告制度的教育和培训。 3.有途径便于医务人员报告医疗安全（不良）事件。 4.每百张实际开放床位年报告医疗安全（不良）事件≥10件。 5.医护人员对医疗安全（不良）事件报告制度的知晓率为100%。
	【B】符合"C"，并 1.有指定部门统一收集、核查医疗安全（不良）事件。 2.有指定部门向相关机构上报医疗安全（不良）事件。 3.对医疗安全（不良）事件有分析，采取防范措施。 4.每百张实际开放床位年报告医疗安全（不良）事件≥15件。 5.全院员工对医疗安全（不良）事件报告制度的知晓率为100%。
	【A】符合"B"，并 1.建立院内网络医疗安全（不良）事件直报系统及数据库。 2.每百张实际开放床位年报告医疗安全（不良）事件≥20件。 3.持续改进安全（不良）事件报告系统的敏感性，有效降低漏报率。
3.9.2　有激励措施，鼓励不良事件呈报。	
3.9.2.1 有激励措施鼓励医务人员参加"医疗安全（不良）事件报告系统"网上自愿报告活动。	【C】 1.建立有医务人员主动报告的激励机制。 2.对不良事件呈报实行非惩罚制度。 3.严格执行《医疗质量安全事件报告暂行规定》的规定。
	【B】符合"C"，并 1.激励措施有效执行。 2.使用卫生部"医疗安全（不良）事件报告系统"报告。
	【A】符合"B"，并 医院医疗安全（不良）事件直报系统与卫生部"医疗安全（不良）事件报告系统"建立网络对接。
3.9.3　将安全信息与医院实际情况相结合，从医院管理体系、运行机制与规章制度上进行有针对性的持续改进，对重大不安全事件要有根本原因分析。	
3.9.3.1 定期分析医疗安全信息，利用信息资源改进医疗安全管理。	【C】 1.定期分析安全信息。 2.对重大不安全事件进行根本原因分析。
	【B】符合"C"，并 1.利用信息资源加强管理，实施具体有效的改进措施。 2.对改进措施的执行情况进行评估。
	【A】符合"B"，并 应用安全信息分析和改进结果，持续完善和优化医院患者安全管理方案或制度规范。

十、患者参与医疗安全

评审标准	评审要点
3.10.1 针对患者疾病诊疗，为患者及其近亲属提供相关的健康知识教育，协助患者对诊疗方案做出正确理解与选择。	
3.10.1.1 针对患者疾病诊疗，为患者及其近亲属提供相关的健康知识教育，协助患者对诊疗方案做出正确理解与选择。	【C】 1.有医务人员履行患者参与医疗安全活动责任和义务的相关规定。 2.针对患者病情，向患者及其近亲属提供相应的健康教育，提出供选择的诊疗方案。 3.宣传并鼓励患者参与医疗安全活动，如在就诊时提供真实病情和有关信息对保障诊疗服务质量与安全的重要性。
	【B】符合"C"，并 患者及近亲属了解针对病情的可选择诊疗方案。
	【A】符合"B"，并 职能部门对患者参加医疗安全活动有监管，有持续改进。
3.10.2 主动邀请患者参与医疗安全活动，如身份识别、手术部位确认、药物使用等。	
3.10.2.1 主动邀请患者参与医疗安全活动。	【C】 1.邀请患者主动参与医疗安全管理，尤其是患者在接受介入或手术等有创诊疗前，或使用药物治疗前，或输液输血前，有具体措施与流程。 2.鼓励患者向药学人员提出安全用药咨询。
	【B】符合"C"，并 职能部门对患者参加医疗安全活动有定期的检查、总结、反馈，并提出整改措施。
	【A】符合"B"，并 患者主动参与医疗安全活动，持续改进医疗安全管理。

第五章

医疗安全（不良）事件分析报告

第一节　常见医疗不安全事件及其定义

常见的不良事件有下列几大类：医疗并发症；药物不安全事件；器械不安全事件；医疗失误（误诊 误治）；院内感染；其他意外。

一、护理不良事件

指医院对住院患者、孕妇及新生儿，敬老院对在院老人由于护理不周，直接或间接导致患者受伤、昏迷，甚至于死亡等事件。

二、药品的不良事件

（一）药品不良反应，是指合格药品在正常用法用量下出现的与用药目的无关的有害反应。

（二）药品不良反应报告和监测，是指药品不良反应的发现、报告、评价和控制的过程。

（三）严重药品不良反应，是指因使用药品引起以下损害情形之一的反应：

1.导致死亡。

2.危及生命。

3.致癌、致畸、致出生缺陷。

4.导致显著的或者永久的人体伤残或者器官功能的损伤。

5.导致住院或者住院时间延长。

6.导致其他重要医学事件，如不进行治疗可能出现上述所列情况的。

（四）新的药品不良反应，是指药品说明书中未载明的不良反应。说明书中已有描述，但不良反应发生的性质、程度、后果或者频率与说明书描述不一致或者更严重的，按照新的药品不良反应处理。

三、医疗器械不良事件

是指获准上市的质量合格的医疗器械在正常使用情况下发生的，导致或者可能导致人体伤害的各种有害事件。

医疗器械不良事件监测，是指对医疗器械不良事件的发现、报告、评价和控制的过程。

医疗器械再评价，是指对获准上市的医疗器械的安全性、有效性进行重新评价，并实施相应措施的过程。

严重伤害，是指有下列情况之一者：

①危及生命；

②导致机体功能的永久性伤害或者机体结构的永久性损伤；

③必须采取医疗措施才能避免上述永久性伤害或者损伤。

四、并发症

是指一种疾病在发展过程中引起另一种疾病或症状的发生，后者即为前者的并发症，如消化性溃疡可能有幽门梗阻、胃穿孔或大出血等并发症；另一种并发症是指在诊疗护理过程中，患者由患一种疾病合并发生了与这种疾病有关的另一种或几种疾病，如激光脱毛后可能有局部红肿、瘢痕色素沉着、皮肤热损伤、毛囊炎等并发症。

五、医院感染

又称院内感染（nosocomial infection，hospital infection）或医院获得性感染（hospital acquired infection），是指在医院发生的感染。其感染范围可分为各种患者、医院工作人员、探视者。

医院感染多数在患者住院期间发病，但潜伏期较长的病也有在医院感染，于出院以后发病的，如病毒性乙型肝炎，虽在医院内受染，发病往往在出院以后。至于在入院前在家中受感染或在社会上受感染处于潜伏期的患者，在入院后发病的，不属于院内感染。但在实践中因其和院内感染不易区分，并且易造成新的医院感染，所以亦属于预防之列。

六、意外伤害

意外伤害按照保险业的常见定义是指外来的、突发的、非本意的、非疾病的使身体受到伤害的客观事件。

七、误诊

定义误诊应该包括四方面内容：一是患者已经就诊；二是就诊时具备了确诊的条件；三是收集用以诊断所需的资料有所遗漏；四是已经投以无效的治疗并使病情延误恶化。

误诊通常包括三种情况：错误诊断（甲病诊断为乙病）、延误诊断（确诊时间延长）、漏误诊断（同时存在的主要疾病的遗漏）。从后果来看，三者有共同的特点，所以统称为误诊。但是从发生的原因、性质和程度来看，三者有许多不同之处，作为学术研究，应该对三者加以区别。

30万份误诊病例统计分析见表5.1，表5.2。

表5.1　30万份误诊病例的误诊原因分析（2005—2010年）

	原因分类	误诊原因	百分比（%）	分类比（%）
1	医生的原因	经验不足缺乏对该病的认识	33.00	51.13
2		问诊、体检、手术探查不细致	17.08	
3		病理诊断错误	1.05	
4	诊断思维方法原因	未选择特异性检查项目	17.28	36.22
5		诊断思维方法有误	9.25	
6		过分依赖或迷信辅助检查结果	9.41	
7		对专家权威及先期诊断的盲从心理	0.28	
8	疾病的原因	缺乏特异性症状体征	7.92	10.28
9		并发症掩盖了原发病	0.76	
10		多种疾病并存	0.74	
11		属于国内罕见病或新病种	0.39	
12		药物作用的影响	0.3	
13		先天畸形	0.17	
14	患者的原因	患者主述或代述病史不确切	1.03	1.45
15		患者故意隐瞒病情不配合检查	0.42	
16	医院条件原因	医院缺乏特异性检查设备	0.92	0.92

表5.2　30万份误诊病例的误诊后果统计（2005—2010年）

后果分类	误诊后果	百分比	分类比
一级后果	1.1 死亡	1.10	1.72
	1.2 致残并留有后遗症	0.62	
二级后果	2.1 因误珍误治使病情迁延	0.53	20.19
	2.2 手术扩大化或不必要的手术	1.37	
	2.3 恶性肿瘤的误诊拖延	18.20	
	2.4 多种疾病并存遗漏其中的疾病使病情拖延	0.09	
三级后果	3.1 发生误诊误治未造成不良后果	54.17	57. 74
	3.2 各种原因误诊但未误治	2.12	
	3.3 疾病本身的结果	1.41	
	3.4 罕见疾病	0.04	
失访病例	4.1 失访	4.75	20.36
	4.2 文献未提及后果	15.61	

第二节　自愿报告的 7947 例医疗安全（不良）事件的简要分析

卫生部医院管理研究所、卫生部医院评审评价项目办公室现对2011—2012年所收集的全国医院（不记名）自愿报告的7947例医疗安全（不良）事件的简要分析报告如下，供各位同道在医院医疗质量与患者安全持续改进工作中参考。

一、医疗安全（不良）事件的性质类别与定义（试行草案）

事件的性质类别	定　义
警告事件	是指患者非预期的死亡，或是非疾病自然进展过程中造成永久性功能丧失
不良事件	在疾病医疗过程中是因诊疗活动而非疾病本身造成的患者机体与功能损害
未造成后果的事件	虽然有发生错误的事实，但未给患者机体与功能造成任何损害，或有轻微后果而不需任何处理可完全康复
隐患事件	由于及时发现错误，未形成事实

二、报告的途径与方式

（一）报告的途径：通过网络及纸质报告单二种途径报告。

（二）报告的方式：为不记名的自愿报告，报告信息中不含患者与当事个人身份的识别信息。

三、医院等级与报告医疗安全（不良）事件例数分布情况

本报告的数据内容为2011年2月～2012年11月，共计网络上报7974例不良事件。

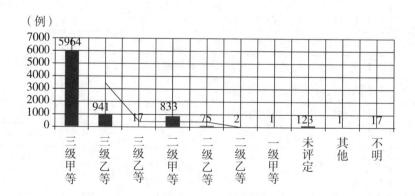

四、一般信息

（一）发生医疗安全（不良）事件的日期类型。

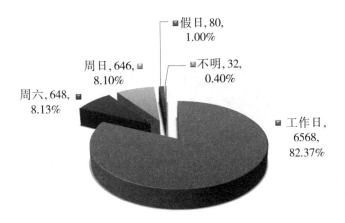

（二）发生医疗安全（不良）事件的时间。

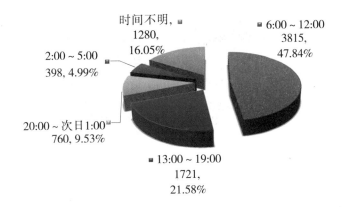

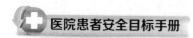

五、发生医疗安全（不良）事件的患者信息

（一）患者性别。

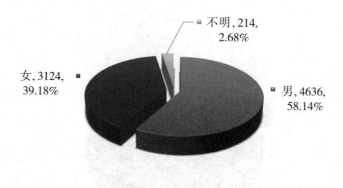

（二）患者年龄类别。

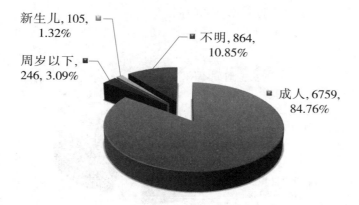

（三）患者的职别分类。

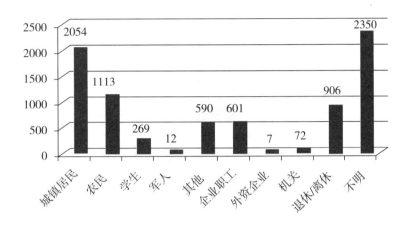

（四）患者的诊疗类别。

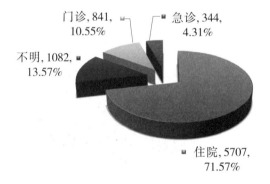

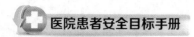

（五）患者的医疗费用支付类别。

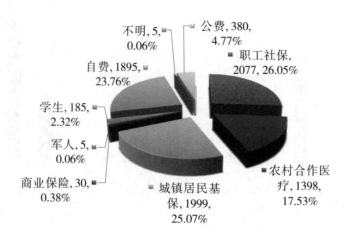

六、发生医疗安全（不良）事件的类别

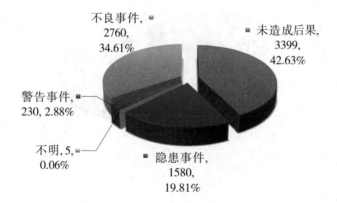

七、提供何种服务时发生医疗安全（不良）事件

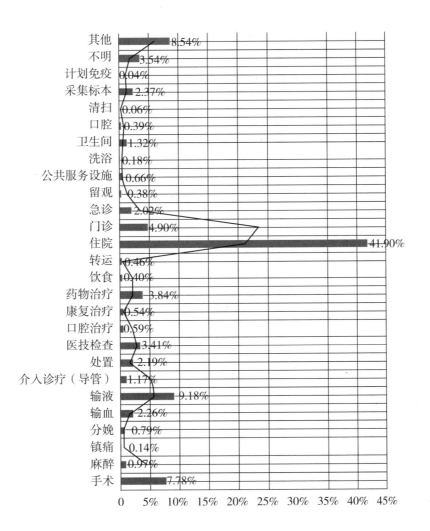

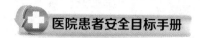

八、医疗安全（不良）事件名称

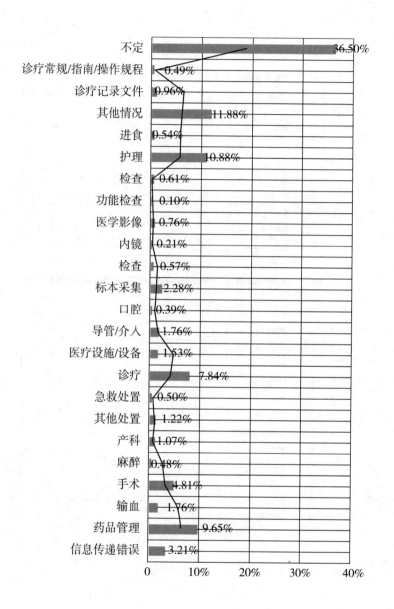

九、医疗安全（不良）事件主要情况

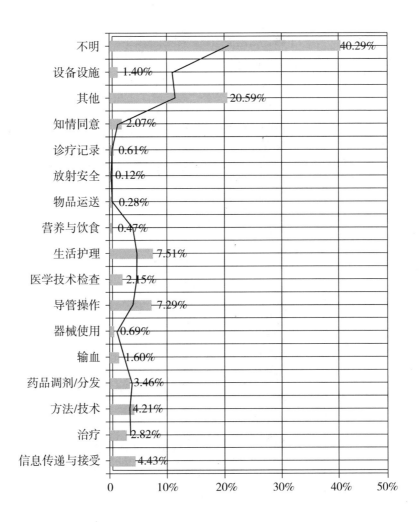

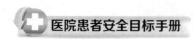

十、当事人引发医疗安全（不良）事件的相关因素

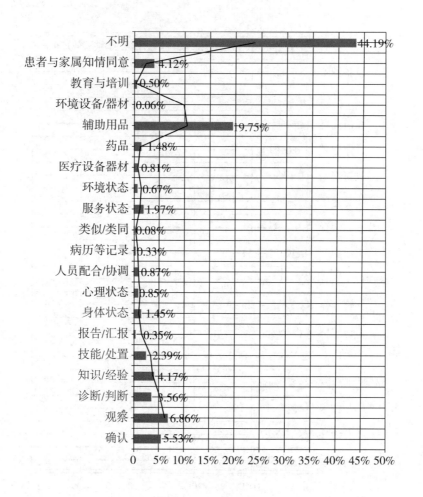

十一、患者事发前的状态

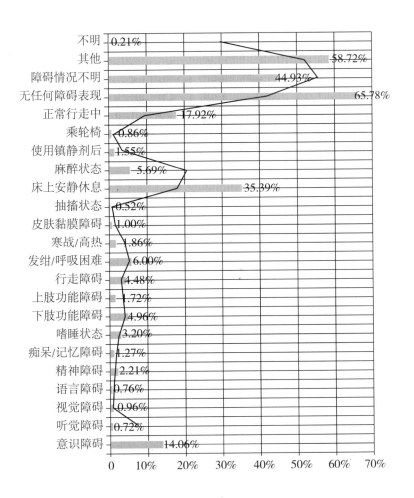

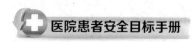

十二、对患者造成的损害

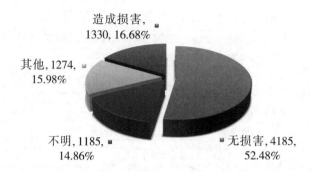

造成损害，1330, 16.68%

其他, 1274, 15.98%

不明, 1185, 14.86%

无损害, 4185, 52.48%

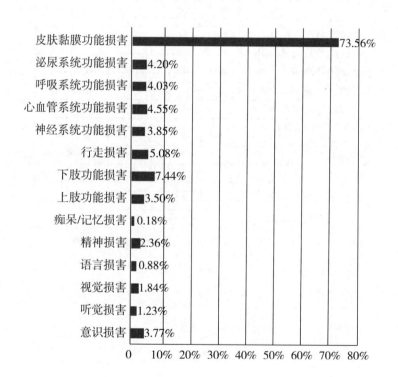

皮肤黏膜功能损害   73.56%
泌尿系统功能损害   4.20%
呼吸系统功能损害   4.03%
心血管系统功能损害   4.55%
神经系统功能损害   3.85%
行走损害   5.08%
下肢功能损害   7.44%
上肢功能损害   3.50%
痴呆/记忆损害   0.18%
精神损害   2.36%
语言损害   0.88%
视觉损害   1.84%
听觉损害   1.23%
意识损害   3.77%

十三、对患者造成损害的轻重程度

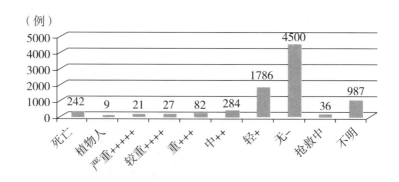

十四、当时事发科室情况

（一）事发科室名称

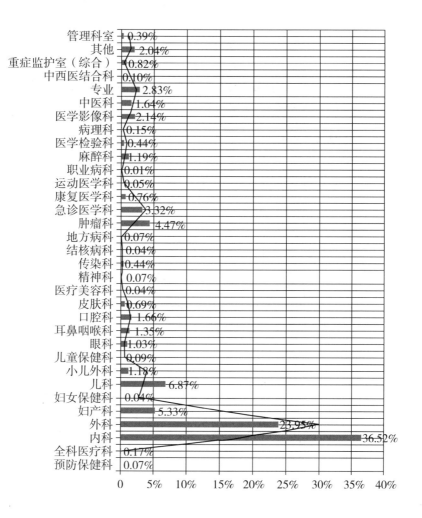

（二）事发地点

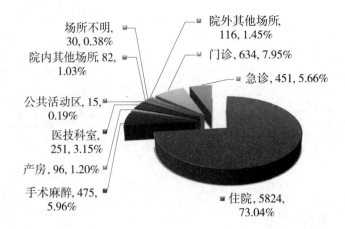

场所不明，30, 0.38%
院外其他场所，116, 1.45%
院内其他场所, 82, 1.03%
门诊, 634, 7.95%
急诊, 451, 5.66%
公共活动区, 15, 0.19%
医技科室，251, 3.15%
产房, 96, 1.20%
手术麻醉, 475, 5.96%
住院, 5824, 73.04%

十五、当事人的一般情况

（一）当事人的职别

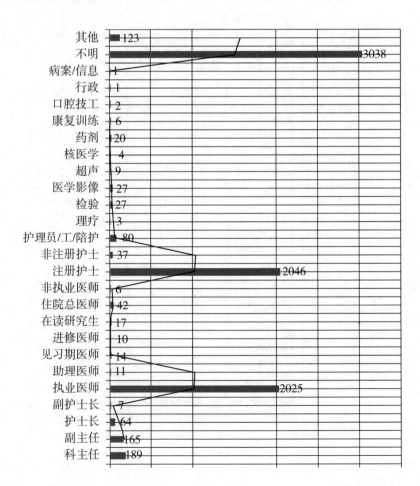

其他	123
不明	3038
病案/信息	1
行政	1
口腔技工	2
康复训练	6
药剂	20
核医学	4
超声	9
医学影像	27
检验	27
理疗	3
护理员/工/陪护	80
非注册护士	37
注册护士	2046
非执业医师	6
住院总医师	42
在读研究生	17
进修医师	10
见习期医师	14
助理医师	11
执业医师	2025
副护士长	7
护士长	64
副主任	165
科主任	189

（二）当事人职称

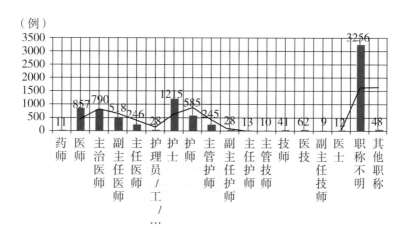

（三）当事人工作年资

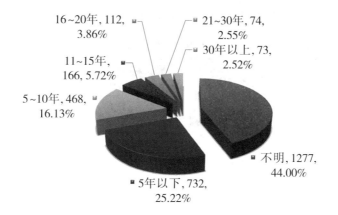

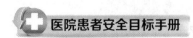

（四）当事人在该科室工作年资

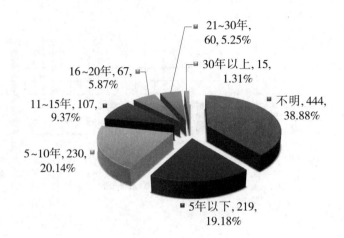

（五）当事人身份类别

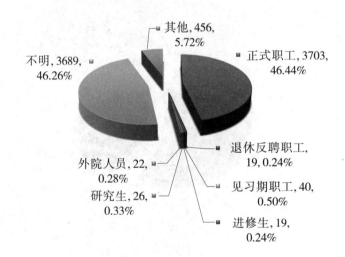

十六、医院一般情况

（一）医院属性

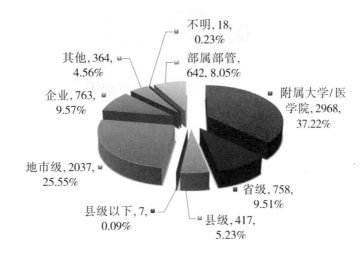

（二）医院功能

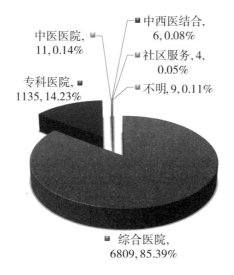

（三）医院性质

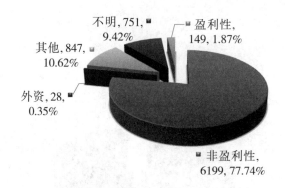

不明, 751, 9.42%　盈利性, 149, 1.87%

其他, 847, 10.62%

外资, 28, 0.35%

非盈利性, 6199, 77.74%

十七、小结

（一）本报告系统是不记名的自愿报告，非流行病学的统计指标且尚在试运行之中，2011年2月～2012年12月间上报的7974例医疗安全（不良）事件中，6922例来自三级医院占全部例数86.81%，尤其是来自三级甲等医院5964例占全部例数74.79%。表明，三级甲等医院在贯彻卫生部《三级综合医院评审标准》第三章患者安全目标3.7.1标准要求已经自觉行动，对主动报告医疗安全（不良）事件的执行力在提升，为持续改进寻找目标。

（二）主动报告医疗安全（不良）事件的特点

1.发生周六、日及节假日的医疗安全（不良）事件17%，达1356件。

2.在6：00～12：00治疗处置的高峰时段，发生医疗安全（不良）事件3815例，占47.84%，值得注意的是1158例发生在20：00～次日5：00，占14.52%，此时是救治力量最为薄弱的时段。

3.住院患者发生医疗安全（不良）事件5707例，占71.57%；发生急诊患者为344例，占4.31%，按就诊人数比例来看仍是高发区。

4.发生医疗安全（不良）事件类型中，未造成后果者3399例，占42.63%，不良事件为2760例，占34.61%，隐患事件为1580例，占19.81%。

5.报告事件的例比中以护理、药品管理、诊疗为多。

6.提供住院服务时发生不良事件为多，占41.90%，其次为输液占9.18%，手术占7.78%。

7.患者事发前无任功能何障碍表现者占65.78%。

8.给患者造成的损害者占16.68%，其中皮肤黏膜功能损害占73.56%。

9.因发生不良事件造成患者死亡242例，占3.03%。

10.发生不良事件科室几乎涉及所有诊疗科室，按比例依次为内科36.52%、外科23.95%、儿科6.87%、妇产科5.33%、肿瘤科4.47%、急诊科3.32%。

11.发生不良事件科室几乎涉及所有诊疗各类职别的人员，其中执业医师与注册护士各占约25%。

12.工作年资5年以下者占25.22%。

(三)建议

1.患者安全是对医院基本要求，各医院应认贯彻卫生部《三级综合医院评审标准》、《二级综合医院评审标准》以及各三级专科医院评审标准中的第三章患者安全目标标准要求，建议将"患者安全目标"设定为核心标准，在医院评审中列为单项否决的条款。

2.开展全员教育与培训，提高安全意识，重点是各岗位的低年资人员。

3.医院应制订相关制定与流程支持全员自愿非处罚性报告医疗安全事件，促进患者安全管理的持续改进，形成医院安全文化。

第六章

实施《患者安全目标》情况调查

患者安全目标（Patient Safety Goals，PSG）是针对医疗机构为患者提供的医疗服务普遍存在的安全隐患及问题领域所提出的改进要求必须达到的成果。

患者安全目标强调要在循证和专家共识的基础上提出解决之道，其目的就是为了促进患者安全得到切实的改进。

对某地区十六所三级甲等医院实施《患者安全目标》情况进行了连续3年的评价活动，现将评价结果用图示报告如下：

总体情况

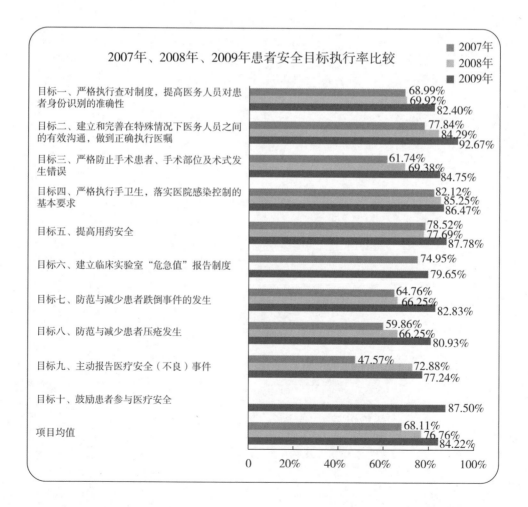

一、执行查对制度，识别患者的身份

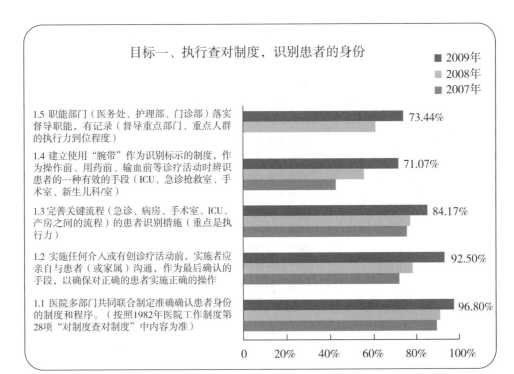

目标一、执行查对制度，识别患者的身份

■ 2009年
■ 2008年
■ 2007年

1.5 职能部门（医务处、护理部、门诊部）落实督导职能，有记录（督导重点部门、重点人群的执行力到位程度） 73.44%

1.4 建立使用"腕带"作为识别标示的制度，作为操作前、用药前、输血前等诊疗活动时辨识患者的一种有效的手段（ICU、急诊抢救室、手术室、新生儿科/室） 71.07%

1.3 完善关键流程（急诊、病房、手术室、ICU、产房之间的流程）的患者识别措施（重点是执行力） 84.17%

1.2 实施任何介入或有创诊疗活动前，实施者应亲自与患者（或家属）沟通，作为最后确认的手段，以确保对正确的患者实施正确的操作 92.50%

1.1 医院多部门共同联合制定准确认患者身份的制度和程序。（按照1982年医院工作制度第28项"对制度查对制度"中内容为准） 96.80%

二、执行在特殊情况下医务人员之间有效沟通的程序，正确执行医嘱

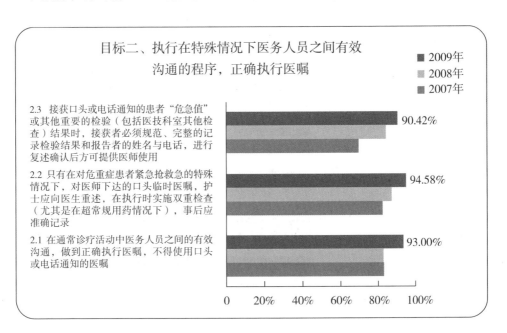

目标二、执行在特殊情况下医务人员之间有效沟通的程序，正确执行医嘱

■ 2009年
■ 2008年
■ 2007年

2.3 接获口头或电话通知的患者"危急值"或其他重要的检验（包括医技科室其他检查）结果时，接获者必须规范、完整的记录检验结果和报告者的姓名与电话，进行复述确认后方可提供医师使用 90.42%

2.2 只有在对危重症患者紧急抢救急的特殊情况下，对医师下达的口头临时医嘱，护士应向医生重述，在执行时实施双重检查（尤其是在超常规用药情况下），事后应准确记录 94.58%

2.1 在通常诊疗活动中医务人员之间的有效沟通，做到正确执行医嘱，不得使用口头或电话通知的医嘱 93.00%

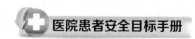

三、执行手术安全核查，防止手术患者、手术部位及术式发生错误

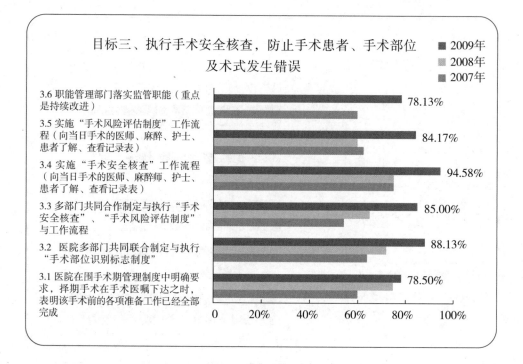

四、执行手卫生规范，落实医院感染控制的基本要求

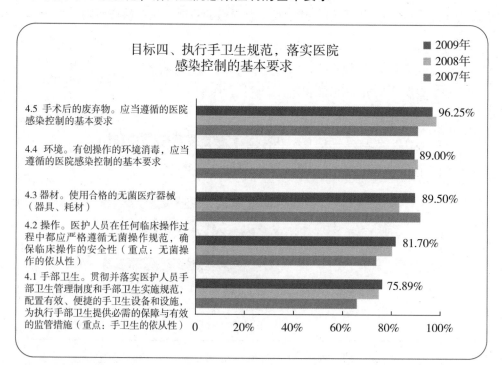

五、特殊药物的管理，提高用药安全

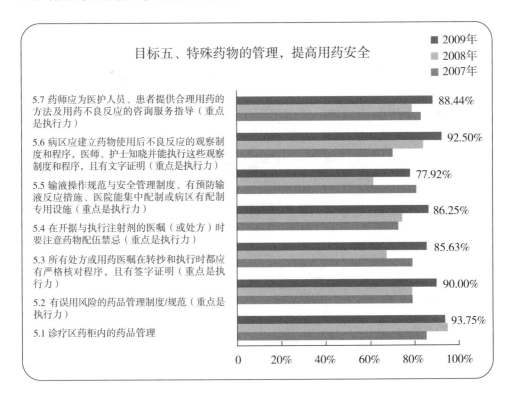

六、临床"危急值"报告制度

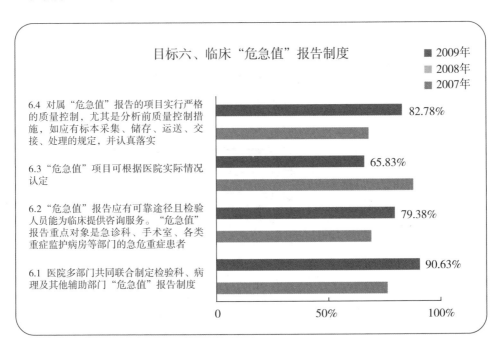

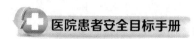

七、防范与减少患者跌倒、坠床等意外事件发生

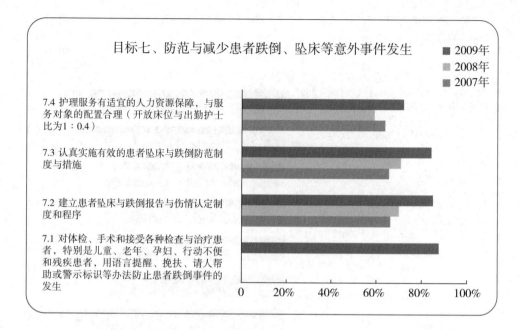

八、防范与减少患者压疮发生

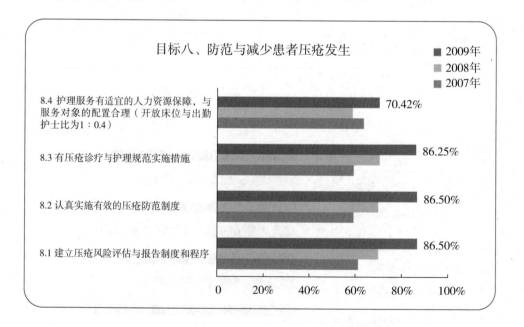

九、报告医疗安全（不良）事件

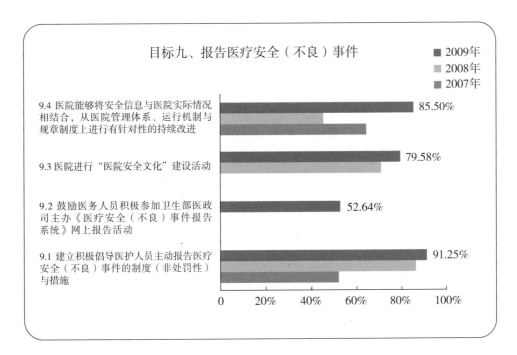

十、患者参与医疗安全

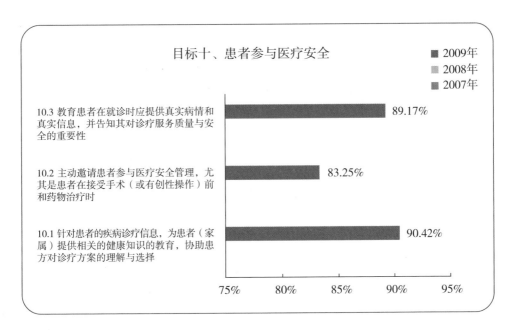

第七章

医院贯彻"患者安全"基本情况表

第一节　确立查对制度，识别患者身份的基本情况

（一）对就诊患者施行唯一标识管理

1.对门诊就诊和住院患者的身份标识有制度规定，且在全院范围内统一实施：是□，否□。

2.对就诊患者住院病历施行唯一标识管理，如使用医保卡、新型农村合作医疗卡编号或身份证号码等：是□，否□。

3.对提高患者身份识别的正确性有改进方法，如在重点部门（急诊、新生儿室、ICU、产房、手术室）使用条码管理：是□，否□。

（二）在诊疗活动中，严格执行"查对制度"，至少同时使用姓名、年龄两项核对患者身份，确保对正确的患者实施正确的操作（★）

1.有标本采集、给药、输血或血制品、发放特殊饮食、诊疗活动时患者身份确认的制度、方法和核对程序。

（1）有标本采集时患者身份确认的制度、方法和核对程序：是□，否□。

（2）有给药时患者身份确认的制度、方法和核对程序：是□，否□。

（3）有输血或血制品时患者身份确认的制度、方法和核对程序：是□，否□。

（4）有发放特殊饮食时患者身份确认的制度、方法和核对程序：是□，否□。

（5）有诊疗活动时患者身份确认的制度、方法和核对程序：是□，否□。

（6）除高危患者外，核对时均应让患者或其近亲属陈述患者姓名：是□，否□。

2.至少同时使用两种患者身份识别方式，如姓名、年龄、出生年月、年龄、病历号、床号等（禁止仅以房间或床号作为识别的唯一依据）：是□，否□。

3.各临床科室、药房（含中、西药房）、输血科、检验科、病理科、医学影像科（含CT、MRI、放射治疗、超声、核医学等部门）、理疗科及针灸室、供应室、特殊检查室（心电图、脑电图、内镜等部门）等都必须有严格的查对制度与程序：是□，否□。

注：需要提供自我评价前、后6个的数据，结果并被验证！

（1）以下内容按照2010年9月卫生部发布《医院工作制度与人员岗位职责》第42页"查对制度"中内容以及之后卫生部发布新的文件内容为准，医院可根据实际情况修改，原则上核查内容可增，不可减。

（2）根据以下分科检查与核实执行力的评价结果，汇总再填写评价结果：

1.临床科室（至少检查10个临床科室）	全部达到	大部达到	部分达到	从未执行
1.1开医嘱、处方或进行治疗时，应查对病员姓名、性别、床号、住院号（门诊号）。				
1.2执行医嘱时要进行"三查七对"：摆药后查；服药、注射、处置前查；服药、注射处置后查。对床号、姓名和服用药的药名、剂量、浓度、时间、用法、有效期。				
1.3清点药品时和使用药品前，要检查质量、标签、有效期和批号，如不符合要求，不得使用。				
1.4给药前，注意询问有无过敏史；使用毒、麻、限剧药时要经过反复核对；静脉给药要注意有无变质，瓶口有无松动、裂缝；给予多种药物时，要注意配伍禁忌。				
1.5输血前，需经两人查对，无误后，方可输入；输血时须注意观察，保证安全。				
自我评价前所存在的问题（至少3项） 1. 2. 3.				
自我评价后6个月中所采取的改进措施（至少3项） 1. 2. 3.				

先复制本表副本，每个临床科室用一张表，然后再将汇总结果填入上表。

3.药房（含中药、西药、门诊、住院）	全部达到	大部达到	部分达到	从未执行
3.1调剂处方时				
查对科别、姓名、年龄；				
查药品，对药名、剂型、规格、数量；				
查配伍禁忌，对药品性状、用法用量；				
查用药合理性，对临床诊断。				
3.2发药时				
查对药名、规格、剂量、用法与处方内容是否相符；				
查对标签（药袋）与处方内容是否相符；				
查对药品有无变质，是否超过有效期；				
查对姓名、年龄，并交代用法及注意事项。				
自我评价前所存在的问题（至少3项） 1. 2. 3.				

续表

3.药房（含中药、西药、门诊、住院）	全部达到	大部达到	部分达到	从未执行
自我评价后6个月中所采取的改进措施（至少3项） 1. 2. 3.				

先复制本表副本，每个药房用一张表，然后再将汇总结果填入上表。

4.输血科	全部达到	大部达到	部分达到	从未执行
4.1 血型鉴定和交叉配血试验，两人工作时要"双查双签"，一人工作时要重做一次。				
使用条形码进行核对。				
4.2发血时，要与取血人共同查对科别、病房、床号、姓名、血型、交叉配合试验结果。				
4.3血袋包装核查				
血站的名称及其许可证号；				
献血者的姓名（或条形码）、血型；				
血液品种；				
采血日期及时间；				
有效期及时间；				
血袋编号（或条形码）；				
储存条件。				
自我评价前所存在的问题（至少3项） 1. 2. 3.				
自我评价后6个月中所采取的改进措施（至少3项） 1. 2. 3.				

5.检验科	全部达到	大部达到	部分达到	从未执行
5.1采取标本时，查对科别、床号、姓名、检验目的。				
5.2收集标本时，查对科别、姓名、性别、联号、标本数量、标本质量。				
5.3检验时，查对试剂、项目，化验单与标本是否相符，以及标本的质量。				
5.4检验后，查对目的、结果。				
5.5发报告时，查对科别、病房。				

5.检验科	全部达到	大部达到	部分达到	从未执行
自我评价前所存在的问题（至少3项） 1. 2. 3.				
自我评价后6个月中所采取的改进措施（至少3项） 1. 2. 3.				

6.病理科	全部达到	大部达到	部分达到	从未执行
6.1收集标本时，查对单位、姓名、性别、联号、标本、固定液。				
6.2制片时，查对编号、标本种类、切片数量和质量。				
6.3诊断时，查对编号、标本种类、临床诊断、病理诊断。				
6.4发报告时，查对单位。				
自我评价前所存在的问题（至少3项） 1. 2. 3.				
自我评价后6个月中所采取的改进措施（至少3项） 1. 2. 3.				

7.医学影像科（含CT、MRI、放射治疗、超声、核医学等部门）	全部达到	大部达到	部分达到	从未执行
7.1检查时，查对科别、病房、姓名、年龄、片号、部位、目的。				
7.2检查时，查对科别、病房、姓名、部位、条件、时间、角度、剂量。				
7.3使用造影剂时应查对患者对造影剂过敏情况。				
7.4发报告时，查对科别、病房。				
自我评价前所存在的问题（至少3项） 1. 2. 3.				

7.医学影像科（含CT、MRI、放射治疗、超声、核医学等部门）	全部达到	大部达到	部分达到	从未执行
自我评价后6个月中所采取的改进措施（至少3项） 1. 2. 3.				

先复制本表副本，CT、MRI、放射治疗、超声、核医学等部门每个科室用一张表，然后再将汇总结果填入上表。

8.理疗科及针灸室	全部达到	大部达到	部分达到	从未执行
8.1各种治疗时，查对科别、病房、姓名、部位、种类、剂量、时间、皮肤。				
8.2低频治疗时，查对极性、电流量、次数。				
8.3高频治疗时，检查体表、体内有无金属异常。				
8.4针刺治疗前，检查针的数量和质量；取针时，检查针数和有无断针。				
自我评价前所存在的问题（至少3项） 1. 2. 3.				
自我评价后6个月中所采取的改进措施（至少3项） 1. 2. 3.				

9.供应室	全部达到	大部达到	部分达到	从未执行
9.1准备器械包时，查对品名、数量、质量、清洁度。				
9.2发器械包时，查对名称、消毒日期。				
9.3收器械包时，查对数量、质量、清洁处理情况。				
9.4高压消毒灭菌后的物件要查验化学指示卡是否达标。				
自我评价前所存在的问题（至少3项） 1. 2. 3.				

9.供应室	全部达到	大部达到	部分达到	从未执行
自我评价后6个月中所采取的改进措施（至少3项） 1. 2. 3.				

10.特殊检查室（心电图、脑电图、内镜等部门）	全部达到	大部达到	部分达到	从未执行
10.1检查时，查对科别、床号、姓名、性别、检查目的。				
10.2诊断时，查对姓名、编号、临床诊断、检查结果。				
10.3发报告时查对科别、病房。				
自我评价前所存在的问题（至少3项） 1. 2. 3.				
自我评价后6个月中所采取的改进措施（至少3项） 1. 2. 3.				

先复制本表副本，心电图、脑电图、内镜等部门每个科室用一张表，然后再将汇总结果填入上表。

4.职能部门对上述工作进行督导、检查、总结、反馈及改进措施；提供自我评价前、后6个月上述各科室/部门"查对制度与程序"的执行率数据证实成效：是□，否□。

（三）完善关键流程（急诊、病房、手术室、ICU、产房、新生儿室之间流程）的患者识别措施，健全转科交接登记制度

1.患者转科交接时执行身份识别制度和流程，尤其急诊、病房、手术室、ICU、产房、新生儿室之间的转接：是□，否□。

2.对重点患者，如产妇、新生儿、手术、ICU、急诊、无名氏、儿童、意识不清、语言交流障碍、镇静期间患者的身份识别和交接流程有明确的制度规定与交接记录：是□，否□。

3.对无法进行患者身份确认的无名患者，有身份标识的方法和核对流程：是□，否□。

4.对新生儿、意识不清、语言交流障碍等原因无法向医务人员陈述自己姓名的患者，由患者陪同人员陈述患者姓名：是□，否□。

5.重点部门患者转接时的身份识别制度落实：是□，否□。

（四）使用"腕带"作为识别患者身份的标识

1.对需使用"腕带"作为识别身份标识的患者和科室有明确制度规定

（1）至少在重症医学病房（ICU、CCU、SICU、RICU等）、新生儿科（室）、手术室使用"腕带"识别患者身份：是□，否□。

（2）对急诊抢救室和留观的患者、住院、有创诊疗、输血输液以及意识不清、语言交流障碍等患者推广使用"腕带"识别患者身份：是□，否□。

（3）对传染病、药物过敏等特殊患者有识别标志（腕带与床头卡）：是□，否□。

（4）使用带有可扫描自动识别的条形码"腕带"识别患者身份：是□，否□。

2.职能部门对上述工作进行督导、检查、总结、反馈，有改进措施；提供自我评价前、后6个月上述各科室/部门"使用"腕带"识别患者身份"的执行率数据，证实成效：是□，否□。

填表人声明：以上所填写的内容真实、有效、可靠、无虚假！并可提供实地复查！

需说明的情况：

1.

2.

3.

上级主管领导签名：_____日期_____

填表人签名：_____所在部门：_____ 联系电话：_____日期_____

第二节　确立在特殊情况下医务人员之间有效沟通的程序、步骤的基本情况

（一）在住院患者的常规诊疗活动中，应以书面方式下达医嘱

1.有开具医嘱相关制度与规范：是□，否□。

2.医务人员对模糊不清、有疑问的医嘱，有明确的澄清流程：是□，否□。

（二）在实施紧急抢救的情况下，必要时可口头下达临时医嘱；护理人员应对口头临时医嘱完整重述确认。在执行时双人核查，事后及时补记。

1.有紧急抢救情况下使用口头医嘱的相关制度与流程：是□，否□。

2.医师下达的口头医嘱，执行者需复述确认，双人核查后方可执行：是□，否□。

3.下达口头医嘱应及时补记：是□，否□。

（三）危急值报告处置流程

1.有临床危急值报告制度及流程。包括重要的检查（验）结果等报告的范围：是□，否□。

2.接获非书面危急值报告者应规范、完整、准确地记录患者识别信息、检查（验）结果和报告者的信息，复述确认无误后及时向经治或值班医生报告，并做好记录：是□，否□。

3.医生接获临床危急值后及时追踪与处置：是□，否□。

4.相关人员知晓上述制度与流程，并正确执行：是□，否□。

5.信息系统能自动识别、提示危急值，检查（验）科室能通过网络及时向临床科室发出危急值报告，并有醒目的提示：是□，否□。

填表人声明：以上所填写的内容真实、有效、可靠、无虚假！并可提供实地复查！

需说明的情况：

1.

2.

3.

上级主管领导签名：_____日期_____

填表人签名：_____所在部门：_____联系电话：_____日期_____

第三节　确立手术安全核查制度的基本情况

（一）择期手术的各项术前检查与评估工作全部完成后方可下达手术医嘱

1.有手术患者术前准备的相关管理制度：是□，否□。

2.择期手术患者在完成各项术前检查、病情和风险评估以及履行知情同意手续后方可下达手术医嘱：是□，否□。

（二）有手术部位识别标示制度与工作流程

1.有手术部位识别标示相关制度与流程：是□，否□。

2.对涉及有双侧、多重结构（手指、脚趾、病灶部位）、多平面部位（脊柱）的手术时，对手术侧或部位有规范统一的标记：是□，否□。

3.对标记方法、标记颜色、标记实施者及患者参与明确的规定：是□，否□。

4.患者送达术前准备室或手术室前，已标记手术部位（除需手术室内定位者）：是□，否□。

（三）有手术安全核查与手术风险评估制度与工作流程（★）

1.有手术安全核查与手术风险评估制度与流程：是□，否□。

（1）医院明确手术的安全核查与手术风险评估制度与流程：是□，否□。

（2）医院明确麻醉的安全核查与手术风险评估制度与流程：是□，否□。

（3）医院明确介入的安全核查与手术风险评估制度与流程：是□，否□。

（4）医院明确腔镜的安全核查与手术风险评估制度与流程：是□，否□。

（5）医院明确有创操作的安全核查与手术风险评估制度与流程：是□，否□。

（6）医院明确界定主要有创操作的目录：是□，否□。

2.实施"三步安全核查"，并正确记录：是□，否□。

（1）第一步：麻醉实施前：三方按《手术安全核查表》依次核对患者身份（姓名、性别、年龄、病案号）、手术方式、知情同意情况、手术部位与标识、麻醉安全检查、皮肤是否完整、术野皮肤准备、静脉通道建立情况、患者过敏史、抗菌药物皮试结果、术前备血情况、假体、体内植入物、影像学资料等内容：是□，否□。

（2）第二步：手术开始前：三方共同核查患者身份（姓名、性别、年龄）、手术方式、手术部位与标识，并确认风险预警等内容。手术物品准备情况的核查由手术室护理人员执行并向手术医师和麻醉医师报告：是□，否□。

（3）第三步：患者离开手术室前：三方共同核查患者身份（姓名、性别、年龄）、实际手术方式，术中用药、输血的核查，清点手术用物，确认手术标本，检查皮肤完整性、动静脉通路、引流管，确认患者去向等内容：是□，否□。

3.准备切开皮肤前，手术医师、麻醉师、巡回护士共同遵照"手术风险评估"制度规定的流程，实施再次核对患者身份、手术部位、手术名称、麻醉分级等内容，并正确记录：是□，否□。

4．手术安全核查与手术风险评估项目填写完整，存放在病历中：是□，否□。

5.职能部门对上述工作进行督导、检查、总结、反馈、有改进措施；提供自我评价前、后6个月各手术科室的"手术安全核查与手术风险评估制度与流程"执行率数据及案例，证实改进的成效：是□，否□。

（1）手术的安全核查与手术风险评估制度与流程执行率数据：是□，否□。

（2）麻醉的安全核查与手术风险评估制度与流程执行率数据：是□，否□。

（3）介入的安全核查与手术风险评估制度与流程执行率数据：是□，否□。

（4）内镜的安全核查与手术风险评估制度与流程执行率数据：是□，否□。

（5）有创操作的安全核查与手术风险评估制度与流程执行率数据：是□，否□。

填表人声明：以上所填写的内容真实、有效、可靠、无虚假！并可提供实地复查！

需说明的情况：

1.

2.

3.

上级主管领导签名：＿＿＿＿＿日期＿＿＿＿＿＿

填表人签名：＿＿＿＿所在部门：＿＿＿＿联系电话：＿＿＿＿日期＿＿＿＿

手 术 安 全 核 查 表

科　别：_____　患者姓名：_____　性别：_____　年龄：_____

病案号：_____　麻醉方式：_____　手术方式：_____

术　者：_____　手术日期：___年__月__日　手术历时：_____分

1. 麻醉实施前	2. 手术开始前	3. 患者离开手术室前
患者姓名、性别、年龄正确： 　　　　　　　　是 □ 否 □	患者姓名、性别、年龄正确： 　　　　　　　　是 □ 否 □	患者姓名、性别、年龄正确： 　　　　　　　　是 □ 否 □
手术方式确认：　是 □ 否 □	手术方式确认：　是 □ 否 □	实际手术方式确认： 　　　　　　　　是 □ 否 □
手术部位与标识正确： 　　　　　　　　是 □ 否 □	手术部位与标识确认： 　　　　　　　　是 □ 否 □	手术用药、输血的核查： 　　　　　　　　是 □ 否 □
手术知情同意：　是 □ 否 □		
麻醉知情同意：　是 □ 否 □	手术、麻醉风险预警：	手术用物清点正确： 　　　　　　　　是 □ 否 □
麻醉方式确认：　是 □ 否 □	手术医师陈述：	手术标本确认：　是 □ 否 □
麻醉设备安全检查完成： 　　　　　　　　是 □ 否 □	预计手术时间　　　　　　□ 预计失血量　　　　　　　□	皮肤是否完整：　是 □ 否 □ 各种管路：
血氧监测建立：　有 □ 无 □	手术关注点　　　　　　　□	中心静脉通路　　　　　　□
皮肤是否完整：　是 □ 否 □	其他　　　　　　　　　　□	动脉通路　　　　　　　　□
术野皮肤准备正确： 　　　　　　　　是 □ 否 □	麻醉医师陈述： 麻醉关注点　　　　　　　□	气管插管　　　　　　　　□ 伤口引流　　　　　　　　□
静脉通道建立完成： 　　　　　　　　是 □ 否 □	其他　　　　　　　　　　□ 手术护士陈述：	胃管　　　　　　　　　　□ 尿管　　　　　　　　　　□
患者是否有过敏史： 　　　　　　　　是 □ 否 □	物品灭菌合格　　　　　　□ 仪器设备　　　　　　　　□	其他　_____　　　　　□ 患者去向：
抗菌药物皮试结果： 　　　　　　　　有 □ 无 □	术前术中特殊用药情况　　□ 其他　　　　　　　　　　□	恢复室　　　　　　　　　□ 病房　　　　　　　　　　□
术前备血：　　　有 □ 无 □	是否需要相关影像资料： 　　　　　　　是□　　否□	ICU 病房　　　　　　　　□ 急诊　　　　　　　　　　□
假体□/体内植入物□/影像学资料□		离院　　　　　　　　　　□ 其他　_____　　　　　□
确认打 "√" 其他：_____	确认打 "√" 其他：_____	确认打 "√" 其他：_____

手术医师签名：_____麻醉医师签名：_____手术室护士签名：_____

手术切皮时间：__年__月__日__时__分，手术结束时间：__年__月__日__时__分，历时___分

手术风险评估表（试行）

科　别：_____　患者姓名：_____　性别：_____　年龄：_____

病案号：_____　麻醉方式：_____　手术方式：_____

术　者：_____　手术日期：___年__月__日　手术历时：_____分，

1.手术切口清洁程度 确认打"√"	2.麻醉分级（ASA 分级）确认打"√"
1.1 清洁切口　　　　　　　是□ 0分	ASA 1 级　　　　　　　　　是□ 0分
手术未进入感染炎症区，未进入呼吸道、消化道、泌尿生殖道及口咽部位。	无器官、生理、生化或精神系统紊乱。
1.2 清洁-污染切口　　　　　是□ 0分	ASA 2 级　　　　　　　　　是□ 0分
手术进入呼吸道、消化道、泌尿生殖道及口咽部位，但不伴有明显污染。	伴有系统性疾病，尚无功能受限。举例：控制良好的高血压；非复杂性糖尿病。
1.3 污染切口　　　　　　　是□ 1分	ASA 3 级　　　　　　　　　是□ 1分
手术进入急性炎症但未化脓区域；开放性创伤手术；胃肠道、尿路、胆道内容物及体液有大量溢出污染；术中有明显污染（开胸心脏按压）。	伴有严重系统性疾病，已出现功能不全。举例：糖尿病伴血管系统并发症；既往心肌死史。
1.4 感染切口　　　　　　　是□ 1分	ASA 4 级　　　　　　　　　是□ 1分
有失活组织的陈旧创伤手术；已有临床感染或脏器穿孔的手术。	伴有严重系统性疾病，经常威胁着生命。举例：充血性心力衰竭；不稳定型心绞痛。
3.手术持续时间 确认打"√"	ASA 5 级　　　　　　　　　是□ 1分
	濒死患者，无论手术与否，不抱挽回生命的希望。举例：主动脉破裂；颅内出血伴颅内高压。
T1：手术在 3 小时内完成　　是□ 0分 T2：完成手术，超过 3 小时　是□ 1分	ASA 6 级　　　　　　　　　是□ 1分
4.手术类别 确认打"√"	确证为脑死亡，其器官拟用于器官移植手术。
1.浅层组织手术　　　　　　是□ 4.腔隙手术　　　　　　　　是□ 3.器官手术　　　　　　　　是□ 2.深部组织手术　　　　　　是□	E 需要急诊手术的病例（在相应的 ASA 级数之后加"E"字） 举例：ASA 1E 患者脑死亡；又如急诊阑尾手术患者脑死亡
手术风险评估（NNIS 分级）： 手术切口清洁程度（分）+麻醉 ASA 分级（分）+手术持续时间（分）= □ 分	切口甲级愈合　　　　　　　　　　是□ 切口感染（浅层感染）　　　　　　是□ 深层感染　　　　　　　　　　　　是□

手术医师签名：_____ 麻醉医师签名：_____ 手术室护士签名：_____

手术切皮时间：__年__月__日__时__分，手术结束时间：__年__月__日__时__分，历时___分

第四节 执行手卫生规范，落实医院感染控制的基本情况

（一）按照手卫生规范，正确配置有效、便捷的手卫生设备和设施，为执行手卫生提供必需的保障与有效的监管措施

1.根据《医务人员手卫生规范》有手部卫生管理相关制度和实施规范：是□，否□。

2.手卫生设备和设施配置有效、齐全，使用便捷：是□，否□。

3.职能部门有对手卫生设备和手卫生依从性进行督导、检查、总结、反馈，有改进措施；提供自我评价前、后6个月各临床科室"手卫生依从性"的数据及案例，证实改进的成效：是□，否□。

（二）医务人员在临床诊疗活动中应严格遵循手卫生相关要求（手清洁、手消毒、外科洗手操作规程等）

1.对医务人员提供手卫生培训：是□，否□。

2.有手卫生相关要求（手清洁、手消毒、外科洗手操作规程等）的宣教、图示：是□，否□。

3.医务处、护理部、感染控制部门提供手术室、产房等重点科室自我评价前、后6个月"外科洗手操作正确性"的数据及案例，证实改进的成效：是□，否□。

4.医务处、护理部、感染控制部门提供新生儿室及各临床科室自我评价前、后6个月"手清洁、手消毒操作正确性"的数据及案例，证实改进的成效：是□，否□。

　　填表人声明：以上所填写的内容真实、有效、可靠、无虚假！并可提供实地复查！

　　需说明的情况：

　　1.

　　2.

　　3.

　　上级主管领导签名：_____日期_____

　　填表人签名：_____所在部门：_____ 联系电话：_____日期_____

第五节 特殊药物的管理，提高用药安全的基本情况

（一）对高浓度电解质、易混淆（听似、看似）的药品有严格的贮存要求，并严格执行麻醉药品、精神药品、放射性药品、医疗用毒性药品及药品类易制毒化学品等特殊管理药品的使用与管理规章制度

1.严格执行特殊管理药品的使用与管理规章制度。

（1）严格执行麻醉药品、精神药品、放射性药品、医疗用毒性药品及药品类易制毒化学品等特殊药品的使用管理制度：是□，否□。

（2）有麻醉药品、精神药品、放射性药品、医疗用毒性药品及药品类易制毒化学品等特殊药品的存放区域、标识和贮存方法的相关规定：是□，否□。

（3）相关员工知晓管理要求，并遵循：是□，否□。

2.有高浓度电解质、听似、看似等易混淆的药品贮存与识别要求。（★）

（1）对高浓度电解质、化疗药物等特殊药品及易混淆的药品有标识和贮存方法的规定：是□，否□。

（2）对包装相似、听似、看似药品、一品多规或多剂型药物的存放有明晰的"警示标识"：是□，否□。

（3）相关员工知晓管理要求、具备识别技能：是□，否□。

（二）处方或用药医嘱在转抄和执行时有严格的核对程序，并由转抄和执行者签名确认

1.所有处方或用药医嘱在转抄和执行时有严格的核对程序，并有转抄和执行者签字：是□，否□。

（1）有药师审核处方或用药医嘱相关制度。对于住院患者，应由医师下达医嘱，药学技术人员统一摆药，护士按照规范实施发药，确保给药安全：是□，否□。

（2）开具与执行注射剂的医嘱（或处方）时要注意药物配伍禁忌，按药品说明书应用：是□，否□。

2.有静脉用药调配与使用操作规范及输液反应应急预案：是□，否□。

3.建立药品安全性监测制度，发现严重、群发不良事件应及时报告并记录：是□，否□。

4.临床药师为医护人员、患者提供合理用药的知识，做好药物信息及药物不良反应的咨询服务：是□，否□。

5.职能部门对上述工作进行督导、检查、总结、反馈，有改进措施；提供自我评价前、后6个月各科室/部门 "核对程序正确执行"的数据及案例，证实改进的成效：是□，否□。

　　填表人声明：以上所填写的内容真实、有效、可靠、无虚假！并可提供实地复查！

　　需说明的情况：

　　1.

　　2.

　　3.

　　上级主管领导签名：_____日期_____

　　填表人签名：_____所在部门：_____ 联系电话：_____日期_____

第六节 临床"危急值"报告制度的基本情况

（一）根据医院实际情况确定"危急值"项目，建立"危急值"管理制度

1.有临床危急值报告制度与工作流程：是□，否□。

2.医技部门（含临床实验室、病理、医学影像部门、电生理检查与内镜、血药浓度监测等）有"危急值"项目表：是□，否□。

3.相关人员熟悉并遵循上述制度和工作流程：是□，否□。

4.职能部门定期（每年至少一次）对"危急值"报告制度的有效性进行评估：是□，否□。

5.根据临床需要和实践总结，更新和完善危急值管理制度、工作流程及项目表：是□，否□。

（二）严格执行"危急值"报告制度与流程

1.医技部门相关人员知晓本部门"危急值"项目及内容，能够有效识别和确认"危急值"：是□，否□。

2.接获危急值报告的医护人员应完整、准确记录患者识别信息、危急值内容和报告者的信息，按流程复核确认无误后，及时向经治或值班医师报告，并做好记录：是□，否□。

3.医师接获危急值报告后应及时追踪、处置并记录：是□，否□。

4.有网络监控功能，保障危急值报告、处置及时、有效：是□，否□。

5.信息系统能自动识别、提示危急值，相关科室能够通过网络及时向临床科室发出危急值报告，并有语音或醒目的文字提示：是□，否□。

填表人声明：以上所填写的内容真实、有效、可靠、无虚假！并可提供实地复查！

需说明的情况：

1.

2.

3.

上级主管领导签名：_____日期_____

填表人签名：_____所在部门：_____ 联系电话：_____日期_____

第七节 防范与减少患者跌倒、坠床等
意外事件的基本情况

（一）对患者进行跌倒、坠床等风险评估，并采取措施防止意外事件的发生

1.有防范患者跌倒、坠床的相关制度，并体现多部门协作：是□，否□。

2.对住院患者跌倒、坠床风险评估及根据病情、用药变化再评估，记在病历中：是□，否□。

3.主动告知患者跌倒、坠床风险及防范措施并有记录：是□，否□。

4.医院环境有防止跌倒安全措施，如走廊扶手、卫生间及地面防滑：是□，否□。

（1）对特殊患者，如儿童、老年人、孕妇、行动不便和残疾等患者：是□，否□。

（2）主动告知跌倒、坠床危险：是□，否□。

（3）采取适当措施防止跌倒、坠床等意外，如警示标识、语言提醒、搀扶或请人帮助、床挡等：是□，否□。

5.相关人员知晓患者发生坠床或跌倒的处置及报告程序：是□，否□。

6.有坠床、跌倒的质量监控指标数据收集和分析：是□，否□。

7.护理部对上述工作进行督导、检查、总结、反馈，有改进措施；提供自我评价前、后6个月各护理单元正确执行"高危患者入院时跌倒、坠床的风险评估率"的数据及案例，证实改进的成效：是□，否□。

（二）有患者跌倒、坠床等意外事件报告制度、处理预案与工作流程

1.有患者跌倒、坠床等意外事件报告相关制度、处置预案与工作流程：是□，否□。

2.通过培训与教育提升患者跌倒、坠床等意外事件报告、处置流程知晓率：是□，否□。

3.根据患者跌倒、坠床等意外事件的总结分析，完善防范措施：是□，否□。

填表人声明：以上所填写的内容真实、有效、可靠、无虚假！并可提供实地复查！

需说明的情况：

1.

2.

3.

上级主管领导签名：_____日期_____

填表人签名：____所在部门：____ 联系电话：____日期____

第八节　防范与减少患者压疮的基本情况

（一）有压疮风险评估与报告制度，有压疮诊疗及护理规范

1.有压疮风险评估与报告制度、工作流程：是□，否□。

2.有压疮诊疗与护理规范：是□，否□。

3.对高危患者入院时压疮的风险评估，记录在病历中：是□，否□。

4.护理部对上述工作进行督导、检查、总结、反馈，有改进措施；提供自我评价

前、后6个月各护理单元正确执行"高危患者入院时压疮的风险评估率"的数据，证实改进的成效：是□，否□。

（二）实施预防压疮的有效护理措施

1.有预防压疮的护理规范及措施：是□，否□。

2.护理人员掌握操作规范：是□，否□。

3.落实预防压疮措施：是□，否□。

4.对发生非预期压疮事件，有分析，从护理管理体系、制度、程序中有改进措施的案例，证实改进的成效：是□，否□。

填表人声明：以上所填写的内容真实、有效、可靠、无虚假！并可提供实地复查！

需说明的情况：

1.

2.

3.

上级主管领导签名：_____日期_____

填表人签名：_____所在部门：_____联系电话：_____日期_____

第九节　妥善处理医疗安全（不良）事件的基本情况

（一）有主动报告医疗安全（不良）事件的制度与可执行的工作流程，并让医务人员充分了解

1.有医疗安全（不良）事件的报告制度与流程：是□，否□。

2.有对员工进行不良事件报告制度的教育和培训，提升知晓率：是□，否□。

3.有途径便于医务人员报告医疗安全（不良）事件：是□，否□。

4.建立院内网络医疗安全（不良）事件直报系统及数据库：是□，否□。

（1）有指定部门统一收集、核查医疗安全（不良）事件：是□，否□。

（2）有指定部门向相关机构上报医疗安全（不良）事件：是□，否□。

5.对医疗安全（不良）事件有分析，采取防范措施：是□，否□。

（二）有激励措施，鼓励不良事件呈报

1.建立有医务人员主动报告的激励机制：是□，否□。

2.对不良事件呈报实行非惩罚制度：是□，否□。

3.严格执行《医疗质量安全事件报告暂行规定》的规定：是□，否□。

4.使用卫生部《医疗安全（不良）事件报告系统》报告：是□，否□。

5.医院医疗安全（不良）事件直报系统与卫生部《医疗安全（不良）事件报告系

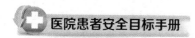

统》建立网络对接：是□，否□。

（三）将安全信息与医院实际情况相结合，从医院管理体系、运行机制与规章制度上进行有针对性的持续改进，对重大不安全事件要有根本原因分析

1.定期分析安全信息：是□，否□。

2.对重大不安全事件进行根本原因分析：是□，否□。

3.利用信息资源加强管理，实施具体有效的改进措施：是□，否□。

4.对改进措施的执行情况进行评估：是□，否□。

5.应用安全信息分析和改进结果有成效（用于持续完善和优化医院患者安全管理方案或制度的案例）：是□，否□。

> 填表人声明：以上所填写的内容真实、有效、可靠、无虚假！并可提供实地复查！
>
> 需说明的情况：
>
> 1.
>
> 2.
>
> 3.
>
> 上级主管领导签名：_____日期_____
>
> 填表人签名：_____所在部门：_____ 联系电话：_____日期____

第十节 患者参与医疗安全的基本情况

（一）针对患者疾病诊疗，为患者及其近亲属提供相关的健康知识教育，协助患者对诊疗方案做出正确理解与选择

1.有医务人员履行患者参与医疗安全活动责任和义务的相关规定：是□，否□。

2.针对患者病情，向患者及其近亲属提供相应健康教育，提供可选的诊疗方案：是□，否□。

3.宣传并鼓励患者参与医疗安全活动，如告知在就诊时提供真实病情和有关信息对保障诊疗服务质量与安全的重要性：是□，否□。

4.患者及近亲属了解针对病情的可选择诊疗方案：是□，否□。

（二）主动邀请患者参与医疗安全活动，如身份识别、手术部位确认、药物使用等。

1.邀请患者主动参与医疗安全管理，至少应做到：是□，否□。

（1）患者在接受手术诊疗前，有具体措施与流程：是□，否□。

（2）患者在接受介入诊疗前，有具体措施与流程：是□，否□。

（3）患者在接受腔镜诊疗前，有具体措施与流程：是□，否□。

（4）患者在接受有创诊疗前，有具体措施与流程：是□，否□。

（5）使用药物治疗前，有具体措施与流程：是□，否□。

（6）输液输血治疗前，有具体措施与流程：是□，否□。

2.鼓励患者向药学人员提出安全用药咨询：是□，否□。

3.职能部门对上述工作进行督导、检查、总结、反馈，有改进措施；提供自我评价前、后6个月各诊疗单元正确执行"邀请患者主动参与医疗安全"的数据/案例，证实改进的成效：是□，否□。

填表人声明：以上所填写的内容真实、有效、可靠、无虚假！并可提供实地复查！

需说明的情况：

1.

2.

3.

上级主管领导签名：＿＿＿＿日期＿＿＿＿＿

填表人签名：＿＿＿所在部门：＿＿＿联系电话：＿＿＿日期＿＿＿

第八章

贯彻落实患者安全目标重点培训内容

第一节　安全科学研究进展与安全目标解读

在过去相当长的时间内，医疗安全仅作为管理学的一项内容，但是近年来随着医院质量管理研究的深入，患者不安全事件的增加和社会权益意识的增强，给患者安全、医疗安全已经赋予了新的内容，安全已经成了关注的热点，安全科学已经成了一个社会各行业关注的新兴学科。

安全科学的定义：德国学者库尔曼在其著作《安全科学导论》中，对安全科学做了这样的阐述："安全科学的最终目的是将应用现代技术所产生的任何损害后果控制在绝对的最低限度内，或者至少使其保持在可容许的限度内。"美国国家患者安全基金会（NPSF）：患者安全是避免、预防及减少在健康照护过程中所产生之不良反应与伤害。美国医学机构（IOM）：免除意外伤害，即由操作系统之建立，以降低失误的发生，并降低交接失误发生的可能性，以确保患者安全。台湾医策会：在医疗过程中所采取的必要措施，来避免或预防患者不良的结果或伤害，包括预防错误(error)、偏误(bias)、意外(accident)。

医疗安全的界定：医疗安全是指患者在医院医疗过程中不发生允许范围以外的心理、机体结构或功能上的障碍、缺陷或死亡。医疗不安全的界定：医疗不安全是指患者在医院医疗过程中，凡是由于医疗系统的低能状态、医疗管理过失或医务人员医疗不当等原因，而给患者造成允许范围以外的心理、机体结构或功能上的障碍、缺陷或死亡，均属医疗不安全的范畴。

医疗安全的新观念：就安全质量而言旧观念将安全与质量两者分开考虑，新观念则认为是一个问题的两个方面；就管理对象而言：旧观念是危险管理，而新观念是注重安全管理，防患于未然。新旧观念的解决方法也不同：旧的观念对安全问题保守机密，侧重于医疗界内部解决，而新观念责侧重于开放式强调向其他行业学习。在判定责任时，旧观念侧重于追究个人责任而新观念侧重于追究指导者的责任。寻找错误的原因：旧观念侧重于从个人问题上找原因而新观念侧重于从管理体系上找问题。如何看待人的本质：旧观念认为人不能出错，而新观念认为人本会出错，关键如何对待出现的错误。

医疗安全管理意义：保证患者在就医过程中的安全是医疗管理水平的重要特征，是全面提升医疗质量的关健环节，是实现优质医疗服务的基础，是患者选择医院的重要指标。医疗安全工作好坏直接关系到医院社会形象、社会信任度，是有关医院前途和命运的大事。因此做好医疗安全工作无论对医务人员和医院其意义都十分重大。

医疗不安全的后果：对患者来说是多种多样的，如可使轻病变重病，重病变残废或死亡；一病变多病，简单病变复杂疾病。增加患者痛苦延长患者治疗时间。增加医疗费用加重患者经济负担。对医院来说，增加医疗成本，加大医院经济负担。降低了患者满意度，有损医务人员形象。降低医患诚信度，有损医患关系和谐。降低医院信誉，造成不良社会影响。因此对医院和医务人员的影响也是多方面的。

医疗安全的价值体现：安全是一种仁爱之心，仁爱即爱人。安全以人为本，就是要爱护和保护患者的生命，把人看作世间最宝贵的财富。安全是一种尊严，尊严是生命的价值所在，失去尊严人活着便无意义。安全是一种和谐，失去安全就是丢掉和谐。安全是一种权利，是生命的基本需求。"患者安全"是权利的表达。安全是一种义务。是医护人员义务的表达。安全是一种挑战，每一次重大事故都会促使人们反省自身行为，总结教训，研究对策，发明新技术，预防同类事故重复发生。安全是一种幸福，幸福是一种美好状态。当人谈到幸福时，有谁会联想到飞机失事、瓦斯爆炸、轮船沉没、断肢残臂、血肉模糊？有谁会把没有安全感的生活当作幸福生活？有谁敢说安全不是长久地享受幸福生活的保证？安全是一笔财富。可以请大家算一笔账，一次医疗事故不仅是患者遭受损失，医院的损失更大(经济、社会信誉、人才)。安全是一种文明。加强安全要靠科学技术，靠文化教育，靠经济基础，更靠社会的进步和人的素质的提高。文明相对于野蛮，不文明的行为也可视为野蛮的行为。野蛮是和愚昧联系在一起的，人类已进入21世纪，野蛮和愚昧早已成为历史的陈迹。呼唤安全，呼唤文明，是人类社会发展的根本利益所在。

安全是一种文化。重视安全、尊重生命，是先进文化的体现。安全文化是安全生产管理有效进行的重要影响因素。有人做过这样的描述，在自然状态下伤害发生率是处在一个高的水平，当立法监督时伤害发生率下降，大家依法自我约束时，伤害发生率进一步下降，当安全意识成为人们的自觉自愿的习惯时，伤害发生率达到了最低的水平。这就是文化的力量。

目标解读一、确立查对制度，识别患者身份

早在1982年我国卫生部制定的《全国医院工作制度与工作人员岗位职责》对查对制度就有了非常明确的规定。

三查七对制度虽然是传统的常规制度，但实践证明也是一个行之有效的确保患者安全的制度，因此无论何时都要严格落实。

三查：给药治疗前查、服药注射处置时查、服药注射处置后查。七对：核对姓名、床号、药名、剂量、浓度、时间、用法。"三查七对"是医疗安全的根本，严格执行这些最基础的制度，对于保障患者的健康和生命安全具有重要的意义。主要措施：

1.进一步完善与落实各项诊疗活动的查对制度，在抽血、给药或输血时，应至少同时使用两种患者识别的方法（不得仅以房号作为识别的依据）。

2.在实施任何介入或其他有创高危诊疗活动前，责任者都要用主动与患者（或家

属）沟通的方式，作为最后确认的手段，以确保正确的患者、实施正确的操作。

3.完善关键流程识别措施，即在各关键的流程中，均有患者识别准确性的具体措施、交接程序与记录文件。

（1）急诊与病房、与手术室、与ICU之间流程管理的识别具体措施、交接规范与记录文书。

（2）手术（麻醉）与病房、与ICU之间流程管理的识别具体措施、交接规范与记录文书。

（3）产房与病房之间流程管理的识别具体措施、交接规范与记录文书。

（4）建立使用"腕带"作为识别标示制度：至少应对手术、昏迷、神志不清、无自主能力的重症患者，在诊疗活动中使用"腕带"作为各项诊疗操作前辨识患者的一种手段，并首先应在重症监护病房、手术室、急诊抢救室、新生儿等科室中得到实施。

2003年，全美医疗机构评审委员会（JCAHO）提出的患者安全目标中的第一项就是"患者识别的准确性"，根据其后对这项目标中两项措施执行情况调查资料提示，在抽血、给药、输血时应至少使用两种识别患者方法的要求，未遵循的为4.6%、部分遵循的为16.5%；对于在执行任何外科手术或侵入性处置前，要以主动性的沟通作为最后确认的步骤，以确保是正确的患者、手术程序及手术部位的要求，未遵循的为2.1%、部分遵循的为6.8%。鉴于这一危及患者安全的问题没有得到有效解决，因而JCAHO在其后的2004年、2005年、2006年乃至2007年的患者安全目标中，患者识别的准确性都继续作为第一项目标予以保留。

典型案例："护士给产妇和孕妇输错药遭索赔"。2007年10月9日京华时报报道，在某大学附属医院的产科主任向两个家庭做出道歉。起因是该院产科护士未严格执行查对制度而造成的失误，将住在同一病房的两人药品输错，其中一位是产后不到两天的女士，医嘱是用一种名为"铃兰欣"的药品，实际却用了"青霉素"，在药品说明上标明："青霉素注入后，少量本品会从乳汁中分泌，哺乳期妇女用药时宜暂停哺乳"。另一位是人工受精3次才成功的孕妇，来院做"保胎"治疗，医嘱是用"青霉素"的药品，却用了"铃兰欣"，在药品说明上标明有"孕妇慎用"字样。输错药后，两人均出现当天体温突然升高，不断出汗等不适症状，到第二天情况才好转。主任说，当天有两名护士值班，其中一名是实习护士，是护士的失误导致输错药品事件发生。为此，主任向双方家属道歉，解释"青霉素"和"铃兰欣"是同类药品，相互输错不会对大人和孩子造成影响，他们一直密切关注大人的身体状况，各项检测并无异常。该院另一位主任说，他们会以此警示全院，加强管理，避免同类事件再次发生。

目标解读二、确立在特殊情况下医务人员之间有效沟通的程序、步骤

临床医疗工作是分别由几个不同的工作职责岗位共同完成的，要保证每个环节安全无误才能最后保证患者安全，所以无论在什么情况下临床各环节的人员有效配合沟通是保证安全的重要环节。

医嘱是医生根据患者病情制订的诊疗计划，是护士执行各项治疗的依据，同时也是《医疗事故处理条例》所规定的法庭证据。临床工作中经常可遇到一些特殊情况，如危重患者抢救时，医生来不及书写医嘱；正在进行无菌操作，医生不能书写医嘱，而患者又急需处理；患者突然出现病情变化，医生不能立即到达现场给患者紧急处理。在这些特殊情况下，医生可以使用口头医嘱或电话医嘱。而建立与完善医护人员之间的有效沟通，做到正确执行医嘱，确保患者的医疗安全，对此要有严格的管理措施。

1.使用口头医嘱或电话医嘱，对其局限性要有正确的认识，突出抢救时的急需，而不是整个抢救过程和所有的抢救都需要，应尽量缩小口头医嘱或电话医嘱的使用范围和频率。

2.做好口头医嘱或电话医嘱的管理医生是关键，应严格做到：清晰地读出药物名称、剂量（不要用容量单位表示）、用药途径，复读两遍以上确认。

3.护士是医嘱的直接执行者，应清楚地复述两遍以上医嘱并确保得到医师的确认，现场有第二个人确定听到了同样的口头医嘱后，应直接记录下来作为口头医嘱的凭证，以备核查。如果是电话医嘱，应准确地记录下电话号码、医生的姓名、通话时间、医嘱的内容等有关信息，应有两人接听核实，在急救时应听者复述两遍后再做确认。

4.应在2h内完成已执行的口头医嘱或电话医嘱的补记和转抄工作，医生离开现场之前，应及时补记口头医嘱于医嘱单上并签名，执行护士确认后方可离开。

5.特殊药物，如剧毒、麻醉等药物不能执行口头和电话医嘱。

6.执行口头医嘱或电话医嘱的注射医嘱时不要把液体瓶、安瓿遗弃，以作为核对时使用。

7.建立双方查对制度，确保口头医嘱或电话医嘱的正确实施，保证患者安全。同时确保医疗记录和护理记录的一致性。

医院要管理好在这些特殊情况下正确执行医嘱，减少执行口头医嘱或电话医嘱发生医疗、护理差错或事故，有效地控制医疗事故纠纷，确保患者的医疗安全。医院应组织医护人员学习相关的法律、法规，加强工作责任心，提高医护人员对医嘱的重视程度，加强医护沟通，在医疗工作中尽可能提供其他信息交流的途径，并在实践中不断补充和完善，确保患者的医疗安全是我们共同的目标。

在紧急抢救危急重症患者的情况下，医生在下达口头医嘱时可能因为紧张等原因出现口误，执行医嘱的医护人员也可能因为某些原因而听错或记错医生下达的医嘱。措施要求对医师下达的口头临时医嘱，护士应向医生重复背述，一方面可以让医生鉴别护士接受的信息是否正确，有无混淆，另一方面可使医生对下达的医嘱再次进行确认，避免医疗差错。

目标解读三、确立手术安全核查制度

安全的手术挽救生命（Safe Surgery Saves Lives），是世界患者安全联盟发起的全球患者安全挑战的第二个目标，要求各国打好主动仗，"安全的手术，拯救生命"，

目的是在世界各地提高安全性的外科手术护理。通过集中注意手术作为一个公共卫生问题，世界卫生组织认识到它的重要性日益增加，为改善卫生保健的安全性，在所有会员国，该目标是提高手术疗效，预防手术部位感染，加强麻醉安全，改善围手术期监护，建立外科手术的医疗与护理的保证机制。

在临床外科领域，其中一部分是由于人的主观因素和当时思维认知的误差而造成的，如手术错误情况的发生：包括错误的手术患者、手术部位或手术方式；其发生的几率虽然不高，但后果却很严重，不但对患者和医务人员造成严重的伤害，对医疗机构也造成直接和间接的经济损失，产生不良的社会影响。

典型案例一："右腿骨折 左腿开刀"。新华网西安2005年8月20日专电：患者陈某68岁，8月15日晚右大腿骨折，17日上午8时在某县医院手术。病程记录显示，患者右髋部右股骨处粉碎性骨折，拟行切开复位内固定术。中午12时过后，患者从手术室出来，医生对家属说手术做好了，可家属们发现，患者的右腿没有任何手术痕迹，左腿却包着纱布，估计固定用的钢板等已经打进了左腿中。

典型案例二："右脚有病 左脚挨刀"。新华社长沙2007年2月15日电：5岁患者明明右跟腱挛缩，健康的左脚却因为做了延长术被拉长，反而加重了畸形，主治医生表示，术前患儿被全麻，是仰躺在手术台上的，进行手术时却是趴着的，因此造成手术做错了脚。

典型案例三："医院误切患者右肾被判赔80万"。2007年10月13日辽一网——华商晨报报道，某法院一审落判"医院被诉误切患者右肾"，医院赔偿被误切右肾的患者经济损失费80万元。患者被医院诊断患有"输尿管癌"，医院为其手术切掉了右肾。但术后的一个结论让患者无法接受"右肾未患癌症"。经二级医学会鉴定结论认为，医院存在三处明显过失，最终造成杨先生肾功能不全。根据《医疗事故处理条例》规定，认定此次事故属三级甲等，医院应负主要责任。

如何防止手术错误的发生是世界各国医院管理者均面临的挑战。建立相关的规章制度和规范的工作流程、不断提高手术相关人员的自身素质是目前最大程度上避免手术错误发生的关键。近年来，国内许多医院在借鉴国外经验的基础上，建立了许多行之有效的手术安全管理制度。

2006年10月中国医院协会评价评估部王吉善、张振伟两位同仁编写了《2007年患者安全目标》并在香山召开的全国会议上发布，其中目标之五明确提出：严格防止手术患者、部位及术式错误的发生。为实现这一目标采取的主要措施包括：一是建立与实施手术前确认制度与程序，有交接核查表，确认手术必需的文件资料与物品（如病历、影像资料、术中特殊用药等）均已备妥。二是有术前手术医师在手术部位做标示的制度与规范，并主动请患者参与认定，避免错误手术的发生。因此，如何将这一目标落实到每一例手术，每一个患者，对医院管理提出了更高的要求。下述措施可作为借鉴。

一、确保患者诊断、手术方案准确性与安全性

目前多数医院对手术进行了分级，严格医师的资质认定，对不同级别的医师完成不同级别的手术制定了明确规定，实行科主任负责制。对不同级别的医师在经过一定范围的考核和认定后方可独立承担和负责不同级别的手术，这样可尽可能保证对患者术前诊断、手术方案制定和实施的准确性和安全性。术前要求参与手术的医师全面了解手术患者病情，进行认真的术前讨论，书写术前讨论和术前小结，明确标记患者的手术部位，并让患者知道。此外，主管护士也需对患者的病情、治疗方案、施行的手术有充分的了解；麻醉医师、手术接送人员、手术室护士也要求在接触患者时进行再次的确认。以制度确保手术医师及相关人员对手术实施有准确性，即为保证患者的手术安全奠定了基础。

二、完善和落实手术前的交接、核查程序

介入手术接送工作的有手术室护士、病房护士、麻醉医生、手术医生等医护人员；也有护工、运输中心工人、卫生员等非医护人员。传统的接送方法常常缺乏书面核对依据，接送人员到病房接手术患者时往往没有准确的患者资料，有的是靠看手术通知单后凭记忆记住患者的部分资料，有的是通过口头传达信息，有的是把患者的床号、病区等资料抄写在不规范的纸片上。由于接送人员缺乏手术患者的准确可靠资料、缺乏接患者时与患者、病房护士的规范衔接，因此极易在任一环节出现问题时造成接错手术患者。为避免接送患者时发生错误，大多医院已建立了书面的患者接送记录，有些还设计了专门的"手术患者接送卡"和"手术患者术前核对表"，其内容包括确认正确的手术患者和患病部位、是否有完善的术前准备、患者手术和麻醉同意书的签署情况、并需了解患者的手术和感染史、有无携带贵重物品进手术室等多项确保接送手术患者安全的措施；术前核对表设置包括手术医生、麻醉医生、手术室护士等手术相关人员及手术患者、手术部位等专项的签名栏，使手术相关人员能明确各自的责任，保证了核对工作的落实；对有B超、X线、CT、MRI等客观检查结果的患者，要求核对手术时要注意确认是否为该患者的检查结果，防止将其他患者的检查结果当成是该患者的而造成错误的手术；对于容易出现手术部位错误的情况，如左右对称的部位：四肢、眼、耳以及牙齿、脊柱等多个节段或个数的部位要重点反复确认，防止错误手术部位的发生。目前部分医院的儿童和眼科患者开设了日间手术，采用患儿胸前挂或手腕上绑有患者信息的卡片或条带，方便在患者的交接、核查时使用。日间手术由于手术时间多在下午，工作量大，每日手术患者多等情况，对患者和手术部位、术式的确认更为重要。对每一例手术严格落实术前的交接、核查程序是保证不发生错误手术的关键。

三、充分尊重患者的知情权

医生与患者建立一种相互尊重、相互协作和共同参与的医患关系是减少医疗风险的必要措施。医生在对患者确定诊疗方案和进行创伤性操作时，必须向患者讲明可能发生的危险性、医疗意外、手术方式、手术并发症及防治措施，让患者和家属充分知情，有助于医患之间的相互理解、相互信任和相互支持。在通过建立和不断完善确保手术准确和安全的规章制度和工作流程的基础上，充分尊重患者的知情权，主动让患者参与和了

解手术实施的某些环节，也可在一定程度上对避免手术错误的发生起到监督作用，对医疗风险的降低起到协同作用。

"细节决定成败"。避免错误手术发生的关键是把握各项规章制度和程序的细节，并确保细节的有效执行。为实现《2009—2010年患者安全发生目标》，医疗机构应结合自身的特点不断改进临床手术工作路径和程序，建立切实可行的制度，并有效保障制度落实的具体方法，避免手术错误的发生。

（一）据世界卫生组织的网站报道，摘录之一

WHO发布手术安全的十个事实

手术安全的十个事实之一：在全球各地，每年施行的大手术约有2.34亿例。这相当于每25人中约有1人接受手术。每年有6300万人通过手术来治疗外伤，另有1000万人手术治疗与妊娠有关的并发症，还有3100多万人须接受手术治疗癌症。

手术安全的十个事实之二：研究表明，手术后的并发症导致3%～25%的患者残疾或延长住院时间，具体情况取决于手术的复杂程度与医院环境。这些比率意味着每年至少有700万患者可能患有术后并发症。

手术安全的十个事实之三：据报道，依具体情况不同，大手术后的死亡率一般在0.4%～10%。根据对这些死亡率影响的评估，每年至少有100万患者在手术过程中或手术后死亡。

手术安全的十个事实之四：在全球范围内，关于外科治疗的信息只在个别研究中实现了标准化或进行了系统收集。因此，世界各地大多数外科干预并没有记录。在全球基础上衡量外科治疗，对促进手术安全、预防疾病和改进治疗至关重要。

手术安全的十个事实之五：在发达国家中，影响医院患者的所有有害事件（如：交流不当、用错药，以及技术错误）几乎半数都与外科治疗和服务有关。证据表明，如果遵守治疗规范并使用核对表之类的安全工具，这类事件至少有一半是可以预防的。

手术安全的十个事实之六：在发展中国家的环境下，外科治疗已被证明具有成本效益。确保治疗安全操作，才会提高其疗效。

手术安全的十个事实之七：在过去30年中，麻醉的实施已有显著的改进，但并非世界各地的情况都有改观。在某些地区，与麻醉有关的死亡率仍高居不下，每150名接受全身麻醉的患者中就有1人死亡。

手术安全的十个事实之八：在手术中，甚至在复杂情况下采取的安全措施都是不一致的。采取简单步骤即可降低并发症发生率。例如，改进在切开皮肤之前使用抗生素的时间及选择，可降低外科手术部位感染率达50%。

手术安全的十个事实之九：世卫组织已制定了适用于各国和卫生场所的安全手术指导原则和手术安全标准核对表。对全球八个示范点所做评价的初步结果表明，由于使用了核对表，患者获得按外科治疗标准进行治疗的可能性翻了一番，此种标准包括在切开皮肤之前使用抗生素，以及确认手术团队为正确的患者实施正确的手术。

手术安全的十个事实之十：目前正在与200多个卫生部、国家和国际医学协会以及专

业组织合作开展安全手术拯救生命行动，以期减少外科治疗中的死亡人数和并发症。

（二）据世界卫生组织的网站报道，摘录之二

WHO首推十大手术安全检查指南

一、手术小组应确信是针对正确的患者和正确的部位施行手术。

二、手术小组将使用已知的合适方法，既要让患者处于无痛状态，又要防止麻醉所引起的伤害。

三、手术小组应知晓并有效地做好准备，应对可能出现威胁生命的气道阻碍或呼吸功能的丧失。

四、手术小组应知晓并有效地做好准备，应对手术期间可能出现的大量失血。

五、手术小组应事先了解患者用药史，避免术中诱发药物过敏或药物不良反应。

六、手术小组应坚持采用已知可行的方法，尽量减少外科手术部位感染的风险。

七、手术小组应避免无意中遗留任何器械或海绵于手术切口内。

八、手术小组应妥善保存并准确识别所有取之于患者的手术标本。

九、手术小组之间应有效沟通和交流与手术安全相关的所有重要信息。

十、医院和公共卫生系统应建立例行制度和程序，以监测手术的能力、数量和结果。

（三）据世界卫生组织的网站报道，摘录之三

"世界卫生组织制定了使手术更加安全的外科手术工具"。

2008年6月25日，日内瓦/华盛顿特区：鉴于现在每年实施的大手术为2.34亿例，每25人即有1人接受手术，并且研究表明有相当大比例的手术造成了本可避免的并发症和死亡，世界卫生组织（简称世卫组织）为此启动了一项供手术室手术团队使用的新的手术安全核对表，以此作为在全世界开展促使手术更加安全的部分内容。

"可预防的手术损伤和死亡现在日益成为一个令人关切的问题"，世卫组织总干事陈冯富珍博士说。"使用核对表是减少手术失误，改进患者安全的最佳方式"。

一些研究表明，据报道，在工业化国家中，住院患者接受外科手术而导致严重并发症的比率为3%～16%，其中永久性残疾或死亡率约为0.4%～0.8%。在发展中国家，研究显示大手术死亡率为5%～10%。据报道，在撒哈拉以南非洲的部分地区，仅全身麻醉的死亡率就高达1/150。感染和其他术后并发症也是一个令人关切的世界性严重问题。这些研究表明，有近半数的并发症是可以预防的。

"一个多世纪以来，外科治疗始终是世界各国卫生系统的一个重要组成部分"，一位哈佛外科大夫兼教授Atul Gawande 博士说。"在过去几十年中，世界各地在外科治疗的质量和安全性方面取得了很大进展，但依然存在令人惊愕的变数。安全手术拯救生命行动的目的在于通过提高各地患者所能期望的水准来改变这一现状"。

安全手术拯救生命行动是由哈佛公共卫生学院牵头，有200多个国家和国际医学协会及卫生部参与的一项合作活动，目的是实现减少外科治疗中可避免的死亡和并发症的目标。现在，在Gawande 博士领导下制定的世卫组织手术安全核对表确定了一整套手术

安全标准，可适用于世界各国及其卫生机构。

在世界8个示范点对千名患者适用的初步结果显示，使用核对表后，患者接受经过验证标准的外科治疗的可能性几乎翻了一番。在示范点使用核对表，使治疗标准的符合率从36%提高到68%，在有的医院中，此种符合率接近于100%。迄今为止，这一组群中的并发症和死亡人数已大大减少。预计在未来几个月中，将会得到核对表使用效果的最后结果。

核对表确定了手术的三个阶段，每个阶段与正常工作流程的一个特定时期相对应：在麻醉诱导之前（开始）；皮肤切开之前（术中暂停）；和患者出手术室之前（结束）。在每个阶段都必须由核对协调员确认手术小组在实施手术之前已完成了必要的工作。例如，在"开始"阶段标出了手术部位，核实患者已知的过敏，或者在"结束"阶段清点器械、敷料和针头。

目前公布的世卫组织指导原则和核对表属于第一版。在完成对全球8个示范点的评价之后，于2008年底之前确定最后版本供分发使用

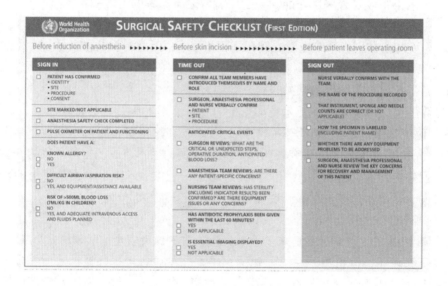

（四）据世界卫生组织的网站报道，摘录之四

"核对表有助于减少手术并发症和死亡"。

8个国家的试验中减少了1/3的手术不良事件。

2009年1月14日：在全球8个城市的医院收集的资料成功地证实，在重大手术时运用世卫组织制定的手术简便核对表，可以使手术死亡率及术后并发症发生率降低1/3。

对世卫组织6个区域中每个区域参加试验的医院中所开展调查的分析显示，参加调查的手术室中的术后重大并发症率从基线期的11%下降至采用核对表后的7%，下降了1/3。通过核对表的实施，重大手术后住院患者的死亡率有了40%多的下降幅度（从1.5%下降至0.8%）。

"使用简要而全面的核对表对我们而言是手术中崭新的概念，并非手术组中的每一位成员都乐于尝试。但结果出乎意料，各组成为了大力支持者"，制定世卫组织手术安全核对表的小组领导人和本次调查报告的主要作者Atul Gawande 博士说。

收集的数据来自7688例患者：采用核对表前的3733例与引进核对表后的3955例。

在高收入和较低收入地区的医院都开展了调查——伊法卡拉（坦桑尼亚）、马尼拉（菲律宾）、新德里（印度）、阿曼（约旦）、西雅图（美利坚合众国）、多伦多（加拿大）、伦敦（联合王国）和奥克兰（新西兰）。在调查中，高收入和较低收入地点的并发症显示出同等幅度的减少。

"这些调查结果具有手术之外的影响，显示核对表可以提高许多医学领域内医疗的安全性和可靠性"，Gawande博士说。"核对表必须极其简短，并经过实际情况的仔细检验。但在心脏护理至儿科护理的专业领域中，核对表或许可以成为像听诊器那样的日常医疗必备物品。"

手术安全核对表由世卫组织于去年开始推荐作为安全行医的指南，此后已在全球获得外科医生和麻醉师等手术室工作人员的承认。

该表只需在手术治疗的三个关键点花几分钟时间即可完成——在进行麻醉前、在切开皮肤前以及在患者离开手术室前。该表旨在确保安全实施麻醉、适当预防感染、手术室工作人员有效的团队工作以及术前后的其他基本医疗措施。

"核对表立即获得了好评，而在试点医院开展的调查意义重大，这将有助于我们实现本年底以前在全世界2500个医院中运用手术安全核对表的目标，"世卫组织世界患者安全联盟主席和英格兰首席医务官Liam Donaldson 爵士说。

目标解读四、执行手卫生规范，落实医院感染控制

世卫组织于2005年10月13日在日内瓦总部启动全球患者安全挑战。提出了《"患者安全"全球行动计划》，即2005—2006年全球患者安全挑战的主题是"清洁卫生更安全"。首项内容就是检查《WHO卫生保健中手部卫生准则（最新草案）》执行情况，其次是加强血液安全，三是加强注射和免疫安全，四是加强水、卫生设施和废弃物处理，五是增强临床操作安全性。

据WHO发布的资料表明：血液安全和相关感染，在全球有5%～10%的HIV感染是通过曾输入受污染的血液和血液制品传播的；2000—2001年有70多个国家没有对供血者进行HIV、乙型肝炎病毒、丙型肝炎病毒和梅毒的检测；世界范围检测数据表明，输血程序错误导致ABO血型不符是输血过程中最常见的严重危险。

注射安全和相关感染：被用过的针头刺伤，感染乙型肝炎病毒、丙型肝炎病毒、HIV的危险分别为30%、1.8%、0.3%；2000年在转型期国家和发展中国家，因未经消毒即再次使用注射器或针头的注射所致感染，占全部感染的1.5%～69.4%。

手术室是进行手术治疗和抢救患者的重要场所，手术室安全常规的好坏直接关系着患者的生命安全，也影响着治疗质量的提高。只有建立一套完整、有效的护理常规措

施，才能使护理人员自觉地用法律意识约束自己，强化安全护理意识，严格遵守各种规章制度和操作规程，不断提高护理安全质量，防止差错事故的发生。

提高手术室护理人员对手术患者识别的准确性，严格执行三查七对制度，在手术室工作中尤为重要。完善关键流程识别措施，即在各关键的流程中，均有患者识别准确性的具体措施、交接程序与记录文书。手术室中关键流程识别包括手术患者及手术部位的识别。手术患者及手术部位的识别具体措施有：（1）术前一日以前由病房医生开出相关患者的手术医嘱；（2）病房主班护士核对医嘱后于上午10：00之前准确录入计算机系统，注明手术患者的姓名、床号、病例号、术前诊断及可能的手术名称（包括手术部位）；（3）手术室专门护理人员查看计算机手术排班系统，确认各科手术医嘱已全部录入；（4）麻醉科住院总医师排班：安排各科手术术间和各术间的麻醉医生；（5）手术室专门护理人员打印出手术医嘱，根据手术医嘱填写手术患者接送单，并反复核对准确后按术间挂在护士排班表上；（6）夜班护士再次核对手术患者接送单和手术医嘱；（7）术日晨由卫生员拿手术患者接送单去病房接各术间的手术患者；（8）卫生员将手术患者接入手术等候室，夜班护士仔细核对手术医嘱、手术患者接送单和病例首页并根据病例确认手术患者和手术部位后再由卫生员送入各术间；（9）巡回护士进入术间后首先要仔细核对手术患者接送单和病例首页，并根据病例核对患者姓名、床号及手术部位；（10）麻醉医生核对完患者姓名、床号、手术部位及特殊情况后巡回护士方可进行输液等操作。

一、手术相关记录文书及交接

1.手术结束前巡回护士必须在手术器械记录单上详细记录手术患者的姓名、病例号、床号等一般资料（姓名、病例号必须与病例首页完全一致），手术起止时间，无菌包监测，药物过敏史，术前诊断，实际手术名称，术毕皮肤情况，手术过程中的输液量、输血量、尿量、血压、脉搏，输液管、尿管、引流管，术前皮肤情况等护理内容。

2.器械、敷料清点无误后准确记录并由洗手护士和巡回护士共同签名，主刀医生或第一助手确认后签名，夹在病历中。

3.交接

巡回护士将手术患者的一些特护情况：如所带输液（血），尿管、引流管情况，术前、术后皮肤情况，衣物及带入手术室的其他物品详细记录于交接班本上，由卫生员在送患者的同时将交接班本交给病房、ICU中该患者的主管护士，由主管护士查对签字后再由卫生员带回术间。

二、手术按等级划分是确保患者安全的措施

手术等级的划分很有必要。有些疑难手术需要技术水平较高的医生承担，因此就涉及医生的资质认定问题。各级医院对此应有严格规定，哪些医生可以做哪些手术都有详细规定。这种划分对于保障手术患者安全是非常有意义的。

教学医院肩负着带教的任务，对实习生的培养面临很多困难。患者不会同意由实习

医生给自己做手术，但是医学作为一门实践性非常强的学科，每位医生的成长都不可能跳过实习阶段。所有没有获得职业医师资格证书的医生，都不允许直接从事临床一线工作。此外，各级带教老师要对学生或者低年资医生的行为负责。为了解决医生实习与患者安全之间的矛盾，模拟提供先训练常规的有创检查、涉及患者隐私的检查以及危重患者的抢救，实习医生都可以通过模拟人来进行操作练习，这对年轻的实习医生以及低年资医生有很大的帮助。

术前手术医生一定要看患者，同时参与患者治疗方案的讨论和制定，术前要与患者充分沟通。住院患者的各种检查资料都可以通过院内的计算机系统进行共享，医生在手术室也可以随时调阅患者的相关数据，这可以有效避免患者资料遗失和混淆。

手术前的交接、核查等程序实际上涉及院内的诸多环节，医院要管理好，首先要抓住有缺陷的环节。除了医生，主管护士也要对患者的情况、治疗方案、施行的手术有充分的了解。此外还有麻醉医师、手术接送人员、手术室护士也要对患者进行再次的确认，全面保证患者的手术安全。

我国早期的医院感染控制制度已将手卫生作为控制医院感染的措施之一，提出洗手是控制医院感染最简单、最有效的方法。并于2004年2月启动了医务人员手卫生项目的活动，中国医务人员手卫生标准及指南也将出台。各级医疗机构应将医务人员手卫生活动与患者安全联系起来，广泛的、系统的、持续的开展医务人员手卫生活动，增加必要的洗手和手卫生设施，有计划地开展医务人员手卫生的培训，采取必要的干预措施以提高医务人员洗手依从性，有效降低医院感染，保证患者安全。

另外在医疗质量安全管理中医院感染流行病学的监测是重中之重，是医院感染管理工作的基础。监测质量是反映医院管理水平的重要指标。我国开展医院感染管理工作20年来，虽有了长足的进展，但医院感染监测工作仍与发达国家有较大的差距，各级医疗机构应认真落实原卫生部《医院感染管理办法》中的相关规定，医院感染管理部门应认真履行职责，对有关预防和控制医院感染管理规章制度的落实情况进行检查和指导；对医院感染及其相关危险因素进行监测、分析和反馈，针对问题提出控制措施并指导实施；对医院感染发生状况进行调查、统计分析，并向医院感染管理委员会或者医疗机构负责人报告；对医院的清洁、消毒灭菌与隔离、无菌操作技术、医疗废物管理等工作提供指导；对传染病的医院感染控制工作提供指导；对医务人员有关预防医院感染的职业卫生安全防护工作提供指导；对医院感染暴发事件进行报告和调查分析，提出控制措施并协调、组织有关部门进行处理；对医务人员进行预防和控制医院感染的培训工作；参与抗菌药物临床应用的管理工作；对消毒药械和一次性使用医疗器械、器具的相关证明进行审核；组织开展医院感染预防与控制方面的科研工作；坚持科学的发展方向，以医院感染控制为切入点全面促进医疗质量的提高。

手术室里另外一个卫生隐患来自于手术器械的清洗与垃圾的处理，在医院管理年的督导中发现，有的医院对手术器械的清洗不规范，清洗后的器械上还有血迹，垃圾的处理也不到位，这是非常可怕的。这些情况能够发生，是因为医院疏于对手术室与废弃物的管理，废弃物中的病菌很容易传播。所以，制定《2007患者安全目标》的时候，特别将手术后废弃物的处理问题提出来，医疗垃圾如果按照普通垃圾处理，很可能造成再生污染，所以医疗垃圾要求在48小时之内必须清除。医院可以将废弃物卖给有相应资质的废品收购单位，由这些收购单位将废弃物统一焚烧。值得注意的是，医院的废弃物必须经过前期处理才能作为医疗垃圾卖出，比如有些器材要经过消毒，腔镜要先处理干净，防止交叉感染。

目标解读五、特殊药物的管理，提高用药安全

因临床用药发生的风险是影响患者安全的主要因素，并且这些不安全因素是多方面的，因此必须引起高度重视。医院的用药安全包括：药库购进药品、保存养护、分发。

医师诊断疾病、处方药品、药房调剂发药。住院患者用药（正确执行医嘱、配伍禁忌等）；门诊患者用药（用药教育、用药依从性）；护士执行医嘱的全程：用药过程是由复杂的流程、技术和人际互动所组成，其中包括许多不可预知的风险（意外风险），质量合格的药品不等于用到患者身上是安全的。患者用药安全涉及的层面和范围相当广泛和复杂，医师、药师和护师是各自独立而又密切合作的职业人群，共同担负着为公众健康服务的责任。全体医务人员必须以谨慎和积极的态度，防范用药过程中潜在的危机发生，为患者营造一个安全的用药环境。

安全用药是保障患者安全的关键。用药缺陷可能造成严重后果及损失，提升患者用药安全是患者安全的重要目标之一。提高病房与门诊用药的安全性，注重患者安全、降低用药错误是近年来世界卫生组织最为关注的热点问题，也是卫生部、中国医院协会十分关注的问题。8条措施帮助医务人员分析用药失误的原因，致力提升患者用药安全性。医疗实践对患者安全的危害不会随医院诊断治疗技术的进步而自然减少，无论在大医院还是小医院，患者用药是否安全，关键是医务人员能否严格执行各项基础制度。

用药安全是系统工程：保障用药安全是医务人员的共同责任。医师的责任是诊断、处方、计算机输入（治疗方案、处方开具）。药剂师的责任是调剂药品，审核调配、用药交代。护师的责任是，正确地执行医嘱用药。以上3者有效沟通、配合才能确实保证用药安全。另外需从质量管理系统、流程和个人行为3方面加强。即用药安全质量管理系统设计；服务流程标准化；程序标准化，避免药品名称混淆引起差错；人员行为因素，以患者为中心，避免医疗行为失当。任何环节有闪失，都会危及患者安全。

药剂科把好药品质量关，严格的药品质量管理体系，确保患者用药安全，避免用药错误，是药学专业技术人员义不容辞的义务与责任。建立患者用药安全体系，制定患者用药安全管理机制，建立完善的药物不良反应监控通报制度。

药事管理委员会、药剂科发挥功能作用，进行用药安全的全程监管。围绕患者用药安全这一核心内容，药剂科分析汇总日常工作中发生的意外给药事件，找出服务流程中存在的不良影响因素及缺陷。管理好药品的效期、储存、拆零、调剂、用药咨询、用药教育等各个环节，采取一系列的相应措施进行改进，每一细节都尽量杜绝存在的药品安全隐患，保障患者的用药安全。

药物按照系统分类存放，药物与标签一一定位对应，外用药用红色边框的标签。定期（每月1次）清洁药柜和冰箱，使药物始终在清洁的环境中储存、养护和发放。每天监控记录药房(库)温湿度和冰箱的温度。房间温度保持在10～25℃，相对湿度保持在45%～75%，冰箱冷藏温度控制在2～8℃，如有异常，分析原因并及时采取处理方法。同时记录超出规定范围的日期、查找原因和处理方法以及监测人签名。为监测冰箱是否24小时(夜间、节假日)运行正常，在冰箱冷冻层放置盛满水的透明小瓶，水冷冻后瓶口放置1枚硬币，如冰箱在无人值班时曾发生过故障（停电等原因），硬币位置会发生变化，提示曾经有故障发生。这些细节可确保药品储存的环境符合规定，从而真正保证了药品的质量。

为了防止相似药品的混淆错发，根据平日工作中经常容易拿错的药品品种，归纳制定相似药品目录表：品名相似药品如安博维片（厄贝沙坦）、安博诺片（厄贝沙坦/氢氯噻嗪）等。包装相似药品如泛捷复胶囊（头孢拉定）、施复捷片（头孢丙烯）。成分相同，生产厂家不同的药品如：安斯菲肠溶片（雷贝拉唑）、波立特肠溶片，格华止片（盐酸二甲双胍）、盐酸二甲双胍片等。成分相同，规格不同的药品如：吉诺通片120～300mg、可乐必妥片0.1～0.5g；在药品存放处留置4种不同类型的醒目标签提醒药师注意：品名相似药品、包装相似药品、成分相同厂家不同的药品、规格不同的相同药品。通过这些措施，可大大减少配药人员错拿药品的几率。

风险药品的管理：对于一些高浓度、高风险药物，如10%KCl溶液、10%NaCl溶液，在存放位置贴上红色醒目标签，随时提醒配药人员注意此类高风险药物，调配时特别注意。胰岛素种类多，如果错发给患者后果严重。区分不同类型的胰岛素，把不同种类的胰岛素在冰箱中分区摆放，分别贴上混合胰岛素、中效胰岛素、短效胰岛素和长效胰岛素等标签。所有这些管理措施都体现从细节着手，从而形成药房的药品质量安全的保证体系，诠释患者用药安全的原则。

处方审核：《处方管理办法》 第三十一条，具有药师以上专业技术职务任职资格的人员负责处方审核、评估、核对、发药以及安全用药指导；随着科学技术的发展，新药不断推出，为疾病的治疗带来了更多的选择。患者联合用药品种数也呈增加趋势，其中的不合理用药现象与不良反应的发生也随之增多。医院信息管理系统安装合理用药软件，对患者处方、用药医嘱实行药物相互作用进行网上实时监控分析，旨在降低不合理用药的发生率，为临床提高合理用药水平提供科学依据。审核处方是否存在配伍禁忌、相互作用、重复用药，警示潜在危险处方。

医院处方集：《处方管理办法》第十五条，医疗机构应当根据本机构性质、功能、任务，制定药品处方集。医院定期出版、更新处方集，便于临床医师用药参考。处方集内容：适应证、通用名、剂量、剂型、注意事项、不良反应、禁忌证、相互作用；新药、危险药物、特殊药品应有详细说明。

口服药中心摆药质量控制：制订减少污染、防止药品变质失效质控标准以保证药品质量、确保患者用药安全；建立健全各项管理制度和实施标准操作规程，实施制度化、规范化的管理；实行中心摆药（单剂量调剂）。药品拆零有容器、工具清洁、消毒制度；

分装制度；卫生制度。制度化、规范化的质量管理，确保口服药品质量，使患者用药安全、有效。

静脉输液混合配置：输液安全管理，审核处方，杜绝配伍禁忌，严格无菌操作。风险控制管理；针对静脉输液混合配置工作流程每个环节中可能存在的风险，在各个方面建立健全规章制度、操作规程、明确岗位职责；从环境质量、配置过程、人员培训、操作规范，实现全面质量管理。

注重药物治疗临床终末环节：药品用于临床治疗的终末环节，在管理上不同程度地存在被忽视的状况，可能是医院用药安全管理的薄弱环节，甚至导致出现监管盲区。因此，在做好用药安全管理的同时，尤其对终末环节要特别关注，针对管理中存在的问题，及时采取解决措施，以确保临床用药安全有效。护士应用计算机进行医嘱输入，由于护士对计算机操作及应用软件功能掌握不完善以及管理上存在的不足，可能发生某些医嘱输入错误，会以药品差错的形式表现出来，导致对患者用药安全的威胁，影响医院的品牌形象。应及时对该缺陷进行分析，并提出相应的防范对策。

加强对院内流通药品的监督管理：病房小药柜为临床抢救患者而设，由护士负责管理。因护理人员未接受过药品质量安全及知识系统规范的培训。在药品的保管中，药品变质、被污染、过期失效及药品储存时间过长等情况时有发生，这给患者用药带来不安全因素。建立病房小药柜药品质量管理制度并严格执行，保证用药终端的药品质量。购入药品合格不等于用到患者身上的药品是合格的，要保证用药终端药品合格，很重要的一个环节是病房小药柜。药学专业技术人员对小药柜进行检查，重点是药品的有效期、储存时间、外观、性状及药品的储存条件等，发现问题及时与有关部门联系解决。定期检查发现的问题：药品未按要求储存，未及时检查更新过期药品，用药无"先进先出"的概念；未注意药品变质情况。通过建立、完善管理制度使病房小药柜中药品质量得到保证，使药品在医院流通过程中始终处在质量监督控制中，保证患者的用药安全。

目标解读六、临床"危急值"报告制度

危急值通常指的是检验结果非常异常，当出现这样的检验结果时，患者可能已处于危险边缘，临床医师如不及时处理，有可能危及患者安全甚至生命。这种可能危及患者安全或生命的检验数值称为危急值（critical values），危急值也称为紧急（panic）或警告（alert）值。

中国医院协会评价评估部王吉善、张振伟两位同仁在关于《2007年度患者安全目标》中明确提出"建立临床实验室危急值报告制度"。在美国，20世纪70年代就开始有这一制度，在我国引起重视并开始建立也只是近5～6年的时间，目前仍有许多问题需解决，其中包括认识问题和应用问题。

对于"危急值"或其他重要的检验结果的记录要求，是为了确保"危急值"报告的准确性，避免口头报告所产生的误差。在临床中，"危急值"的数值不仅直接指导着临床用药，而且关系到患者的生命安危。如患者血钾浓度过低或过高时都必须及时抢救，

否则将发生猝死，类似检验结果的记录必须准确、可靠。临床上，往往由于某些原因，检验结果不能及时被记录，医生多采取事后"补记"的方式，由于不及时记录缺乏客观性，而且容易遗漏。因此，按照措施之相关规定正确记录重要检验结果，对于保障患者安全尤为重要。

临床实验室、检验科虽然是临床二线科室，不直接与患者接触，但所提供检验结果却直接关系患者的安全，因此要确保患者安全的要求，临床实验室就要建立危机值报告制。所谓检验"危急值"，是指当试验结果出现时，提示患者可能正处于有生命危险的边缘状态，此时如能给予及时、有效的治疗，患者生命可以得到挽救或有效的改善，否则，有可能出现不良后果，因为这是一个危及生命的试验结果，所以把这种试验数值称为"危急值"。

"危急值"的制定。

危急值应该由临床实验室与临床医师共同商定决定，制定时必须考虑到该医疗机构服务对象及抢救需求，同时结合本医疗机构临床实验室的检测能力和检测系统。因为危急值的制定必须考虑两个基本问题，即确定危急值项目的范围及危急值水平。

危急值可因服务对象的不同而有不同的要求，例如一个三甲医院和一个一级医院，不能要求有一样数量的危急值项目；又如一些专科医院和综合医院也不一定有同样要求。危急值数值受不同检测系统（仪器、试剂、校准品等组合的统称，不同实验室可能采用不同的方法、仪器、试剂）的影响，检验结果会有差异，所以并不要求同一检验项目不同实验室必须相同。

除上述因服务对象不同，危急值项目不同医疗机构可以不同外，还应考虑到另外的需求，本来危急值是可能危及患者安全或生命的检验数值，但有些异常的检验结果虽不至于立即危及患者生命，但也有可能对生命带来威胁，这样的数值也往往列入危急值范围，如淀粉酶测定、白细胞计数等；还有一种情况，如发现一类传染病的病原体；还有如突发性事件的一些检验（如群体性食物中毒）也须考虑，或做应急处理，但必须有应急预案。所以一切都必须从医疗机构实际需求、"以病人为中心"、确保医疗安全这一目的出发。但又要防止"危急值"定得过宽，既给工作带来忙乱，又可能出现危急值不危急的情况。

1."危急值"项目、范围

各级医院应根据医院的实际情况制定出"危急值"项目，一般应包括血清钾、钠、氯、钙、镁、血糖、尿素氮、肌酐、淀粉酶、尿胰蛋白酶原II(定性)、肌钙蛋白(定性)、肌酸激酶同工酶、二氧化碳结合力等。

2.建立检验科"危急值"报告制度

要求每个工作人员熟练掌握各种危急值项目的"危急值"范围，了解其临床意义；当"危急值"一旦出现，就应当由该项目检验者在确认仪器运转正常情况下，立即复检，复检结果无误后，将该项目危急检验结果紧急通知负责治疗的医护人员，无论平诊、急诊，都应立即报告给临床，并做好相应的危急值报告记录和相关人员的签字，并简要询问患者情况及采样时的用药情况。记录应有以下内容：患者姓名、性别、年龄、科别、住院号、临床诊断、申请医生、检验项目、检验结果、收到标本时间、报告时间、检验报告者、通知方式、接收医护人员。做好室内质量控制，保证检验结果准确性，不能发不放心、有疑问的检验结果。保存好所有有关"危急值"资料，包括试验结果记录、报告记录以及接受报告人签名，室内质控记录都应在内。操作手册中应包括"危急值"试验的项目操作规程及"危急值"范围。对有关危急值的工作要定期检查总结，每年至少有一次总结。

3.确定"危急值"项目报告范围及临床意义

一是加强了与临床的沟通，增强了检验人员的责任心。当危急值出现时，检验人员会按制度认真分析检验结果，并及时主动与临床联系，加强了检验工作人员的主动性、责任心，密切了和临床的关系，减少了矛盾，更重要的是由于与临床的及时沟通使一些患者得到了及时的救治。

二是提高了检验人员的理论水平，增强了理论与实践的结合。当危急值检验结果出来后，要结合临床诊断进行分析，分析的过程就是一个学习的过程，只要长期坚持下去，一定会全面提高检验诊断水平、参与临床诊治的意识，也会间接提高检验人员在临床医务人员心中的地位，增加临床对检验科的理解和信任。

另外，应注意由于人体的复杂性及其他实验因素的影响，危急值至少会受到下列因素的影响：患者年龄(新生儿、儿童、成人)、性别、种族等不同人群的危急值界限会有可能不同；不同部门如门诊、急诊室、手术室、重症监护室等所用的危急值项目及危急值都有所侧重；不同的检测方法可能有不同的参考值范围，会影响到危急值的具体界限。因此，不可能有一个统一的危急值项目，适合本科室患者整体的合用。

在"危急值"临床实际应用过程中，不同性质的医院有不同的危急值。同时，由于检验样本的分析前段并不都能由临床实验室所控制，故有时出现的"危急值"并不是患者的实际检验结果，患者并无相应危急症状。

4.出现危急值的处理

当出现上述危急值时，在确认仪器设备正常的情况下，立即复查，复查结果与第一次结果吻合无误后，立即电话通知临床，并在《检验危急值结果登记本》上详细记录，记录检验日期、患者姓名、病案号、科室床号、检验项目、检验结果、复查结果、临床联系人、联系电话、联系时间（min）、报告人、备注等项目。临床医生接到电话后首先考虑两点：一是该结果是否与临床症状相符；二是如果临床症状不符，样本的留取是否有问题？如需要，马上重留标本，免费复查。

5.危急值临床应用的意义

（1）增强了检验工作者的责任心：危急值制度的建立促进了检验工作者对异常结果及时进行分析复查，并及时与临床医生联系。减少了懒散情绪，加强了检验工作者的主动性、责任心。

（2）提高检验工作者理论水平和临床实验室的学科地位：临床实验室的作用是为临床科室提供及时、可靠的检验信息。当出现危急值后，检验人员将结合临床诊断对检验结果进行分析，这也是一个学习的过程，长期坚持下去，会提高检验工作者的诊断水平和主动参与临床诊断的意识。由于危急值制度的建立，临床医生大大减少了对检验工作的抱怨，增加了对检验科的理解和信任，临床实验室的地位也得到了提高，检验医学得到了发展。

（3）增强了服务临床的意识与沟通技能。当出现危急值并复查无误后，检验人员必须第一时间与临床科室联系沟通，可增加检验与临床的沟通机会，变被动为主动。最重要的是，由于及时沟通使一些患者得到了及时有效的救治。

（4）加强与护理中心的沟通。标本留取质量的好坏，直接决定检验结果的准确性。有些标本危急值的出现，是由于标本留取过程中存在问题造成的。为避免此类情况发生，检验科必须加强与护理中心的沟通，护理中心每周都会到检验中心了解上一周标本留取的质量问题，从源头解决标本质量问题。同时，临床实验室也有责任和义务帮助和培训护士如何正确留取标本。

每个检验项目均有各自的正常参考范围或正常参考值，如果检验结果超出了正常参考范围，一般称之为异常结果。临床检验"危急值"是异常结果中的特殊情况，其特点是与正常参考范围偏离较大，其偏离程度足以提示患者生命处于危险状态。此时，如给予及时有效的救治，患者转危为安的概率将会大大提高。临床检验"危急值"报告的重要性主要体现在能够及时将可提示患者生命危险的检验信息告知临床医生，并确保患者能够得到及时有效的救治。并非所有的检验项目均有必要建立"危急值"，针对同一个检验项目，不同人群的"危急值"也会有所差异。因此，各医疗机构应结合各自的实际情况建立科学合理的"危急值"，不可照搬照抄，否则可能会产生负面效果。在临床实践过程中，很多检验项目需要建立相应的"危急值"，此处仅以一个项目的"危急值"加以说明。例如，成人血清钾的正常参考范围是3.6～5.0mmol/L，其"危急值"可定为≤3.0mmol/L或≥5.8mmol/L。如果某成年患者的血清钾检验结果≤3.0mmol/L或≥5.8mmol/L时，应立即启动"危急值"报告制度（此处"危急值"仅供参考）。需要进一步说明的是，"危急值"报告制度的建立、"危急值"确立的科学性、报告的及时性、记录的完整性，各环节都十分关键，不可偏废。建立临床检验"危急值"报告制度十分重要，严格执行更为重要。为了确保该制度能够得到严格执行，首先需要通过广泛培训和告知，确保检验人员与临床医护人员熟知"危急值"报告制度，并对"危急值"高度重视，然后需要进行多种方式的日常监督和管理。例如，可不定期对既往患者的检验结果进行复习，尤其要关注急诊科、手术室、各类重症监护病房等部门患者的检验结果，以核对有无"危急值"漏报的情况发生，并公示每次检查的结果，以期达到警示目的。另外，在条件允许的情况下，应积极建立实验室信息系统（LIS），利用信息技术协助医务人员更好地执行临床检验"危急值"报告制度，造福患者。

当危急界限值一旦出现，就要求检验科人员紧急通知负责治疗的医护人员，医生在接到通知后，应立即开始采取有效的治疗措施。所以，从危急值的出现到对患者进行治疗，要采取一系列紧急措施。制定出具有危急值意义的试验项目和界限值，以及一系列应该采取的措施，并使其制度化、规范化，是非常重要的。

危急值不仅仅是临床实验室的事，是保障医疗安全的一个重要组成部分，所以危急值一旦确定，应有医务处等管理部门发布执行，并成为医疗质量考核的一个组成部分。

表8.1为危急值的示例，供参考。

表8.1　危急值（示例）

项目名称	单　位	低值	高值	备注
白细胞计数	$\times 10^9$/L	2.5	30	静脉血、末梢血
血小板计数	$\times 10^9$/L	50		静脉血、末梢血
血红蛋白	g/L	50	200	静脉血、末梢血
血球压积	%	15	60	静脉血、末梢血
PT	s		30	抗凝治疗时
APTT	s		70	静脉血
纤维蛋白原	g/L	1	8	血浆
血糖	mmol/L	2.2	22.2	血清
血钾	mmol/L	2.8	6.2	血清
血钠	U/L	120	160	血清
血钙	mmol/L	1.75	3.5	血清
胆红素	mmol/L		307.8	血清（新生儿）
肌酐	μmol/L		530	血清
尿素	mmol/L		35.7	血清
血氨	μmol/L		176	血浆
血乳酸	mmol/L		5	
淀粉酶	U/L		正常参考值 上限三倍以上	血清
血清渗透压	mOsm/kg	255	330	血清
COHB			70	静脉血
血气				
pH		7.25	7.55	动脉血
PCO_2	%	20	70	动脉血
PO_2	mmHg	45		动脉血
HCO_3	mmHg	10	40	动脉血
氧饱和度	%	75		动脉血

此外如一类传染病的病原体，血液、脑脊液、胸腹水等标本中发现病原微生物时，亦必须迅速报告检验结果。心脏标志物(如cTnT或cTnI、CK－MB)等出现异常结果，也应及时与临床联系。血药浓度测定达到中毒水平时，毒物检测阳性时，有些检验项目如抗HIV阳性，由于要对患者做相应处理，也应迅速报告结果。

目标解读七、防范与减少患者跌倒、坠床等意外事件的基本情况

提高护士防范护理风险的意识和能力，降低护理风险。当今，"医疗护理风险无处不

在"已成为医疗界的共识。应培养护理人员对风险的识别及评估能力，提高护理人员的风险管理意识，落实护理风险的管理制度，对风险事件的高危人群、风险事件易发环节加强管理。因完善的风险管理制度是护理人员做好风险管理的前提，而认真落实各项制度是患者安全、医务人员安全的根本保证。 具体方法是以风险管理理念为指导，完善相应工作制度，改进工作流程，制定护理风险的防范措施及应急预案，加大风险的监控，只有这样，才能降低护理风险的发生率。

如何减少患者跌倒的风险：首先，应评估患者的危险因素，确立跌倒的高危人群。对婴幼儿、高龄体虚的患者、以往有跌倒史、定向障碍、自主活动受限、服用镇静剂、视力下降、排尿排便频繁者，久病下床及随时有晕厥可能的患者均应特别予以关注，做好警示标记，病室、患者床头悬挂易跌倒的警示牌。医生、护士共同对患者及家属进行宣教并采取预防措施，避免患者跌倒的发生。

其次，创造安全的病室环境，降低跌倒的发生。地面材料应防滑，保持干燥，行人通道通畅、病室及走廊应安装扶手，拖地时应设警示牌，保持足够的照明灯，选用合适高度的床和座椅，并保持良好的功能，厕所、浴室应安装扶杆，便于站起来时借力。

再次，加强患者及家属的健康教育，包括个人的防护及预防跌倒的知识。对于医嘱有跌倒危险的意识模糊的患者，需有人陪伴，并放置护栏。

合理调配白班、夜班护理人力，加强巡视，随时了解和满足患者的需求。信号灯、常用物品放置在随手可及的地方，必要时协助患者上下床、用餐、上厕所等。

目标解读八、防范与减少患者压疮的基本情况

首先，护理人员运用临床上常用的量表Norton Scale、Braden Scale、Waterlow Scale，对患者进行评估。造成压疮的内在因素有循环、呼吸不稳定、运动功能减退和感觉功能障碍、低蛋白血症、贫血、皮肤生理异常等；外在因素为压力、剪切力、摩擦力以及潮湿。评估分值在危险范围内的患者，应采取积极的针对性的预防措施，才能有效地预防压疮的发生。特别强调的是护理人员应重视压疮的预防重于治疗的理念，压疮发生或跌倒的控制关键是预防，而预防的关键在于预测，对压疮及跌倒危险因素评估，必需根据患者病情的变化随时进行再次的评估。采取积极、有效的防范措施。

其次，积极有效的预防措施包括，提高护理人员对预防压疮及跌倒的认识，组织护理人员学习有关知识，增强责任感。患者在住院期间，护士工作中做到"六勤"：勤观察、勤翻身、勤按摩、勤擦洗、勤整理、勤更换。每班切实落实，避免皮肤局部组织长期受压，避免摩擦力和剪切力的作用，避免局部潮湿等不良刺激，并对皮肤情况严格交接班，有压疮危险的患者应建立翻身卡，合理使用预防压疮用具，改善患者机体营养状况，向患者和家属介绍压疮发生、发展及预防、治疗护理的一般知识。

最后，要求护理单元对可能跌倒的患者要随时注意或留陪床，并列入交班内容之中。患者转科时记录随同患者转入下一科室。这种制度的实施可以从根本上改变管理者和被管理者之间的关系，使管理工作变被动为主动。在护理过程中，护理人员的责任心

和相关制度的落实是预防的重要因素，预防过程必须是全体医护人员的共同努力，从思想上重视，认真细致地做好患者住院期间各个环节预防性护理，才可以有效地预防和杜绝压疮发生。

目标解读九、妥善处理医疗安全（不良）事件的基本情况

医疗不良事件报告制度在我国尚未完善。根据《医疗事故处理条例》，医疗不良事件可以理解为医疗事故及非事故性医疗损害，如医疗意外和并发症。美国将医疗不良事件定义为由医疗导致的伤害。与疾病的自然转归相反，其延长了患者的住院时间，导致了残疾，或者两者皆有。产生医疗不良事件的原因包括疏忽和非疏忽。由疏忽导致的医疗不良事件是在医疗护理过程中医护人员违反执业者被期望的标准而导致，相当于医疗事故。很多发达国家已建立了完善的意料不良事件报告制度。医疗不良事件报告对于发现不良因素、防范医疗事故、保证医疗安全、促进医学发展和保护患者利益是有益的。因此，建立医疗不良事件报告系统，鼓励主动报告医疗不良事件是今后医学发展的必然趋势。

一、建立与完善医疗不良事件报告制度

2002年9月1日，原卫生部颁发了《重大医疗过失行为和医疗事故报告制度的规定》。但在具体执行过程中，仍有许多偏差。

许多医院管理者认为，医疗纠纷暴光是"家丑"，不论是不是医疗事故，加之媒体不恰当的过分渲染，都会对医院造成负面影响，因此医院担心医疗纠纷的公开会影响到医院的正常工作秩序和业务量。目前对于医疗机构的评价体系中，将是否有医疗事故作为一票否决的主要指标。担心医疗纠纷结果公开化后造成不好的社会影响，对今后的医疗纠纷处理产生负面效果。由于医疗事故争议管理信息系统尚未全面展开，使得医疗事故争议及其处理结果的报告难以规范化和科学化，给统计资料带来一定困难。目前很多发达国家把医疗不良事件的发生和处理公开化，建立了一套较为完善的医疗不良事件报告和管理系统。这表明医学发展已进入了理性思考阶段，其最终目的是发现、分析医疗服务行业中存在的不安全问题，找出那些容易因个人差错而影响全局的不良因素，进而有效地预防医学不良事件的发生，这也是医学健康发展的需要。

二、主动报告医疗不良事件的益处

（一）通过建立医疗不良事件报告制度，鼓励主动报告医疗不良事件，可有效地避免医疗缺陷。医疗事故本身作为一个很好的信息资源，通过规范的信息渠道，将使每个医疗机构得到共享，使医疗机构和医务人员从他人的过失中、其他单位处理医疗纠纷的教训中，找出值得借鉴的东西，以便在自己和本医疗机构的活动中不再犯同样的错误。同时也学会搜集、分析并利用医学情报信息，提高从失败中吸取教训的能力，才能提高医疗质量，减少医疗纠纷。

（二）建立医疗不良事件报告制度，主动报告医疗不良事件，是医院进行医疗责任

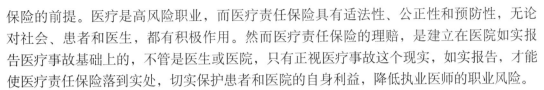

保险的前提。医疗是高风险职业，而医疗责任保险具有适法性、公正性和预防性，无论对社会、患者和医生，都有积极作用。然而医疗责任保险的理赔，是建立在医院如实报告医疗事故基础上的，不管是医生或医院，只有正视医疗事故这个现实，如实报告，才能使医疗责任保险落到实处，切实保护患者和医院的自身利益，降低执业医师的职业风险。

（三）主动全面报告医疗不良事件有利于卫生行政部门对所管辖区域内的医疗纠纷或事故的发生率有宏观的认识，分析发生的原因，从而制定有效的预防措施。

（四）主动报告医疗不良事件可以增加医疗水平和服务的透明度，报告的目的是从这些事件中寻找规律，总结经验教训，更好地防范任何事情。只要掌握了规律，才能有预防的方法，及时地上报不良事件。这也是患者法制观念增强的必然趋势，有利于促进医疗行业从严格按照执业标准入手，使医疗纠纷的解决步入法制轨道，从根本上持续改进医疗质量，减少医疗不良事件的发生。

目标解读十、患者参与医疗安全的基本情况

医疗安全是医患双方共同的责任，充分体现患者的权利与以患者为中心的服务理念。让大众和患者参与患者安全，医院首先要主动政务公开，公开告示患者，本院接待患者投诉的主管部门与投诉的方式及途径，尤其对重大安全事件及时通报（新闻发言人），形成正确的舆论导向。

医院要用多种形式与渠道向患者、家属、公众进行教育与宣传：从社区开始，进行患者安全的教育，宣传用药安全的知识，弥补信息知识上的空白与不对称，如疾病诊疗的知识。

医院要采取切实可行的措施，提升对患者的知情同意权。使选择权得到确实的尊重，扩大落实的力度。

开展患者安全调查活动，了解医院存在的安全隐患，分析形成与存在的因素，确定患者安全重点目标，制定预防对策。

第二节　构建医院安全文化

希波克拉底誓约：

基于我的能力和判断，病人的利益，我必优先考虑。对病人有害的，都被禁绝缘，我将谨守此际分。

南丁格尔：

勿为有损之事，勿取服或故用有害之药，慎守病人及家务之秘密……

（一）构建患者安全文化（开放、公平、非责备）

1. 在为患者实施任何诊疗活动时，都必须把患者安全放在首位。

2. 当发生安全事件时，先找发生原因，把危害的风险损害降到最低，而不是先找是谁造成的。

3．患者安全是医疗质量改进工作中不可缺少的组成部分。

4．安全文化包括了患者和医务人员。

5．构建安全文化首先要从医院与科主任领导做起。

6．患者安全是全体医务人员的责任，要重视管理系统、设备和人为的因素。

7．发生事件的当时人（患者、家属、医务人员）必须支持和参与调查。

8．医院对医疗安全（不良）事件有明确的处理制度、程序和相关人员职责。

9．调查报告能以安全学习文化为基准，不以惩罚为目的。

10．应用适宜的调查方式进行调查。

11．为员工提供开放、宽松 、安全的环境，放心说清楚事件的全部过程。

12．对患者安全文化的认识程度调查

（1）没必要：患者安全，浪费时间；

（2）必要时：患者安全事件发生时，才需要做处理；

（3）需要的：建立患者安全管理系统；

（4）主动的：随时发现危害患者安全事件；

（5）积极的：建立和应用风险管理来预防和处理患者安全；

（6）教育员工，知道人为什么是如何犯错误的；

（7）认清医疗是高风险行业，必须依靠团队合作；

（8）由临床人员支持、参与、策划的过程，要比行政命令强制执行更有效。

13．发生医疗安全（不良）事件一定要报告。

14．医疗安全（不良）事件报告系统是开放的、公平的，不责难、非处罚的，并可从中得到学习的系统。

15．改变目前医疗行业的文化必须要有时间。

16．需要医院高层领导和支持，要循序渐进。

（二）领导要支持员工

1．制订患者安全执行准则与责任。

2．对优秀的患者安全工作人员给予支持鼓励。

3．调查患者安全文化的现状与差距。

4．医院领导率先贯彻。

5．推行主管人员随机督导管理。

6．医院层面

（1）建立医院患者安全委员会，要由权威人士与从事诊疗活动的骨干参加；

（2）通过患者安全委员会的成员，来推动每一个科室、部门的活动；

（3）有计划地通过多种形式和途径为患者（住院、门诊）提供安全知识的培训，并监测其成效。

7．科室、部门层面

（1）要选对人 （患者安全委员会成员）；

（2）能够解释患者安全的关联性、重要性和有益之处；

（3）要使成员受到尊重，并具有能力来挑战错误；

（4）成效体现是有好的团队气氛，员工的压力较低，患者因医疗安全（不良）事件招致的损害较少。

8．评价重点：有组织和文化两方面

（1）组织方面：成员的稳定性、领导工作方法的有效性、与团队交流的机会、安全目标是否达到；

（2）文化方面：安全感、互相信任、专业间的互信与学习、个人的发展、团队的学习行为等。

（三）整合与集成风险管理

1．整合与集成：临床与非临床的风险管理组织架构及文件（规章、制度、程序）。

2．风险管理：包括有患者安全、抱怨、医疗纠纷、诉讼以及经济和环境的风险。

3．分析应用：通过对医疗安全（不良）事件报告信息的分析结果，来评估与预测患者安全的风险，用于指导患者安全改进工作。

4．医院层面：公开讨论风险管理和患者安全问题，并能给相关的科室部门提供反馈与支持。

5．科室/部门层面：在为患者做任何治疗前先评估风险。

（1）每一个危险因子都需要进行风险评估，并采取适当的措施把风险减少到最低限度；

（2）将风险评估结果纳入患者安全管理常规，并记录存档。

6．对风险处理的方式

（1）终结（terminate）风险：采取适当的医学措施，可以让风险不再发生；

（2）治疗（treat）风险：当疾病不能承受或对可能的后果无法接受时，就应治疗；

(3)宽容（tolerate）风险：若风险虽大，但影响很小时，就可实施治疗；

（4)转移（transfer）　风险：如利用各类保险等。

7．对风险评估"流程"

（1）故意伤害：首先确认是否存在，若是即应停职、调离，考评等；

（2）能力评估：确认是否存在超范围执业和技术能力胜任的问题；

（3）制度和程序评估：是否偏离了明示的诊疗常规、操作规范、安全标准、临床路经等制度和程序，必须要有确凿的证据，被证实在诊疗活动的过程中是否采取了不正当的危险行为，如存在再次发生的重复事件，则应评价其岗位任职的适宜性；

（4）环境评估：制度和程序中是否存在缺陷；在培训、教育、督导中是否存在缺陷；医院风险评估管理是否存在缺陷；信息传递、通报中是否存在缺陷；人员任职资质、能力评估中是否存在缺陷；服务执业范围授权中是否存在缺陷；设备设施的缺陷；

（5）医院管理体系评估：从每一个事件（了解事件的性质、严重性、造成的后果、采取的行动等）都可以在医院管理系统、规章制度和程序中找到存在的缺陷、问题与答案。

（四）　鼓励通报安全（不良）事件

1．通报安全（不良）事件包括：已经发生过的事件、已经被防止的事件、可能要发生的事件3个方面。

2．医院有医疗安全（不良）事件报告的制度，并且成为医疗质量管理的重要制度。

3．建立全院统一的医疗安全（不良）事件报告系统。

4．通过报告的患者安全（不良）信息的分析，来了解、分享、学习与改进。

5．报告的方式可采取多种形式，如书面、信函、传真、电报、E-mail等。

6．积极鼓励科室部门与全体员工（不论职别、岗位、对象）报告患者安全（不良）事件，要有明确的鼓励／保密政策规定。

7．更要积极鼓励报告可能发生和已被防止发生的患者安全（不良）事件。

（五）　让大众和患者参与患者安全

1．主动政务公开，尤其对重大安全事件及时通报（新闻发言人），形成正确的舆论导向。

2．向患者、家属、公众的教育与宣传。

3．从社区开始，进行患者安全的教育。

4．采取多种形式与渠道宣传用药安全的知识。

5．弥补信息知识上的空白与不对称，如疾病诊疗的知识。

6．患者的知情同意权、选择权得到确实的尊重与落实。

7．开展患者安全调查活动。

8．确定患者安全重点目标，制定预防对策。

（六）学习与共同分享患者安全的经验

1．建立与培训"患者安全"管理专（兼）职人员队伍，应具备丰富的专业综合分析能力。

2．对"患者安全"管理专（兼）职人员有授权，职责明确。

3．开展定期与不定期的巡视与督导。

4．制定"患者安全"管理规范／指南。

5．配合"患者安全"事件的调查。

6．收集院内、院外"患者安全" 案例。

7．在科室／部门／系统或跨部门／全院范围内分享　"患者安全"事件根本原因的分析结果与改进措施。

（七）贯彻解决措施，预防伤害发生

1．增强 "患者安全"风险的评估与处理能力（医院、科室、个人）。

2．修订与培训规章制度、管理系统、服务流程，使得缺陷、错误更容易被发现。

3．改善设备设施的有效性与安全性。

4．减少错误的诊疗服务行为用"诊疗常规"指导诊疗行为，用"临床路径"规范诊疗行为。

5．对已发生的缺陷、错误要制定可以执行的解决措施／方案，执行的效果进行再评价、再改进。

附：医院安全文化调查表

医院安全文化调查表

医院名称：　　　　　　　医院等级：三甲 □、三乙 □、二甲 □、二乙 □、一级 □
科别：ICU□、手术室□、医技□、病房□、门诊□、其他□

	提出的问题	a	b	c	d
团队精神	1.1 在本科室，医护人员对工作的意见，可以充分交流和讨论				
	1.2 在本科室能妥善处理医护人员对临床工作中彼此间的分歧意见				
	1.3 当我在工作中遇到困难时，能获得本科室其他医护人员的支持				
	1.4 当其他医护人员在工作上需要我帮助时，我能及时提供支持				
	1.5 医护的团队合作精神强				
安全氛围	2.1 本科室医护人员对患者安全十分关注				
	2.2 我能通过正常的途径反映本科室与患者安全相关的问题				
	2.3 我能通过正常的途径知道本科室及全院与患者安全相关的信息				
	2.4 医院与本科同事都支持和鼓励我报告医疗安全（不良）事件				
	2.5 发现其他人工作中的安全缺陷是绝对不能说的，会影响关系				
	2.6 如我亲属在本科诊疗是很放心的，不用拜托他人				
	2.7 我对工作的意见能够得到反馈				
	2.8 我的工作缺陷与错误，自己能改正，不愿别人知道				
工作满意度	3.1 我很喜欢现在岗位的工作				
	3.2 本科室的安全情况我满意				
	3.3 我科的医护人员有很重视伦理道德				
	3.4 我科是医院的重要组成部分				
	3.5 我更想去其他科室工作和发展				
	3.6 我的工作未能得到其他人员的尊重和支持				
工作条件	4.1 我能够经常从医院与本科获得新的诊疗资讯				
	4.2 医院与本科对员工进行定期培训与教育				
	4.3 我在工作中经常获得上级专业人员的指导				
	4.4 医院对发生医疗安全（不良）事件的处理中，重视教育与帮助				
工作压力	5.1 本科虽很强调患者识别工作，但工作负荷量过大而无法落实				
	5.2 由于我的工作量过大，识别能力受到限制				
	5.3 在疲劳状态下会降低我对紧急情况的应对能力，如紧急复苏				
医院管理	6.1 医院管理部门很关注和支持我科的安全工作				
	6.2 医院管理部门支持我们参与患者安全活动				
	6.3 我曾因主动报告的医疗安全（不良）事件而得到医院奖励				
	5.4 本科人员配置与工作量是匹配的				
	6.5 我能用获得本院医疗安全（不良）事件的资讯，来改进工作				
	6.6 医院对科室和个人发生的医疗安全（不良）事件主要是经济处罚				

		职别	正高	副高	主治	师	士
其他意见		服务年限	≥5	≥10	≥15	≥20	≤20

第三节　医疗风险的预防

要实现确保患者安全目标，首先应当预防和避免医疗风险的发生，医疗风险是患者不安全的因素，而避免了风险就确保了患者的安全，患者安全是患者就医时的基本要求，而满足患者安全的要求是医务人员的责任和义务，也是医院应给予患者和社会的承诺。因此，对医疗风险的预防在落实患者安全目标过程中，就具有了十分重要的社会地位。医疗风险只有防范其发生，才有价值，才能保障患者的安全，如果风险已经发生了，安全就已经没有保证了。近年来，就全世界而言，各种医疗风险事件都呈上升和频发的趋势，因此对医疗风险现象的研究也十分活跃，世界各国及我们国内都出现了一些有影响的理论和实践成果，对待任何问题要深入其本质，掌握其规律，就必须对这一问题进行系统的理论研究，也就是说要把它摆在一个学科的位置去进行研究，才能真正地认清其本质，掌握其规律和预防的方法。

一、定义

人们对事物本质的认识首先要从定义入手，因为合理的定义就反映了当时人们对该事物的认识水平，关于医疗风险的定义目前有如下认识。

狭义的定义：医疗风险是指在医疗过程中可能发生医疗目的之外的危险因素，而这种因素虽然存在，但不一定会造成不良后果；有人称其为"遭受损害的可能性"。这是美国对医疗风险的理解。

广义的定义：由于中西方文化的差异，我们认为医疗风险应当包括医患双方可能面临的或已经发生的风险事件。一般是指已经发生了医疗目的之外的所有不良事件。如药物的不良反应，医疗中的误诊误治或差错事故，及其他相关权益损害的意外风险事件。对医务人员来讲，还应包括自身可能遇到的风险因素，如医患纠纷、医疗危机。

当谈到医疗风险时常常会想到平时所说的医疗安全。有人把二者混为一谈，实际上它们是两个密切相关的不同概念。医疗安全是从管理方面要求，是一个目标，是为了避免和减少风险；风险是不安全的具体事件，而安全是目的，要达到此目的，就要预防和避免风险。风险是具体的、内容广泛的、复杂的一大组具体事件，风险是可以转化和演变的，风险可造成患者生命财产损失，可发生医患纠纷甚至法律问题。

医疗风险虽然是临床上早已存在的现实，由于临床医疗的实践性特点，只要有实践就可能有风险的发生。为什么医疗风险没有像今天这样引起人们的重视？这其中既有医学的原因，也有社会学原因。医疗安全是从管理学的角度，仅作为一般性的要求引起注意，而医疗风险则是从患者、医务人员多个方面进行研究的。我们现在讨论的医疗风险是把它摆在一个大的系统当中，建立一个完整的理论体系，作为一个学科进行研究的。也许有人认为医疗风险仅是医疗过程中的一个意外现象，怎么能称其为一个学科呢？实际上不必把学科看得过于神秘，学科就是要把各方面的因素给予系统化，理论化，条理更清楚，认识更明确。关于学科的定义是对某一学科及其分支领域系统理论研究。

　　列宁曾经指出：对一个疑难问题的研究，如果不把它摆在一个学科的位置，就难以达到一定的高度；毛泽东也曾论述：当旧的理论体系无法解决新面临的矛盾时，必然要创立新的理论体系，于是一个新的学科就必然出现。关于学科的标准，费孝通归纳了一是研究内容是社会需要的；二是有特定的研究方法；三是固定的内涵；四是代表性的理论专著；五是能够走向讲坛。

二、必然趋势

　　对待医疗风险，要有积极的态度，正确的认识。风险是客观存在的现实，医疗风险增加是现代医学发展的必然结果，对医务人员来讲主要强调预防，因为许多风险经过努力是可防的。认真研究风险发生的原因和规律，掌握这些规律，就有了防范风险的方法。现代医学的特点是新的设备增加了，诊断治疗质量较以往也有了较大的提高，但是与此同时，新设备的应用，风险也在随之增加，患者所付出的费用较以往也有了大幅度的增加，疑难病症的诊断及治疗方法增多，但是许多疾病最终的治疗效果与患者的期望还存在着很大的距离，医院规模化了，但患者就医的程序更复杂了，在患者的眼里并没有感受到医学现代化所带来的优越性和实惠；相反，医患关系却发生了较大的变化。所以主动的防范医疗风险是医务人员在新的情况下必备的能力，这是因为无论是医疗风险的增加，还是患者维权意识的增强，市场经济的发展，这些都是医务人员无法抗拒的，无论是否愿意看到这样的现实，也必须去面对。医务人员只有提高防范的能力，研究和解决新的防范风险的规律，掌握其防范和处理的技巧，才能保护自己的安全。当然风险因素增加的原因是多方面的，主要有如下几点。

　　一是医学性质变化。由于医学在新的形势下性质发生了变化，渗入了许多市场机制和经营模式，其性质已经从以往的公益、仁慈变成了经营。药品、设备企业的市场化，要求不断地更新来获得更大的利润，循证研究滞后于产品更新。据世界卫生组织报告，发达国家药物不良反应的比例在3.5%～10.66%。医疗伤害导致的成本费用每年为60亿～290亿美元（显性）。发展中国家50%的医疗设备有安全隐患，77%的药物存在安全隐患。49%的给药过程至少有一次错误，其中1%是严重错误。因此，患者安全已经成了世界性的维权趋势。

　　二是社会因素的冲击。世界性市场经济的发展，使人们更加重视自己行业单位和个人的利益；而社会法制的进步，媒体的误导使患者"上帝"意识增强，对医疗服务的期望值提高，这必然给医学提出了新的要求。信息的公开，各种新的矛盾在不断地向各领域和行业转嫁，医患之间的利益冲突也日趋明显和积累，从而导致了医患关系的复杂化。历史上医患之间友善利益一致的朋友关系今天由于上述各种因素的作用和相互影响，医患间利益的明显化，过去患者就医是有求于医生，而如今二者变成了买卖和经营，过去医生行医视为济世、仁爱，如今变成了某种程度的经营和谋利，医患间良好的朋友关系变成了利益关系。由于各自都在考虑自身的利益，医患间由以往的信任变成了警惕，面对这样的现实，作为医务人员重要的是要端正态度，只有正视风险的客观存在，才能提高防范意识，因为医疗风险的存在是带有世界性的医学问题。

在我国虽然医疗风险的统计还不够详细，但是医疗纠纷风险在明显增加。三甲医院年平均发生医疗纠纷在30起左右，全国73.33%的医院出现过患者及家属殴打、威胁、辱骂医务人员现象；59.63%的医院发生过因患者对治疗结果不满意，围攻、威胁院长的情况；76.67%的医院出现过患者及其家属在诊疗结束后拒绝出院，且不交住院费用现象；61.48%的医院发生过因患者去世，患者家属在医院摆设花圈、设置灵堂等现象。2006年全国共发生9800余起严重事件，打伤医务人员5500人，医院经济损失2亿元。与此同时，过去闻所未闻的恶性事件也屡有发生，2004年5月，北京某专科医院主任胸部被刺伤，另有一名资深的主任面部被泼硫酸；2005年8月，福建中医学院附属国医堂医院研究生导师戴春福主任医师被患者连刺数刀致死；震动全国的案件也时有发生。如长沙王万林事件，重庆眼科办公室爆炸事件等；2006年12月25日，衡水市第四人民医院内一科副主任张永国手被砍断，左眼球破裂被摘除；2007年7月13日，新乡女医生代文红在病房被杀等。

三、风险的性质与特点

风险的性质：医疗风险是发生在医疗过程之中或医疗行为造成的医疗目的之外的风险事件，是保证患者的重要因素。要保证安全，首先要避免风险，因此风险与安全是同一问题的两个密切相关的事件，实际上它不是单纯相对于患者而言的，医患双方共同承担着风险，它是医患双方都不乐意看到，而是双方都期待避免的事件。因为避免了风险即保证了患者的安全，医务人员也是安全的。

在市场经济条件和患者十分关注其权益的情况下，风险一旦发生，常常会因为双方利益的冲突而涉及到法学问题，所以要从医学、法学、伦理等方面来研究。

风险的特点：(1) 发生突然，难以预料。无论大小风险几乎都是无法预料的，有突发性的特点，如果已经料到就可能有了预防的措施，也就不会发生了。(2) 逐步进展，发展方向不好控制。由于风险发生的原因复杂，受多种因素的影响，因此发展的方向和最终结果很难把握，有时较大的风险事件可以处理的很好，没有造成什么后果，相反，很小的风险因处理的不当或不及时，也许会演变成较大的危机事件。这主要是风险直接关系到医患双方的利益和安全，因此无论是医患双方都容易搀杂情感和情绪的因素。所以，预防风险是需要多方面的理论知识，全方位地思考，掌握其技巧，才能够有效地避免发生。

四、药物性风险

药物是治疗疾病的主要物质产品，既然这些产品能够医治疾病，必然就含有许多特殊的成分，治病的同时也会带来某些不良反应。这就是人们常说的"是药三分毒"的道理。因此，无论是植物性的中草药还是化学性合成药，在治病的同时都伴随风险的存在。常见的药物性风险有如下几种：

1. 药物不良反应

WHO对药物不良反应的定义为：在预防、诊断、治疗疾病或调节生理功能过程中，

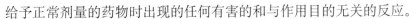

给予正常剂量的药物时出现的任何有害的和与作用目的无关的反应。

我国国家药品监督管理局与原卫生部颁发的《药品不良反应监测管理办法（试行）》中对药品不良反应的定义是：合格药品在正常用法用量下出现的与用药目的无关的或意外的有害反应。

美国1998年，153家医院，39个前瞻性研究指出，1966—1999年在住院患者中严重不良反应发生率为6.7%，由此致死者约0.32%。即使是按医嘱适时、适量用药，1994年全美依然有221.6万住院患者发生药物不良反应（ADR），其中10.6万人死亡，死亡比例在住院患者死因排序中占第5位。由此可见，美国药物性风险远高于我国。随着世界的一体化进程，国外药品不断进入我国医疗市场，因药性风险可能还会增加。

据估计我国每年因ADR而住院治疗的患者超过500万人次，约19.2万人死于ADR。构成重度不良反应的占13%。

从反应发生的生理系统而言，其基本顺序是：泌尿系统第一位，皮肤及附件第二位，肝胆系统第三位。喹诺酮类占总量的13.44%，中成药占12.8%，循环系统药物占10.09%，如舒降脂、底特立得等。另外，生物制品、酶类不良反应呈明显上升的势头，因药物不良反应引发的医疗纠纷和索赔案件近年来已有明显的上升趋势。因此需要尽快地纳入医生预防的思维之中，控制其发生率。

近年来我国对药物不良反应已高度重视，全国出现数起严重不良反应事件。北京市药监局ADR中心要求三级甲等医院每年ADR报告数不能少于100份，实际上发生数远不止这些。

一般而言老年人的ADR发生率较年轻人高，且随年龄增加而增加。据国内统计，51～60岁的ADR发生率为14.4%；61～70岁为15.7%；71～80岁为18.3%；81岁以上为24%。因此规避药物性风险时要考虑到年龄因素，这是因为老年人肾功能减退，肝酶活性减弱之故。

2.药物过敏反应

严格说来，过敏反应是药物不良反应的一种，但是，由于过敏反应在临床上比较常见，加上过敏反应部分患者可以因此而导致过敏性休克。严重者可以在数分钟内引起死亡，部分患者因过敏可以引起表皮脱落坏死综合征，治疗起来也十分复杂，需要花费大量的时间，会给患者及家属造成较重的经济负担。过敏反应属于药物不良反应的特殊情况，但从安全角度讲，是患者重要的不安全因素。过敏反应又称变态反应，其发生的机制是当机体接受了某种物质之后，在体内产生抗原，这种抗原对同类物质具有高度应答的状态，当机体再次接触到相同抗原时，由于免疫应答的原因，可以在极短的时间内引起整个机体生理功能紊乱或组织器官的病理性损伤，这种损伤速度之快、性质之严重是一般人无法理解的。如：过敏性休克，可以在瞬间导致生理功能处于衰竭状态，但是这种反应无论是医生还是患者在事前是无法预料的，虽然可以根据了解病史知道一个大概的情况，但是如果以往未发生过过敏，但体内已有了可以引起过敏的抗原，即使医生询问病史也是难以了解到的。因此，过敏反应具有突发性、不可预测性及严重性等特点。

过敏反应根据其发生的机制不同，一般分为4种类型：（1）速发过敏型，这就是临床上经常遇到的在瞬间患者血压下降、心肺功能失调等，也就是常说过敏性休克；（2）细胞毒型过敏反应；（3）免疫复合物过敏反应；（4）迟发型过敏反应。临床发生的过敏反应可以是单一型，也可以是两型或两型以上同时参与，同一种疾病也可以是由于不同的机制所引起的。因此过敏反应无论是原因和表现的方式、发病的机制都是十分复杂的。

过敏反应性疾病是临床上一大宗性质类似的疾病，种类之多、治疗也比较复杂，急性过敏反应可以在瞬间患者即出现休克，不及时抢救会导致死亡；慢性过敏反应容易反复发作或迁延不愈。这主要是由于过敏的原因无法驱除，甚至因种类繁多，根本不知道究竟是何种物质在致敏。临床上容易因过敏反应引起纠纷的情况主要是速发型过敏反应，如果救治不及时，容易导致不良的后果，甚至死亡。

临床上容易引起过敏反应的药物有很多种，如青霉素、破伤风抗毒素等，这两种药物药典有明确的要求，使用前必须做过敏反应的试验。青霉素如果过敏反应阳性，应禁止使用，这些医务人员都比较清楚，也可以说是医疗常规。如果医务人员在使用前未做过敏试验，无论过敏反应的程度如何，都应当由当事的医生负责。但是，临床上也常有这样的情况，由于患者或家属不了解过敏反应是怎么回事，在第一次使用青霉素后，因为未发生过敏，再次使用时误认为不会再过敏而拒绝做过敏试验的现象，在这样的情况下，如果医生按照患者或患者家属的要求，未给做过敏试验，发生过敏医生仍应当承担责任，因为患者并不了解发生过敏的机制及严重性。

当然，这是不是会涉及触犯患者选择权问题，作者认为如果真的发生患者执意不肯做过敏试验的情况，在做好充分解释的情况下，宁可不给治疗也不能省略过敏试验的程序。临床上经常看到一些儿童患者的父母为了孩子免受过敏试验疼痛之苦，而拒绝做过敏试验的现象，但是，临床上也确实有因不做过敏试验发生过敏性休克而死亡的实例。

对于破伤风抗毒素，药典和说明书也有明确的规定，必须做过敏试验，在过敏试验阳性的情况下，需用脱敏的方法应用。只要按照常规的要求去做了，如果发生了速发的过敏性休克，医生又按照要求的抢救措施及时给予抢救，原则上说这个医生是不承担责任的。相反，如果为了图省事，或者抱有侥幸心理不按常规使用，发生过敏导致不良后果是应当承担责任的。另外，还有一些对青霉素等有关药物处在高敏状态的人，当闻到含青霉素的气体时或者刚一接触到青霉素，就立即过敏休克甚至死亡的病例，其过敏在瞬间发生，这种情况只要是医生按照常规要求去进行抢救没有拖延，即使最后未抢救成功，医生也是不应当承担责任的。因为这确实属于医学上的特殊情况，虽然极少见，但是，临床上也会遇到。

同样都是过敏反应，按照常规的抗过敏抢救措施，有些可以迅速阻止过敏反应的进一步发展、恶化，有些却不能阻止其恶化发展。这其中原因是多方面的，主要是机体本身的原因。如：过敏损害的程度、发现的时机、机体对抗过敏措施的敏感性等。对此医生应按照常规措施进行抢救，边抢救边观察。从安全的角度讲，应对过敏反应主要是预防发生。对医方来讲，一是提高警惕性；二是评级了解过敏史；三是按常规准备好抗过敏措施及严密持续观察，及时发现。对患者来讲要及时提供确切的病史，向医生反映用药后出现的各种感觉，通过医患互动和及时沟通来预防其发生。

除上述速发型过敏反应之外，临床上还有一些迟发性过敏反应，也就是说用药前医生经过做过敏试验证明是阴性，按规定是可以应用的情况下，应用了某些药物，当时按照常规观察15分钟后，患者没有发生过敏反应，但几个小时后，或者一两天后，又发生了严重的过敏反应。这种情况称为迟发性过敏反应。如果这个患者是住在医院内，容易及时发现，及时停药，并采取抗过敏治疗的措施，一般不会导致不良后果。但是，如果是一个门诊患者按医嘱治疗或者到当地治疗，如果发生过敏反应未及时向医生报告，也没有进行有效的抢救，导致了不良的后果。这个责任怎么定，就难以确定。

面对各种情况，一是医生有责任将用药时的注意事项，口头或书面向患者及患者家属交待，包括药物的基本作用、价格、不良反应、用药时间、值得注意的问题。在患者离开时，嘱患者及家属密切观察，有无迟发性过敏反应的表现，并告之患者及家属注意事项（如：出现异常、及时复诊、停药、抗过敏治疗等）。如果这些医生都交待了，或病历记录了，有证据可查，这个医生是不应当承担责任的。患者没有发现过敏或发现而未认识是过敏反应，也没有随诊和停药，出现不良后果应该由患者自己负责。有些迟发性反应损害也十分严重，如因过敏引起表皮坏死脱落综合征，不但需要复杂的治疗，付出较重的经济负担，严重的患者也有生命的危险。这就需要患者有这方面的知识，听从医嘱，发现问题及时随诊，及时治疗，如果医生已经交待了注意事项，患者没有按照医生的交待去做，出现问题责任应该由患者自己承担。

3.药物的毒性反应

近年来，关于药物的毒性和不良反应，已经引起了全世界患者的关注，也引起了医学专家们的重视，因为这已经成了患者不安全的重要因素之一。按照世界卫生组织的统计，全部住院患者中有5%～10%是药物不良反应所致，美国每年有200万人因药物不良反应而病情恶化，有10.6万人死于药物不良反应。英格兰患者因药物不良反应的死亡率为0.15%。

我国药物不良反应和毒性反应事件近年来也明显增加，2006年有几个大的不良反应已经在全国造成了较大的影响。我国目前尚无严格的上报制度，见诸于媒体的也仅是冰山一角，据《健康报》2006年8月22日报道，2005年全国共发生不良反应的报告173 480起。辽宁省2006年上半年报告4327份，其中严重的病例464份，占10.72%。

药物具有不良反应，这是个基本常识。即使是在一些常用药中也有容易引起胃部不舒服、皮肤过敏以及便秘等不良反应。服用了催眠药或精神药品等容易产生药物依赖性。此外，服用了降血压药或肾上腺皮质激素后，一旦停服反而会使病情加重。这是药物使用后的机体一种正常反应现象。因此服用某些特殊药物，应密切观察病情变化。如服用洋毛地黄类药物需测量心率变化，以防中毒。

由于药物不良反应所导致的死亡以及病重的事例很多，各方要求对此采取措施的呼声越来越高。对医生来讲，关注药物的不良反应，提倡合理用药，尽最大努力减轻和避免毒性作用，是医务工作者应有的责任和义务，也是避免药物性风险所需。

药物毒性反应产生的原因是多方面的，要减少和避免药物的不良反应，避免因药物引起的风险，首先应当研究其发生的原因。常见的原因有如下几个方面。

其一，药物用量过大。一般疾病只要药物使用得当，完全可以达到应有的治疗效果。但是，药物一方面有治病的作用；另一方面又有其毒性作用。药物在治疗目的之外，还可以产生不良反应，因此针对不同的人，选择不同的剂量是用药过程中最重要的一个环节。儿童用了成人的剂量，由于用量大可能产生中毒性作用，成人用了儿童的剂量，因用量不足也许未达到期待的治疗效果，不能达到治疗的目的。无论多有效的药物也应当有一定的治疗时间，但是如果一种药物长期使用可能会在体内积蓄而产生慢性中毒，特别是老年人在代谢功能较慢的情况下，这种情况更容易发生。因此，用药的剂量和时间性就是法规，必须严格地执行，按照常规和药典使用就可以在很大程度上减少风险。

药物的用量过大，一般有两种情况：一是医生在下医嘱时，把剂量计算错了，盲目扩大了用量。二是计算没有错，但在下医嘱时出现笔误，写错了剂量。如小数点点错了位置，毫克变成了克等。这是由于医生的疏忽造成的，对于这种情况医生应当承担责任。但是常规又要求，护士在执行医嘱时，有核对的责任，其目的就是为了帮助医生把关，以免出错。如果护士在执行医嘱时没有及时核对发现差错，按医生的医嘱执行了，对这种情况医生应当负主要责任，护士负次要责任。护士发现问题应当及时询问医生，更改医嘱，这样就可以避免不良后果的发生。按照这一规定如果护士没有及时发现，护士也应当承担一定的责任，但主要责任应该是医生来承担。三是医生对药物剂量记忆理解失误，误认为就应当用这么大的剂量。四是注射药物存在问题。如质量问题，生产过程中混入杂质等，有时通过查对可以发现，有时则难以发现。用量过大还有一种情况是患者对药品的耐受性较小或对此药比较敏感，医生按正常剂量也出现了不良反应，这种请况虽然较少，但临床上也是存在的。

其二，毒性未被认知。这种情况常见于某些新药，包括新进口的国外药品。按照厂家提供的说明书没有毒性或毒性反应较轻，医生信以为真，给患者应用后却出现了不良反应。这样的情况原则上讲，应当由生产厂家或药品经营监管检验部门承担责任。在临床应用前药监部门有责任对新产品的毒性进行有效检测。另一种情况是新药品临床应用时间尚短，未经过认真细致的循证学研究，毒性作用尚未被证实。从医生来讲，对新上市药品的应用应当持慎重的态度。最难以把握的是药品本身的质量问题。以往长期应用，并未发现什么问题，但突然有一批产品在生产过程中有质量问题，这时医生还在不知情的状况下继续应用，结果出现了严重的毒性事件。如果在很短时间内大量使用而导致大面积中毒甚至死亡，药品生产厂家应承担责任。为了保证患者安全又明确责任，要求医生按《中华人民共和国药典》为准，说明书仅作为参考依据，对外国进口药品应当以国内批准文献为准，没有进口批准文献视为假药。临床医生都应提高对新药和进口药品的警惕性，为了保证患者的安全，预防不良反应的发生，应该从如下几个方面入手。

每个临床医生都应有随时防范药物的毒副反应的警惕性，提倡合理用药，选择不良反应小的药物是避免药源性反应的最基本方法。一种药物有副反应常用另一种药物来治疗，但这又可能发生新的药物不良反应，这就会导致恶性循环。所以，开始用药时就应当合理选择，尽量消除或减少首次用药时的药物不良反应。

注意用药的时间：很多药物，常规应用，不良反应并不明显，而长期服用，不良反应便显示出来。一定要掌握合适的用药治疗时间。当然，疗程未满而擅自停药，疾病可能还会反复，有的甚至会把急性疾病转成慢性。所以对患者而言，一定要听从医生的意见，掌握合适的用药时间。而医务人员要严格按照药典的说明和提示很好地把握。

用药种类要简化：服药品种越多，毒副反应就越大，因为药物之间发生相互作用的可能性加大。服用2种以上药物时，有6%发生相互影响；服用5种以上时，这种危险性增加至50%；服用8种以上药物时，则增至100%。所以，患有多种疾病的老人，应根据病情轻重缓急，慎选主要药物，应用最少药物的最低有效量为上策，千万不可多药齐下，有时一种药可治多种疾病，如钙拮抗剂可同时治疗高血压和心绞痛。新近研制的控释剂，多数每天只服1次即可。如需同时合用药物时，以不超过3～4种为宜。

对特殊制剂的副反应要熟悉，如地高辛过量和奎尼丁中毒对心脏的损害等。奎尼丁是一种抗心律失常药，用于心房颤动、心房扑动及阵发性室上性心动过速，也用于预防房性、室性早搏等。口服1次1～2片。但是，不良反应多见，安全范围小，常有恶心、呕吐、耳鸣、头晕、视觉障碍；特异体质的人，可出现呼吸困难、发绀、心室颤动和心室停搏；大剂量可抑制心肌收缩力，直接扩张血管，造成低血压。对心房颤动及心房扑动者甚至可致心室颤动；窦房结功能低下者，可出现心动过缓甚至停搏。所以，应用时不可麻痹大意。

4.药物不良反应责任认定

在药物的不良反应中，有许多药物的不良反应医生是知晓的、心中有数。有些药物的不良反应发生几率极少，属于极特殊的个别特异体质才能发生。像这种情况，临床上医生是正常选择应用，并不过多的担心。但是，一旦出现不良反应后果常特别的严重，如急性溶血性反应。虽然这种反应非常罕见，但是由于我们国家大、人口多，每天就诊的患者人数不亚于一个中小国家的全部人数。因此，虽然有些药物的不良反应非常罕见，但临床也时有发生，文献也屡见报道。这种严重的不良反应一旦发生其后果往往也极其严重，极易引起纠纷。

类似这种严重的不良反应，一是医生很难预料，因为医生无法知道谁是特异性的体质，可能发生在谁身上；二是由于病情确实需要这种药，又不得不用，在应用的过程中及时观察，力争及时发现，别无其他办法。临床上，为了避免因药物不良反应导致严重的后果，在医疗常规上也规定了许多防范的措施，如应用某些药物时，每周化验1～2次血常规或尿常规，以观察变化等。医生只能根据这些体液指标来确定是否继续用药，或停药。原则上讲，只要医生是按照常规操作的，即使出现不良反应也不应该承担责任。

但是，有时候遇到一些特异体质，用了一两次，不超过3天，即出现了严重的不良反应，即使停药，也已经导致了严重的后果，这种情况也是常见的。2002年，中央电视台新闻调查节目报道的，江西某医院因用抗结核药物雷米封，导致患者急性溶血，抢救无效而死亡，发生严重的殴打医生，医生被拘留的严重事件。实际上，就属于这种情况。因为用药时间未超过3天，文献上报道，发生这种反应者仅在1/10万。但是对患者来讲，这种严重反应一旦发生，就等于100%。该药是目前抗结核的一线药物。也不能因为1/10

万的不良反应发生率而废弃该药，临床依然在用。

从医学的角度讲，类似这样的不良反应是防不胜防的，无法要求医生完全避免。医生也并不愿意看到类似的情况发生，只是病情需要不得已而用之。要避免1/10万的不良反应发生，对医生来讲唯一的办法就是使用后严密观察病情变化，完全不用的方法是不可取的，特殊情况总是极少数，不能只顾特殊而忽视一般。

对待药物的不良反应也应该像对待并发症一样，不能只看结果而不看过程、不问原因。无论是患者家属或者司法审理，主要的关注点是医务人员在整个实施医疗过程中，是否存在着过失行为。如化疗药物，药典和常规都要求3天检一次血常规，如果医生没有按要求检查，或者超过了规定的3天时间，而患者的血常规已经发生了变化，医生并不知晓，仍在继续应用，也没有采取其他防范的措施，这当然可以视为存在过失，存在着一定的责任问题。反之，如果医生全部按照要求做了，并且患者对药物的敏感性属于罕见的情况。那么就应该对医生实施免责的处理方式。

有些药物的不良反应，医生预先并不知道，经过了一段应用之后才发现有不良反应。在医生发现不良反应之前，也许有人要为此付出较大的代价，这也许正是医学的实践性来确定的，因为没有经过实践，就没有办法知晓。人们知道许多新药的毒性实验是通过动物实验来完成的。虽然动物实验可以在某种程度上反映药物的毒性作用，能够实验出其不良反应。但是，动物和人是有区别的，无论是对药物的耐受性、敏感性和对不良反应的反应程度都存在着较大的差异。因此，用动物实验的结果应用到人身上，本身就有一定的盲目性。在应用到人身上时，仍需要认真地观察，不断发现其他作用。临床医学特别强调循证研究，正是为了解决这类问题。

近年来，在某些新药进入临床前，药检审批部门都要经过一些指定的医院进行临床试验，并要求一定的例数和观察时间，这些试验基本上是有一定参考价值的。由于观察的时间不是足够的长，在试验中还可能掺杂着其他的因素，如制药单位的介入、观察数据统计中的误差都可能影响到药物不良反应真实情况的反映。因此，医生根据药厂出示的药品说明书在临床应用，究竟不良反应是什么，严重到什么程度，医生并不自知。

另外，由于现代社会商品意识的增加，对新药的广告、媒体的炒作以及各种各样的促销手段，某些新药常常在短时间内大量地进入临床，使许多患者接受治疗。在临床上已经发现有严重不良反应时，也许有相当多的人已经严重受害，有时甚至导致了不可挽回的严重后果。虽然这种后果是由于医生用药造成的，但是医生预先并不知道有严重的不良反应，严格说来，这属于产品质量的范畴。但是，往往患者直接找到的是医院和医务人员，而不是生产药品的厂家，因为生产厂家并没有直接给患者用药。

药物的不良反应还可以认为是医学科学和人们认识的局限性的原因，因为任何一种新的药物进入临床前，有关部门都要经过各种途径的检查验收，拿出数据来，目的就是为了避免造成不应有的不良反应。但是，各种因药物引起的不良反应，可以说随处可见，究竟谁应该来负责任呢？有时候，很难定论，这是医学科学的实践性特点所决定的，是医学科学发展水平的限制。

医学上为了减少和预防药物不良反应，降低对人体造成的不良影响，许多人正在进行这方面的研究。目前把药物的不良反应及其他一些治疗手段带来的不良影响，作为一门专门的学问进行研究，有一本医学专著叫作《医源性疾病》，说的就是因药物及其他治疗手段，导致的不良后果所造成的疾病，该书列举的疾病有百余种之多。医学总结的目的是为了让医生引起注意，在此后的事件中避免发生，这种态度是科学的、实实求是的，这本书出于医学工作者之手，可见医务人员是从来不回避自己不光彩一面的。因为这是事实，任何事实都无法回避，不好的事实只能设法避免和减少发生。实际上，通过追究刑事责任或者处分在医疗行为中有过失者，目的也是这样，以减少不良反应的发生。

药物的不良反应不仅是我国医学面临的问题，也是世界医学都无法解决的问题。

近些年来，我国药源性病症也在不断发生。据主管部门正式宣布，在全国住院患者中，每年约有19.2万人死于药物毒副反应，为传染病死亡人数的10倍，且有上升趋势。导致上述情况的原因错综复杂，通常分成两类：一类是药理作用增强所致，与剂量有关，可以预测，虽发生率高，但死亡率较低；另一类是异常反应，医生预先难以预测，这种情况虽发生率低，但死亡率却很高。为防患于未然，患者就诊时，需向医生说明有无过敏史与药物反应家族史，用药时要遵照医嘱，并密切观察，若有异常现象，应立即停药告知医生，去医院治疗。这是最好的避免药物不良反应的方法。

上述药物的不良反应可以说一旦发生，都可以给患者造成不良的后果，但是，这些后果严格说来医生并没有责任。因为病情的需要不用某种药物是不可能的，在用量上医生是很难把握用量的，即使是同样的患者，每一个人对药物的敏感性并不一样，用药的剂量可能就不同，为了避免不良反应，医生可以选择小剂量，但小剂量也许达不到应有的效果，可能还会延误病情。而用量大了，又有中毒发生不良反应的危险。即使医生完全按药典及药品说明书提供的剂量仍然会有一部分发生不良反应。在不良反应出现之前，医生是很难把握的，医生能做的只能是边用药边观察。在观察过程中，还需要患者及时提供有关资料，如服药后的感觉等。这些资料是需要患者提供给医生的。当然如果在治疗过程中，医生只用药没有观察，也不去询问有没有不良反应，这当然可以看作是医生的失职，也就是通常所说的有过失。但是这种过失和故意仍然是两码事，在性质上是无法等同的。

五、药物不良反应的预防

药物的不良反应虽然有很多复杂的因素，如产品的质量，患者的耐受性，用药的途径、剂量及方法等。但是，如果认真地研究其规律性，尽管不能完全将不良反应杜绝，但是把不良反应减少到最低限度还是可能的。从预防的角度出发，要最大限度地减少药物不良反应造成的风险，应该从以下几个方面入手。

1.以循证为基础

在过去的临床实践中，无论进行诊断还是治疗，都需要临床医生提供证据，可以说我们一直都在"循证"。但是，这些与循证医学所提出的"循证"概念有根本区别。首先，从证据内容来说，循证医学的"证"不是指从患者那里获得的主诉、症状、体征和各种检查结果，而是指最佳的科学证据，即来源于设计合理的临床研究和严格的文献评估，具备高度的科学性、真实性和可重复性，其内涵更加广泛。其次，从求证方法来说，循证医学的求证方法不是指对患者的详细问诊和体格检查，而是指采取大样本随机对照试验，试验设计必须遵循随机对照试验的原则，利用信息技术与文献检索方法查询、选择、评估最新文献，收集所有质量可靠的随机对照试验进行荟萃分析（meta analysis）等。最后，从证据引用来说，循证医学认为经验和专家意见不是绝对权威，也不能认为是最佳证据一成不变，认为证据引用随着临床研究的飞速发展，原有各种证据必须不断接受重新评价，目前视为有效的措施，将来可能又会被否认，各种操作规程（或实践指南）需要不断修订和完善。

上述分析表明，循证医学是现代医学发展的必然产物，是传统辨证论治思想在新时期的进一步发展和体现，是现代医学实践的重要特征和根本要求。循证医学不仅是一种方法学，不仅是随机对照试验荟萃分析，更是一种严格的系统的医学实践模式。循证医学倡导的追求"目前最佳证据"和"按照科学证据进行医疗决策"的基本思想，充分体现了现代医学科学性、先进性、系统性要求。不断寻求最佳科学证据，做出最佳医疗决策，是科学的哲学认识和实践观在医学实践中的集中体现。

循证医学给当代医生提出了更高的要求。为了实践循证医学的科学思想和理论，国际循证医学组织和专家建议，临床医生在医疗实践中应该遵循以下基本原则：（1）掌握临床流行病学和生物统计学方法，善于开展和验证临床研究的有效性，提炼科学证据用于指导个人医疗实践。（2）善于观察和发现临床问题，提出课题设计和参与临床研究，积极参与求证。（3）能够利用信息技术与文献检索方法查询、选择、评估、运用最新原始文献，不断获取和更新医学知识，开阔眼界、拓宽思路；在工作中养成阅读习惯，要保持经常阅读10份最主要的专业期刊，每月阅读论文200篇以上和专题评论70篇以上。（4）在实践中，不仅要关心近期疗效，更要注意远期效果，不仅要考虑治疗作用，更要考虑不良反应以及经济和社会价值等多种因素，选择最佳方案，获得满意的诊治效果。

2.遵循临床路径

临床路径（clinical pathway，CP）是医护人员共同针对某一病种的治疗、护理、康复、检测等所指定的一个最适当的，能够被大部分患者所接受的照护计划。是既能降低单病种平均住院日和医疗费用，又能达到预期治疗效果的诊疗标准。与传统管理模式相比，在提高医疗护理质量的同时，还提高了团队协作，增加了患者本人的参与，使医疗护理更加合理化、人性化，是目前许多发达国家普遍使用的医疗工具。临床路径虽然最初是用于降低费用、缩短住院时间，是医院或企业的管理者研究的内容，但是对防范医疗风险也有重要作用。因为它有规范医务人员行为的作用。

最初推广应用临床路径的目的是为了适应医疗保险支付制度的变革，但随着临床路径的不断发展，其目的逐渐外延，作用不断扩展，目前已经成为一种有效的医院管理工具和疾病诊疗及评估标准。从各地对临床路径的应用来看，临床路径有以下目的：寻找符合成本-效益的最佳治疗护理模式；缩短患者住院天数；将诊疗、护理标准化；可确定病种的标准住院天数和检查项目；提高服务质量和患者满意度；协调各部门通过临床路径保持一致性提高效率；降低医疗成本和住院费用。

国外对临床路径的研究与应用基本处于成熟阶段，国内的应用才刚刚起步。1998年以后，北京、天津、重庆、青岛、成都等一些城市的大医院相继引入这一新的管理模式，并开展了部分研究和临床路径试点工作。北京协和医院将胆囊切除术、肺炎、充血性心力衰竭和阴道分娩4种疾病做了临床路径，实施临床路径的病例，与全院平均水平相比，其平均住院日、住院费用大幅度下降，最高下降幅度达到58.31%。四川大学华西医院对实施膝关节镜术和人工关节置换术的患者应用临床路径管理；中南大学湘雅医院对室间隔缺损修补术、胃癌和结肠癌患者实施临床路径；湖南省儿童医院以小儿外科的房室间隔缺损、尿道下裂、先天性巨结肠及阑尾炎进入临床路径管理，在鞘状突高位结扎术患儿也应用临床路径；解放军总医院在骨科引入理论与方法，实现对住院诊疗过程的实时控制，均使患者住院时间、待床时间、术后恢复时间及总住院时间缩短，降低了住院费用，提高了健康教育效果，促进了患者康复，服务品质和患者满意度明显提高。第三军医大学西南医院对剖宫产、部分腰椎间盘突出手术患者应用临床路径，并探讨了确定多术式单病种实施范围和住院时间的方法；北京大学第三医院在心内科进行临床路径试验，并制定出中国内地第一批记录临床路径的表格病历。解放军第94医院运用临床路径形式对慢性患者进行自我管理，操作简便，指导性强。济宁医学院附属医院对128种病例实施了临床路径管理，患者的住院时间、医疗费用都有明显降低。葛建云等对冠状动脉造影术患者实行了临床路径管理，平均住院天数减少了5天，平均费用下降了20%，患者满意度也有所提高。

实践已证明，临床路径的应用，可以克服医疗方案的随意性，使医务人员养成按一定程序办事的习惯，从而也可以降低和减少医疗风险，特别在预防药物的不良反应方面也有重要作用。

3.用药渐进达标

人所共知，某些药物的不良反应是由于患者个体差异造成的，这是因为同一疗法或药物的同一剂量，在不同机体甚至同一机体的不同状态下，可能产生不同效应，致使临床医疗工作始终带有探索的色彩。鉴于临床用药的探索性特点，曾昭耆教授总结其长期的临床实践认为：为避免由于处理失当对患者机体造成的危害，即使确认正确的处理，在施行过程中也应严密观察监测，探索前进。因此，要把不良反应降到最低限度应当选择"渐进达标"的治疗策略。

从理论上说，一种疾病的发生，总是由于机体某处的结构或功能发生了异常的改变，医生的任务就是要千方百计地使它尽可能恢复到正常状态。在医疗活动中，了解患者本身的情况是一个重要环节。一方面是患者对疾病的态度，另一方面是患者机体内部的实际情况。其中，有些是医生通过询问、观察、查体和特殊检测手段能够了解或判断的，但还有一些情况，如患者机体对疾病状况的自身调节能力、对某种治疗方式的应答程度、不同机体内部有病器官和无病器官产生的实际后果，则事先往往难以完全掌握。由于患者机体存在多方面不同的功能状况和个体差异性，使医生在实施治疗前很难预料。这时，为了避免由于处理失当，在治疗过程中实施"渐进达标"的策略，就非常有实际意义。《内经·素问》提出："大毒治病，十去其六，常毒治病，十去其七，小毒治病，十去其八，无毒治病，十去其九……"体察原意，似乎并非满足于部分疗效，更主要的是指首次用药时宜适当留有余地，这实际上反映了古代医生在治疗过程中的谨慎态度。这里结合临床实例及常规的内科疾病就如何实现渐进达标分别给予介绍。

高血压：因为已有众多有效降压药，医生常愿患者在一次就诊后血压即恢复正常。但事实上，由于高血压并非短期形成，机体为了防止增高的血压对重要器官动脉的冲击，已通过自身调节产生一定的适应性，如末梢小动脉的收缩等。如果一次给予足量降压药，即使并未使血压过低，也无药物本身的不良反应，仅仅因为用药剂量偏大，患者也会因突然血压降低较多，引起重要器官血流灌注不足而产生头晕、无力等不适，以致不愿继续用药。此时，若先给予单药较小剂量，使血压有所降低，再调节用药剂量，逐渐达到理想血压，则患者容易体会到治疗的好处。特别是对血压急剧升高的高血压急症，不宜立即将血压降至120/80mmHg以下，应该在血压脱离危险范围后，如在160/90mmHg稳定一段时期，然后视实际情况逐渐降低血压。因为这种突然降压可能导致某些重要器官高度缺血，发生难以逆转的失明或瘫痪等严重后果。

糖尿病：对需要胰岛素治疗的患者，医生通常根据血糖测定值按公式计算所需胰岛素的剂量，使血糖尽快达到正常水平。应该说，这种处理对一般病例是正确的。但有报道称，对某些病程较长，长期血糖控制不达标，并可能存在靶器官损害或其他伴随病症的老年患者，则可能并不合适，随着血糖迅速恢复正常可能出现胸闷、心悸、水肿、腹水以及血肌酐、尿素升高等心、肾功能损害的表现。其原因是高血糖导致血浆渗透压较高，客观上有一定的利尿作用，使原本存在而临床表现不明显的心、肾功能损害得以代偿，快速降糖使机体突然失去这种代偿机制，引起上述不良反应。据此，有专家建议采用减少胰岛素剂量的方法，使血糖下降较缓慢，避免了类似情况发生，根据长期的体会，从而提出"渐进达标"的治疗建议。

消化道出血：消化道出血时，医生希望用止血药使出血迅速停止，这种动机无疑是良好的。但出血和凝血是两种对立统一的复杂机制，一方面是患者临床表现取决于出血的量和速度；另一方面，其后病情发展的趋势，又与患者机体内部促凝血和抗纤维溶解系统的功能状态有密切关系，而这些却是医生在急诊治疗中难以确切掌握的情况。

甲状腺功能减退症：对确诊为甲状腺功能减退症（甲减）的患者原则上应补充甲状腺制剂。但在替代疗法过程中，有时会由于给药剂量过大、纠正过快而产生心悸、多汗、心律失常等类似甲状腺功能亢进（甲亢）的现象，甚至有诱发心肌梗死的报道。这是因为甲减患者常有高脂血症使血黏度升高，心肌的黏液水肿又致使其收缩阻力增大。这些异常原本在甲状腺功能低下、基础代谢率降低的情况下得以代偿，如果替代激素剂量过大，使新陈代谢迅速增加，心脏及全身氧消耗量增大，而高脂血症及心肌黏液水肿尚未被消除，就可能导致心肌甚至全身需氧和供氧之间的矛盾尖锐化。若投予小剂量甲状腺激素缓慢纠正机体低激素水平，容许机体自身逐渐调节，就可以避免上述损害发生。

酸碱平衡及水电解质平衡失调：酸碱平衡及水电解质平衡失调超过一定限度，在临床上大多属于危急状态。为纠正这些情况，在治疗上早有一套严格按生化原理制定的计算公式，但均未注明实际应用时先按计算值的1/2或1/3剂量给药。原因有二，一方面检测结果可能存在误差，另一方面机体个体调节能力的差异。在酸碱平衡及水电解质平衡失调的纠正中也应遵循"渐进达标"的原则，即使初次剂量未能达到完全纠正，可以根据临床表现及检验结果继续补充。反之，若剂量过大，则可能走向另一极端，使病情复杂化。

免疫功能失常：免疫系统主要具备防御、监视和自稳三方面的功能，是清除异己、保护自身的重要机构，因而它的识别和处理能力的强度和灵敏度都十分重要。免疫功能过强导致自身免疫疾病，过弱则导致免疫缺陷病，包括感染、肿瘤和艾滋病。从某种意义说，机体的免疫系统就像军队、警察那样，应该兼备"打击敌人"和"保护人民"的双重功能，必须首先能分清"敌我"，才能做到"稳、准、狠"。据此而知，免疫功能并非愈强愈好，它的最佳状态是平衡和稳定。因而，在实际工作中应用免疫增强剂时，须试探性给药，使之"渐进达标"，具有重要意义。

除以上所述较典型的情况外，对于其他一些慢性病患者，"渐进达标"也是值得重视的治疗策略。因为，对患者来说，从原本没有接受治疗到接受治疗，从不正规的治疗到全方位的规范化管理，也有一个逐渐理解和适应的过程。如果不了解这一点，医生容易急于求成，在初次接诊时就对患者饮食、工作、运动等方面提出过多过高的要求，患者则会因医生的要求对他原有生活方式干预过多而难以接受，以致双方的信心都受影响。如果医生认识到了"渐进达标"的意义，起初只向患者提出标准较低的、最基本的期望，等待他们真正做到后，再逐渐"加码"，以期最后达到理想目标，这无疑也是一种为提高患者遵医程度，较为可取和有效的方式。某些危重病情要求医生立即给予果断处理，但愈是在这种情况下，医生愈应牢记："真理越过一步就成了谬误"。在临床工作中，各种治疗措施都可能是"双刃剑"，既可能产生疗效，也可能造成危害。特别是应用某些效用显著的治疗手段时，必须冷静分析，酌情处理。在一些病情复杂或对病势发展难以估量的情况下，"渐进达标"不失为避免误诊误治的重要策略之一，同时也不失为有效规避用药风险的措施。

4.持续严密观察

要减轻药物的不良反应就必须首先及时发现出现不良反应的苗头。世界上任何事情在完全出现之前都会有一些预兆，药物的不良反应更是如此。因为无论是不良反应和过敏反应，其产生的原因既取决于机体对药物的耐受性，又与药物在体内量的积累有一定的关系，所以，不良反应基本上是逐步出现并渐进性加重的。过敏反应虽然有突发性的特点，但是，一般的过敏反应也有一个从轻到重的演变过程，所以，只要是严密的观察，是可以发现某些苗头、预兆和中毒的蛛丝马迹的。

这里所说的观察，一是必须是客观的、具体的。即在观察时不能附加任何主观成分。排除想当然的认识观点，才能使认识与客观实际相一致。二是观察要全面、系统，不能留有死角，不能敷衍了事。如某些药物的过敏反应最初出现时，仅仅是某些黏膜或皮肤的刺痒感，有些仅仅是皮肤的红疹，如果这时能够及时地发现，及时停药或采取抗过敏的措施就不至于发生严重的过敏。三是观察包括有察看、体验和测量的含意。随着科学技术的发展，医生越来越多地借助于科学仪器来进行观察，这是医生感觉器官的延伸。四是观察还含有审查、验证的含意。在诊断疾病时，医生不能完全靠询问病情，听信患者的主诉，而应该去认真地审查验证其真伪。

再如，一位老年患者因感冒给予青霉素和解热镇痛药治疗，3天后患者口唇部刺痒发红，但患者认为是感冒将愈，口唇出现的疱疹，经治医生也没有认真地观察和思考，未意识到是过敏反应，继续治疗，2天后，黏膜水疱面积扩大，全身皮肤出现红斑，这时才意识到是药物过敏，由于患者年老体弱，加上用药时间较长，迅速出现全身广泛性皮肤水疱，最后演变成表皮坏死松解症，抢救近1个月，才转危为安。实际上，患者是由于青霉素迟发性过敏，未及时采取措施而造成的。所以对药物的不良反应，持续、严密不断的观察是降低风险的重要步骤和有效方法。

5.正确的用药途径

临床上，一种药物可以有多种用药的途径，但是在具体药物的应用时，必须按照药品所规定的途径、时间性和剂量来用药。这既是保障治疗效果的需要，又是减轻不良反应的要求。如临床上常用的抗结核药"链霉素"，要求每日2次，每次0.5g。要求两次是根据药物作用的半衰期而定的，而剂量则是根据其机体对该药的耐受程度，也就是不良反应确定的。但是有些医生为了省事，把两次的用药一次注入体内，这就容易增加其毒性。在20世纪70年代，因耳毒性药物导致儿童聋哑现象非常严重，其主要原因之一就是用量过大，或时间间隔过短。这既不利于疾病的治疗，又无故地增加了药物的不良反应，当然，这其中也有患者的要求，但是，作为医生，无论患者如何要求也应当遵循科学的原则，即使在今天，强调患者选择权的情况下，也不能违背应有的科学准则。

在抗生素的应用中，也有许多医院打破了药典所规定的用药常规。如每日2次用药，静脉点滴某种抗生素，为了避免两次的穿刺就把一天的抗生素连续在短时间内输入。这实际上是捡了芝麻，丢了西瓜的不合理的现象。这种现象在某些基层单位是十分普遍。产生的原因一是满足患者的要求，或因为忙，为了节省时间；二是医务人员为了图省事。实际上，这既增加了药物的不良反应，又难以取得应有的医疗效果，是违反医疗常规的一种行为。如果因此而出现医疗风险，医方应承担主要责任。

临床上经常发现，某些儿童的父母为了减少因青霉素过敏实验而产生疼痛，父母拒绝做实验而要求护士不做实验直接注射而导致过敏性休克的风险事件。类似这样的情况，医方都要承担责任。2006年因中药制剂鱼腥草注射液引发了过敏、中毒甚至死亡的事件，这其中有一大部分是由于一次性用药剂量过大造成的。许多医院像应用其他抗生素那样把一天的用药一次连续性地输入患者体内。因此，严密的按照用药的途径和剂量用药是预防药物不良反应的重要措施，也是防范药物风险的必由之路。

6.控制用药时间及复合用药

无论什么药物，也无论其毒性大小，用药时间都应该适当地控制。是药三分毒，正是因为药物具有某种毒性作用，才具有治疗效果的。药物的治疗作用是药物研究工作者，把毒性作用控制在了一个合理的剂量，是在身体能够承受的情况下应用而起治疗作用的。所以，用药的时间不能过长。因为进入体内的药物毒性不可能100%地排除，在机体吸收和排除的过程中，药物在体内会逐步地积累，一旦累积过多，则可以出现不良反应。老年患者由于排泄的功能减弱，同样的剂量，青年人不发生不良反应，而老年人则可能发生不良反应，就是因为老年人代谢慢，药物在体内累积，没有及时地排出的结果。

另外是尽量的减少复合用药，即多种药物联合同时应用。有时候，患者想尽快治愈，医生为了满足患者的愿望，担心某一种药物效果难以达到尽快治愈的目的，常常选择两种药物或多种药物同时应用的方法，这也是不可取的。因为多种药物的同时应用，必然会增加机体排出的负担，而且多种药物同时在体内，也有一个毒性互相起作用的问题，这也容易产生不良反应。同类药物许多成分是相同的，只是配方、工艺过程或商品名称不一样，如果同类药物同时用了几种，主要成分又都相同，这必然在无意中扩大了剂量，一旦超越了机体的耐受能力，则会产生不良反应。

第九章

患者参予共同避免误诊风险

误诊是临床普遍存在的现象，误诊的原因十分复杂，有接诊者的原因，也有患者原因，如就诊时的动机，隐瞒病史，夸大病情，讳疾忌医，对治疗效果不真实的评价，对疾病感觉的差异，当时的心理状态等，这些都可以给医生错误的信息，导致误诊。因此要避免误诊必须由患者积极地参与和主动地配合。在诊断过程中，医生占主导地位，在医生误诊的原因中，临床统计资料表明，医生思维方式的偏差在整个误诊病例中占50～60%。误诊现象与医生的技术水平有一定的关系，但就医生个人而言，他并不愿意发生误诊，青年医生可以因为缺乏经验而误诊，而有经验的医生又可以因为依赖于经验而误诊，所以误诊是医生对疾病本质的一种错误认识的反映。临床诊断过程始终涉及大量的认识论问题，因此要避免或减少误诊的发生，必须学习和运用认识论，用辩证唯物主义的认识论来指导自己的临床实践，指导诊断过程。

认识论是研究认识及其发展规律的理论，其主要的研究对象是认识的来源，认识的能力，认识的形式和过程，以及认识的真理性等问题研究的中心在于弄清楚思维与存在，主体与客体，认识与实践的相互关系。临床上随时都会遇到许多认识问题，譬如，如何对待理论与实践、主观与客观、局部与整体、现象与本质、一般与特殊等，这些都属于认识论的问题，也都是与误诊有密切关系的问题，因此，把认识论的方法引入误诊的研究之中，显得特别重要。这里主要介绍与误诊有关的认识论问题。

一、观察明确

观察是取得感性认识的根本途径，是获得正确认识的起点。没有观察就没有认识的产生，就失去了认识的来源。临床上正确的诊断首先依赖于对患者及其症状、体征和对其治疗反应、效果的观察。观察贯穿于诊断治疗的全过程。因此，观察明确是避免误诊的基本的认识方法。

首先，观察必须是客观的、具体的。即在观察时不能附加任何主观成分，排除想当然的认识观点，才能使认识与客观实际相一致。这是由临床医疗特点所决定的。因为许多疾病的表现，既有一定的共性，又有独特的个性。虽然在教科书上，在课堂上，前人或教师对疾病的症状体征都力求进行全面细致的描述和介绍，这无疑都是前人观察认识的结晶，是我们诊断疾病所必需的经验理论，但是这些仍然只是疾病的共同特征，而不能包括所有患者和所有疾病的所有表现。临床上经常见到的是大量的同症异病和同病异症，两个人患同样一种疾病，各自的表现却不完全一样。所以，要求医生对患者要客观地、一个一个地观察，不能用书本上的理论和自己的经验任意地套用于每一个实际的患者，也不能用传统的经验生搬硬套，因为医生在其终生的临床实践中也难以遇到完全相同的患者。

其次，观察要全面、系统。由于疾病所特有的复杂性，要求对患者的观察必须是全面、系统、多方面、多层次的，这样观察才能弥补客观条件限制所造成的局限性。在临床诊断过程中，有经验的医生常常通过询问病史就可以初步预测出疾病所在的部位，属于哪个系统，为诊断确定一个大概的方向，专科医生根据其专科特点，即可对专科疾病做出诊断。但是这还不够，还必须全面细致地观察。因为临床上许多疾病的表现有许多相同或相似之处，某一系统的疾病并不一定只在本系统表现出症状体征，局部的病变可以出现全身性的表现，全身性的疾病也许仅在某一局部出现症状。另外，不少临床表现又往往是假象，而假象又能够掩盖本质。疾病又是不断发展变化的，疾病的不同阶段会出现不同的特征，各种疾病的表现既有连续性又有阶段性，因此，观察也必须有连续性。虽然病史具有指导观察重点和指引思维方向的作用，但是又不能满足于已收集到的病史，而观察正是对病史的正确性的检验和补充，即使是专科疾病，也需要对专科疾病所涉及的全身表现进行全面系统的观察，如此才能更准确地做出诊断，而不致发生误诊。大量的临床误诊统计资料表明，在误诊的诸多因素中，观察不细是一个十分重要的原因。孟宪镛等报道，急性腹痛患者因症状表现特殊，与同类疾病的一般规律不同，医生未认真观察区别而造成误诊者占57.8%。

观察，有察看、体验和测量的含意。随着科学技术的迅速发展，医生越来越多地借助于科学仪器来进行观察，这是医生感觉器官的延伸，它不但大大地开阔了医生观察的眼界，而且可以观察得更深、更细、更精确。一些实验室的诊断方法还能提供准确的定量指标更增加了观察的客观性和定量化。目前临床各科广泛应用的检查仪器和检验项目都具有上述的作用。因此避免误诊还要及时地应用现代化的科学仪器，以使自己的观察客观化、定量化，这是现代临床医生获得正确认识的重要途经之一，它可以帮助医生避免原始感官系统观察的片面性和主观性。

另外，观察还含有审查、验证的含意。在诊断疾病时，如果医生只知道询问病史，完全听信患者的主诉，而不去认真地审查验证其主诉的真伪，也会成为误诊的原因。如一位青年女性，因腹部无痛性包块进行性增大而就诊。医生首先怀疑是妊娠，但是患者自述其丈夫在外地工作一年未归，又否认近期有过性生活史。因一时不能确定包块的性质，拟做剖腹探查。在上级医生术前检查患者时，发现包块附近可闻及细微的声音，指示作妊娠试验，结果确认为妊娠。这样的实例临床上并不少见。因此，医生对患者的病史陈述，既要注意听，又要审查其真伪，如果听而不审，也会导致临床工作的失误。

二、询问

询问是一个重要的认识环节，是临床上获得正确认识的重要途径之一。由于受到各种主观和客观条件的限制，任何医生都不可能把每个患者所发生的每一个特殊症状和体征都全部观察到，任何现代化的检查手段所发现的也只是疾病的具体现象，而不是其本质，任何观察方法和检查手段也无法解释疾病的全部过程。具体到每一个患者要认识其疾病的本质，除了需要认真地观察之外，还要有询问。询问可以弥补观察的不足和局限性。

采集病史是诊断的重要步骤，采集病史最主要的方法就是询问的方法。实际上询问贯穿于整个临床工作的始终。当面对具体患者时，须认真地询问患者及其家属对疾病的原因、诱因，演变过程，进行详细全面的询问，询问得越全面、越细致，对诊断越有利。人们常把问诊看作是打开诊断大门的钥匙，这是一个恰当的比喻。一个有丰富临床经验的医生，通过详细的病史询问，50%以上的疾病能够获得初步正确的诊断。相反，不重视病史的询问，问病史三言两语，不细致、不深入，则常是造成误诊的重要原因。许声联对78例急腹症初诊误诊原因进行分析，认为因了解病史不够仔细而误诊者为19.2%。

当然，询问也要讲究方法。首先，询问不是机械地问，而是要边询问边分析。在询问过程中要对患者陈述的琐碎、凌乱、缺乏条理的内容迅速敏捷地进行分析判断，权衡其轻重主次，并综合整理，这样的询问对做出正确的诊断才有意义。因为患者和家属在就诊时既不知道得的是什么病，也不知道哪些病史需要向医生提供。因此，患者有意提供的病史也许对诊断并无什么价值，而无意遗漏了的可能正是确立诊断所必需的。所以，对患者陈述的病史不加以整理分析就无法形成有诊断意义的认识。其次，询问要排除主观因素的干扰，医生不应当按照自己的思路去简单地提问，这种询问所得的结果难免会有片面性。询问还要求全面细致，要把患者有关的和无关的病史全部询问出来。有关的病史可以与症状体征相联系以验证其真伪，无关的病史则能够帮助医生开拓思路，排除其他疾病。单纯地围绕症状体征去追问病史，往往会把诊断的思路局限在十分窄小的范围内。

例1：男性，11岁。因长期不能进食，身体消瘦，曾拟诊为结核病、扁桃体炎、舌咽神经痛、肠道寄生虫病、咽炎，直到因颈部肿胀，活动受限，发热1周，经查红细胞3.8×10^{12}/L，血红蛋白116g/L，白细胞18.6×10^9/L，中性82%，诊断为颈深部多间隙感染并蜂窝织炎，败血症。后又做颈部X线摄片，发现相当于第6颈椎平面有金属异物。行喉镜检查，在右侧梨状窝取出一个完整的金属哨子。患儿述说半年前口含哨子，不慎吞下，因怕家长训斥，而未敢说明，本例的一个重要病史隐瞒达半年之久，虽然该病史是被有意隐瞒的，但是在半年时间内曾多次就诊，而接诊医生并没有过详细地询问。其实，对一个11岁的小学生来说，医生只要认真地询问并耐心地诱导，再通过观察，这个重要的病史还是可以发现的。

例2：女性，53岁。因胸骨后疼痛伴间断吐血2个月就诊。患者自8月下旬开始感到进食时右咽痛。9月9日23时突然感到咽部不适，口有咸味，随即吐鲜血数口，约60ml。10月下旬连续吐血数次，约300ml。11月8日胃镜检查，见食管下段黏膜糜烂，诊断：（1）食管炎；（2）食管肿瘤待排除。应用止血剂及抗炎治疗，无效。患者精神忧郁，体重下降。11月25日行纤维胃镜检查，见食管中下段后壁大弯侧有片状黏膜表浅糜烂，刷取涂片未发现癌细胞，胃窦黏膜病理检查为慢性表浅性胃炎。按照食管炎症治疗无效，于12月22日再次食管镜检查，在第一狭窄处右后侧发现有肉芽组织，触及极易出血，除去局部肉芽组织后，取出8mm×6mm×2mm的硬骨片。追问病史，缘于3个月前在吃肉丝面时曾有异物卡梗，当时曾吐鲜血数口，未介意。此患者在3个月时间内多次就诊，并行食管镜检查，因病史不清楚一直未能确诊。

以上误诊2例，共同特点是误诊时间长，就诊次数多，并且是因未能及时问清病史而造成的，足见认真询问病史的重要性。

在诊断过程中需要重视询问，才能获得正确的认识，就整个临床工作和医生终生的行医活动来说，也是同样需要询问的，因为任何有经验的医生都不会把所有的疾病全部实践过。即使能有人把所有的疾病全部都实践过，但是疾病是在不断地发展变化，医生的认识也不能停留在原来的水平上。因此，哪怕是一个临床经验丰富的医生，也还是需要询问，要向一切有经验的和亲身经历过的人询问，向同行询问包括向自己的上级、下级和同级询问，问的人越多，获得的知识就越丰富，平时经常组织的学术活动，实际上也就是一种询问的方式。有人说临床医生应把"不耻下问"当作美德，这是完全正确的。它不仅是个学习方法问题，同时也是个认识问题。在同行之中，宁可自己不懂也不躬身求教别人，甚至夜郎自大者，永远难以成为杰出的医生，临床工作上也难免常常发生误诊。因此，我们认为，只有"多方询问"，不持门户之见，互相学习才能不断开拓医生的眼界，增加对疾病的认识。应将多方询问看作是医生临床实践地一个重要的认识方法，贯穿于整个医疗行为之中。这不但是避免误诊所需，也是谋取成功的一个途径。

三、追本溯源

要最大限度地避免发生误诊，就必须对患者所患疾病的病因、诱因及所表现出来的症状、体征彻底地弄清楚，也就是说对每个疾病现象既要知其然，又要知其所以然。要有追根问底的精神，永远不能满足于已有的认识。这种认识方法称为追本溯源法。追本溯源是与满足于已知相反的认识方法，它有利于减少或避免误诊。

临床医学是一个实践性及探索性很强的学科，医生终生的临床实践需要终生的探索，永远不能停止和满足。这是因为人类的疾病是在不断发展变化的，旧的疾病消了，新的疾病又出现。就某个患者的某种疾病而言也是在不断地变化着的。从疾病的发生，到出现症状、体征或并发症，一直到痊愈，都始终是一个发展变化的过程。因此，医生的认识也必须随着疾病的变化而变化，任何固定的、一成不变的认识方法都有可能导致误诊。

在临床诊断时，医生通过自己的感官最先接触到的多半是疾病的现象，而不是疾病的本质，如患者体温、脉搏、血压、白细胞计数等的变化。这些通过客观检查所得的数据虽然对诊断有重要意义，但是它并不是疾病本质，只是本质的反映，即现象。再如患者表现出的发冷、发热、头痛及恶心、呕吐等症状，虽然其中有些也可以作为初步诊断的名称而临时应用，如头痛或头痛待查等，但是它仍然不是疾病的本质，因为许多疾病都可以出现上述类似的表现。如果在认识疾病时仅满足于这些现象而不继续深入探究，那么这种认识是肤浅的，据此而做出的诊断也是盲目的。因为事物常常是多因多果的，同样的疾病表现可能来自不同的病因、不同的病变部位和不同的病理损害要明确地认识疾病，就必须透过现象深入本质。临床上要做到诊断的符合率高，治疗的针对性强，治疗的效果好，都需要从本质入手。虽然在诊断未明的情况下，可以用对症治疗的方法来处理，有时对症方法也能取得预期的效果，但是真正的病因诊断并没有弄清楚，如果长期如此，或者在认识方法上仅仅满足于此，其结果只能是对疾病的认识越来越浮浅。所以，无论是对常见病或者是疑难病，在认识方法上都应当力求追本溯源，不能轻易地满足于已知的临床表现和症状体征。

因果联系是事物的基本联系之一，疾病也不例外。有病就必然有因，有同病异因，也有同因异病。疾病和病因相同的患者可能表现不同的症状体征，相反，症状体征相同的患者可能是来自不同的疾病和病因。因此，对疾病的研究，首先应从病因研究入手。这不但对具体疾病的诊断治疗是如此，从医学的整体发展和医学研究的总体上讲，同样也是如此。

当然，必须承认，在一定的历史条件下，由于各种因素的制约，临床上有些疾病的真正病因是难以搞清楚的，有时即使用尽现有的检查手段，仍然徒劳无功。但是，作为医生的认识方法，不能就此止步，不能把认识停留在固定的水平上，而应当努力地从疾病形成的原因着眼，不断地进行研究探索。尽管许多疾病的病因十分复杂，但也要力争在纷杂的表现中抓住其本质。只有思想认识上自觉地不满足于现状，经常有问题思考，经常查阅资料，有坚定不移的方向，不断地认识和弄清尚未认识的疾病，才有可能在临床实践中取得成功，因此，在诊断疾病时，不满足于对症治疗，力争追本溯源立足深入病因，是临床医生重要的认识方法，也是避免和减少误诊的方法。

四、亲识其症

亲识，即亲自实践。正确的认识来源于实践，并且随着实践的不断深入而深化。检验人们的认识是否符合客观实际，是否正确，也只有依靠实践。实践第一的观点是马克思主义认识论的基本观点，临床医学的一个重要特点就是实践性强，因此，医生只有经过自己亲身临床实践，才能有正确的临床思维。对患者所表现出来的症状、体征只有亲识才能减少误诊。

临床上要正确地认识疾病，对一定范围内的疾病做出符合实际的诊断，首先需要掌握大量的医学基础理论知识。理论是前人经验认识的总结，是前人对疾病认识的结晶。认真学习好这些理论，对于医生诊治能力的提高至关重要。但是单纯地学好这些并不能成为一个优秀的医生，其根本原因就在于还需要实践，需要通过实践把理论变成自己对疾病的认识。医生的临床工作能力和对各种疾病的正确认识从哪里来？从实践中来。即亲自参加实践活动，亲识其症。

一个刚从学校毕业的医学生，可以肯定地说，已经掌握了相当多的理论知识，他对一些疾病的临床特点、诊断标准可以熟记，甚至可以达到背诵的程度。但是一旦接诊患者，当听了患者对病史的陈述，又检查了患者现有症状和体征以后，再去用自己熟记的知识去对照印证时，就会发现有很多地方同理论知识不相符合，症状体征没有书本上和老师讲授的那么典型化，于是便迟迟难以做出诊断。这是什么原因呢？就是由于缺乏实践，缺乏对疾病的感性认识，还没有把学到的知识变成实际工作能力，理论和实践还存在着距离。在书本上学到的或者老师传授的理论知识、诊断标准、诊断依据及典型的症状体征，归根结底是来自患者，来自一个个各不相同的个体。因此，诊断能力的提高，只有亲自去多接触患者，多识别不同的或相似的症状体征，不断地丰富和增加自己的感性认识，才能达到，舍此无其他途径。

我们经常强调学习基础理论的重要性，这是因为理论是在实践中产生和发展的。学习理论的目的在于指导实践。如果理论脱离了实践，必然会导致理论的僵化而失去生命力。理论与实践相比，实践更为重要，更有意义。在中医临床工作中流传着这样一句话："熟读王叔和，不如临证多"。这句话较深刻地说明了理论与实践的关系问题。切脉是中医诊断学上的重要组成部分，也是中医学的伟大成就。魏晋间医学家王叔和总结前人的经验理论，并结合自己的实验，著成了《脉经》，被后人看作是中医诊断学的经典理论。但是后人在实践中体会到，要真正掌握《脉经》的理论，准确地把握其本质特征，并正确地应用于不同患者，只求熟读原著是不够的，更重要的是加强自己的临床实践。现代医学不但专业体系越分越细，而且人员分工明确，专业化程度很强，比如辅助诊断项目是由专科人员进行，患者症状、体征、药物治疗反应的观察及病情变化信息的收集是由护理人员完成，在许多情况下医生只是凭借病历文件提供的信息来做诊断。虽然这些分工特点是临床工作现代化的标志，但是在另一方面，这种工作特点对观察患者来说就容易使医生产生某种依赖性，过分地依赖护士的记录，而放松对病情的亲自观察和识别。这也会成为误诊的原因。

另外，亲自还表现在学术交流方面。在医学高度发展的今天，学术交流，信息交流倍受重视。医学会议和医学专业期刊种类繁多，临床医生要经常借助会议和期刊介绍自己成功的经验和失败的教训。新理论、新方法的不断出现，确实是促进学术交流、推进医学发展的重要动力，但是，由于受到个人认识水平、认识方法和各自实践条件的限制，任何经验、体会也不会是完美无缺的。因此，对别人的经验理论不能照抄照搬，必须经过自己的实践观察，即亲识，加以印证或改造，才能成为自己的认识，才能运用自如。亲识其症既是诊断过程中必须遵循的认识方法，也是全面提高工作能力和学术水平的必由之路。

五、治多知悉

唯物主义辩证法认为，任何客观存在的事物都是遵循一定的规律而运动的。在人们的认识活动中，只有认真地、全面地认识客观事物的特征及其规律，才能使自己的认识由必然王国走向自由王国。临床医生的自由王国就表现在对疾病的诊断和治疗上，而必然王国则是疾病的发生、发展变化的趋势。如何去真正把握疾病的变化趋势呢？只有亲自实践，别无他途。

一个医生能否在诊断过程中获得自由，面对具体患者时最大限度地减少误诊，关键就在于能否进行有效的病史询问、体格检查，正确地选择应用辅助手段及对各项检查结果的分析和判断。要准确地完成诊断过程中的这一系列工作一靠知识，二靠实践，三靠经验，而经验的取得则依靠师传和通过自己的实践对理论的再认识。由此可见，师传之后仍然要由自己去实践。因此，实践最为重要而且实践要越多越好，因为实践多才能知之悉，是为治多知悉。

临床上，一个急危患者来诊，有经验的医生仅凭患者所表现出来的某些特征，不需做更多的检查，则可迅速、准确地做出初步诊断，施以有效的治疗。而缺乏经验的医生，则一见病情危急，便不知所措，迟迟不敢决断。对患者体表肿物的诊断亦是如此，有经验的医生一眼就可以做出正确的诊断，甚至对肿物的性质、组织来源及需要选择的治疗方案都可以迅速做出回答。而缺乏经验的医生则很难做到这一点。有经验医生的准确的判断能力就靠经历得多，治疗得多，这就是治多知悉。

当然，对于实践概念，病种和例数，多和少都只是相对的，也无法使用多和少这个相对模糊的概念来评价经验的多少。因为要认识一个事物，除了实践的数量多少之外，还有许多其他复杂的因素，而且在对事物的认识上也无法定出一个具体的指标。但是有一点是可以肯定的，即实践很多，就可能知道得更全面，经验体会就会更丰富。因此，在对疾病的认识上，无论是有经验的医生或是缺乏经验的医生，都不能满足于自己已有的经验。即使对某一种疾病已经实践了几十例、上百例甚至更多一些，仍然不能说真正认识了该病。因为经验和认识都只是相对的，只要临床活动没有停止，就可以有新的没有经历过的情况发生，有新的需要继续探索的疾病出现。因此用学无止境这话来告诫医生，是十分必要的。对疾病的认识之所以复杂，是因为认识疾病涉及许多相互联系的环节。医生通过患者疾病现象和某些特征来认识疾病，但是又很难对临床现象的认识做出绝对的评价，也无法找出一个可以用于任何一个患者的固定的衡量方法。因为每个患者所表现的疾病现象虽然有其共性，但也有其个性。具体到某一个患者身上时，则是以个性为主的。有经验的医生可以使自己某一疾病诊断的正确率达到90%以上，但很难达到100%，但是即使只出现一次误诊，对被误诊的个体来说那就是100%，同样是不幸的。所以，从认识论的角度说，作为医生，无论过去实践的患者多么多，遇到的病种多么复杂，经验多么丰富，也决不能有丝毫的满足，决不能忽视在实践中继续观察思考，以不断深化自己对疾病的认识，决不能放松有朝一日会发生误诊的警惕性。

六 、勤于思考

从表面上看，思考是临床诊断中十分平常的事，实际上思考作为一个十分重要的认识环节，往往是被忽略了的。这也是某些人经常发生误诊的认识根源。临床上医生对疾病的正确认识一是靠自己掌握的专业理论知识；二是靠在已有理论指导下的实践；三是思考。这三者都具有重要意义。许多医生具有丰富的理论知识，但实践得少，结果诊断正确率未能提高，误诊现象时有发生。而有些医生有扎实的基础理论，实践的机会也不少，但是仍会出现不应有的误诊，甚至长期从事医疗实践而无收益，没有形成自己的经验理论，这就是不善于思考的缘故。

思考，实际上是贯穿于临床诊疗工作的全过程之中的。如对前人的经验理论，需要结合自己的临床实践予以验证，做到去伪存真，吸取其精华。对别人的意见和见解，既不能置之不理，拒不接受，也不能人云亦云，照搬照套。那么，到底拒绝什么，接受什么，就需要自己去思考。对具体的患者更离不开思考。在听了患者陈述病史之后，要思考病史的真伪，有无遗漏和需要补充之处，患者是否已将最重要的核心的病史讲了出来，然后要对照现有的症状，哪些是与患者提供的病史有关，是具有诊断意义的，哪些关系不大是应当舍弃的，这些都需要思考。当体检结束时，又要思考体征是否完全准确，阳性体征和阴性体征都有哪些，体征与病史症状有无矛盾之处，自己的检查是否全面系统等。在思考的同时，又要选择适当辅助检查项目以进一步验证自己的思考是否符合实际。当病史、体征及辅助检查结果等诊断资料收集齐全之后，又要继续全面地思考。比如要先做出若干个诊断的假设，然后根据所得资料进行分析、综合，一个一个地排除，最后确立诊断并选择治疗方案。在诊断确立、治疗开始之后，医生的思考仍然没有停止，又要注意治疗后的反应，所用的药物是否有效，有无不良反应，如果无效或者效果不明显，就要分析思考其原因，是药物本身的因素还是诊断的问题，是继续观察还是更换其他治疗方法等。患者痊愈出院后，医生的思考仍然不能停止，还需要回顾总结诊断治疗的全过程，如哪些体征典型是有意义的，哪些体征是不典型的，为什么会出现不典型的体征，自己有什么经验教训等。只有认真地思考、总结，对临床工作能力的提高才有益处。不能是入院时"头痛原因待查"，出院时仍是"原因不明"，这样做，诊断水平永远难以提高。

在临床上常常可以见到这样一种现象：两人或几个人接受同样的专业知识训练，并在同一环境中工作，在经历一段工作时间后，相互间的经验体会很快会出现差距。有的人在实践中迅速掌握了许多疾病的特点，把学到的知识运用到工作中去，诊断水平、工作能力迅速得到提高，而有的人则不是这样。出现这种现象的主要原因就在于前者在实践中勤于思考，而后者则否。

是否勤于思考，似乎是一个工作态度问题，实际上也是一个认识方法问题。不勤于思考的人，容易以已知的现象为满足，不再继续深究，所以在临床工作中也就发现不了相互矛盾或不合乎逻辑的问题，似乎不存在什么疑点。而勤于思考者则不然，他不满足于现状，总是把注意力放在病情变化中的疑点上，力争推理正确，诊断符合实际，立论无懈可击，在采取诊断、治疗的每一步之前都反复思考，做到三思而后定，有这种认识方法的医生当然容易使自己的认识完整全面，符合客观实际，因而也就会减少误诊的发生。而前者则容易拘泥于现象，或者习惯于以偏概全、主观臆断，其后果自然难免出现误诊。

第十章

医疗意外风险

虽然当今医学科学已经发展到了一个新的阶段，但是，医学仍然是一个探索性、实践性极强的学科。医学在发展，疾病也在随着发展。因此，人们对医学上许多问题的认识仍然很不完备，有许多疾病现象至今认识仍然十分肤浅，还有许多问题根本就没有认识。即使是一个有经验的医生，在对患者疾病诊断治疗的过程中，实际上存在着许多的探索性和未知性。因此，只有通过实践逐步地探索着前进。由于人们认识的局限性，就难免会出现意想不到的意外风险事情的发生。从医学的角度讲，这种意外只可以期望减少到最低限度。但是，只要有医疗活动，就可能会出现意外。医疗意外有其突发性和意想不到性。一旦出现不良的后果，患者及家属常常缺乏应有的心理准备，加上对医学特殊性的不了解，就很可能要引起纠纷。尽管从医学角度讲，意外是难免的，意外并非等同于医疗事故。医疗缺陷并不是因为医疗和医务人员过失造成的。但是，一旦意外发生，医患双方之间的纠纷仍然难以避免，原因是患者和家属缺乏应有的准备。因此，医疗意外是常见的医疗风险，也使导致的纠纷在整个医疗案件中占有很大的比例。

一、意外的性质

医疗意外是指医务人员在对患者诊断治疗过程中，医务人员虽然是按照常规操作，并未违反有关法规及医疗操作的常规。但由于对疾病认识的不完备和疾病本身的复杂性，出现了原来预想不到或无法抗拒的特殊情况，并导致了不良的后果，称为医疗意外。医疗意外一般包括以下含义：

一是患者在诊疗过程中，确实发生了不良的后果，但是这种后果不是因为医务人员的失职或违规行为造成的。有时医务人员在整个医疗过程中完全的尽心尽力，最后仍然出现了难以预料的意外后果；或者在诊疗过程中病情发生了突然的变化，医务人员及时采取了有效的救治措施，但仍没有挽回意外导致的不良后果，这是医务人员和患者及家属均不乐意看到的现象。二是虽然患者出现了不良后果，但并非医务人员由于技术的不熟练或技术能力达不到造成的。完全是由于疾病的特殊情况和意想不到的原因造成的。三是指预先没有预想到，医患双方均缺乏应有的心理准备，具有突发性、意想不到性的特点，尽管医务人员在主观和行为上没有任何过失，但是，一旦出现严重的不良后果，往往还是使人难以接受。四是意外一旦发生，大多数后果比较严重，因此，患者家属及患者周围的人由于缺乏应有的心理准备，常常对出现的严重后果难以接受和理解，因此比较容易导致医患纠纷。这种情况在目前许多长期无法解决的纠纷案件中占大多数。对待医疗过程中的意外现象，医务人员主要应当从预防入手，提高警惕性，熟悉和掌握对意外的认识，一旦出现，积极及时有效地救治，把风险降到最低限度。

二、可以预见而未预见

关于过错的概念，中外学者已有诸多不同的解释，有学者把它归纳为"主观说"与"客观说"两大类。主观说认为，过错是"行为人实施行为时的某种心理状态，包括故意和过失两种形态"；客观说将过错理解为"行为人对客观上应当注意的义务的违反，是违反社会准则的行为意志状态"。由于"主观说"和"客观说"对过错界定的差异导致了判定过错标准的不同，又区分为"主观标准"和"客观标准"。尽管有学者认为"在考虑认定过失的问题上，主观标准不是理想的选择。"但他对"应当预见"的阐释，完全适用于对临床有关问题的探讨。'应当预见'是判定过失的一个基本前提，即适用于自身的过失。从根本上说还是在第一次预见之后的第二次未能预见。一个国家的法律不能要求对某事不具有预见能力和预见义务的公民，在未能预见的心理状态支配下对造成的损害后果承担法律责任。所以，是否承担法律后果的大前提在于是否应当预见。

"预见"是指根据事物的发展规律预先料到将来。临床上许多事物本身就是无法预见的，虽然历史的经验提供了可以预见的某些条件，但离我们运用这些规律去预先料到临床每个患者的"将来"究竟发展到什么程度，有否与意外因素还有相当距离。"应当预见"是与行为人的职业、受教育程度、积累的经验和认识对象的复杂程度紧密相关的，而"预见能力"也常因行为人的各相关因素的差异而不同。在医疗服务行业，预见范围及预见能力更会因临床专业的划分与医务人员的技术水平及医院等级等出现较大的差别。出于患者的特殊心理状态，意外事件最好不要发生。然而大量实践证明现实却是与这种良好期待相悖。如何来认识和对待"应当"而又"不能"实现之间的差距，这也许正是由于医学与生俱来的特性所决定的。

三、客观存在却难以预见

临床上某些意外风险确实是严峻的但也是难以预见的。以误诊为例，无论技术条件多么先进的医院，误诊都有一个概率，目前国外有先进水平的大医院仍在30%左右。在常人看来，该数字已处于不低的水平，但亦有文献称"全世界的临床误诊率大约在15%～40%，我国的情况大同小异"，有关研究误诊现象专家认为，发生误诊是医学科学难以避免的遗憾。只能期望降低到最低水平，永远无法避免。这不仅仅是哪个医生或哪家医院医疗水平高低的问题，是人类认识的局限性和事物复杂性决定的。因为发生误诊时，不光一个人看错了，而是大家都看错了，《误诊学概论》已做了较为系统的总结。误诊是由认识主体、认识客体和认识环境等因素综合作用的结果，而对如此复杂的事物，却要医务人员完全"应当预见"，实有强人所难之嫌。我们能够也应当殚精竭虑地去设法减少误诊，但无法做到"预见和避免"误诊。尽管首部《误诊学》自1993年出版以来，国内对误诊的研究在逐渐深入，但要避免误诊，并非易事。随着临床误诊研究领域的拓宽和逐步深入，以及人们认识水平的提高，最大限度地减少误诊是可以实现的。

临床误诊误治的确定，都是在误诊误治发生之后总结出来的，具有较强的已然性。

然而我们对误诊的研究不能像其他学科那样，可以事先设定课题或假说，然后通过"实验"、论证、再实践，从而得出科学的结论。有人曾提出设想对误诊进行"前瞻性研究"，但事实确实不能在临床工作中去设定一个误诊病例来研究临床误诊误治的发生发展规律。因为如果我们已知其"误诊"，避免都惟恐不及，根本不可能就其自然发展来进行研究，这是医学道德和法律所不容许的。同时，由于医学模式的转变，临床误诊的不可控因素将变得更加复杂了。从单纯的生物医学模式走向社会-心理-生物医学模式，医务人员不但要像希波克拉底所说的"医生认识一个患者是什么样的人比认识他患了什么病更重要"那样去重新审视自己所服务的对象，而且要随时严格剖析自身的行为和心态。我国肝胆外科专家黄志强教授对此深有感触，曾撰文指出："作为一个从医50多年的外科医生，我深深感到，外科医生需要了解自己，有时要比了解患者更为重要。"因此，我们研究误诊，远非用单纯的医学科学技术的方法所能奏效，必须把研究范围扩大到人文科学领域，采用自然科学与社会科学相结合的方法，逐步将不可控因素转变成可控因素，把已然转变成未然，实现未雨绸缪的目标。

四、已预见却难以避免

综上所述，大部分意外风险包括临床误诊误治，从理论上讲或从医学伦理上讲是"应当预见"的。也就是说，大多数临床意外风险具有一定程度的"可预见性"，但又有其不可避免性。稍有临床经验的医务人员都会体会到，医疗意外始终与我们的职业相伴，随时都可能发生，这几乎是不以人们的意志为转移的。如麻醉意外、手术意外、内镜检查意外、药物不良反应等均可以是一定程度上的预见，但遗憾的是却无法避免。无论医务人员如何警惕再三，而意外仍然不时出现，这正是医疗行为实践性的特点之一。不能因为其预见有不良后果出现而"无所作为"，这便是职业的风险性所在。也不是我们预见到了，就能够避免，有的意外，根本就无法避免，除非我们"无所作为"。即预见到风险时，就放弃医疗行为，这样又对患者不利，可能会被看作是医生无能，甚至见死不救。如果真的这样，医学科学也将停滞不前。因此医疗行业是典型的"高风险行业"，即使预见到不良后果出现，也不能"避险"，这正是这门职业的崇高性所在。因此，当我们出现一些不尽人意的临床意外风险时，只能要求人们持宽容的态度，接受临床实践的可原宥性，然后才能进入恰当的法律适用，实现法律的公平与公正。

五、意外的责任认定

医疗意外一旦发生，应当根据法定鉴定组织的鉴定结论定是非。通常情况下，医疗意外一旦发生，患者及家属一方难免地要四处咨询，如找某些医务人员了解事情的性质及真相，从专业角度做一些相关理论证据的准备。这当然是可以理解的，也是应当的。但是，自己选择的咨询对象无论是具有一定经验的专家，或者是一般的医务人员，他的意见都不能作为判定性质的依据，仅可作为参考。因为它不是法定的指定的鉴定组织，即使所咨询的"专家"是法定鉴定组织的成员，只要不是在鉴定组织内发表的意见，也不能作为依据。因为其意见不是在公开的、正式的鉴定场合的意见，并不具备有法律的效应。

《医疗事故处理条例》第五章第十七条有明确的规定:"医学会应当根据医疗事故争议所涉及的学科专业,确定专家鉴定组织的构成和人数。专家鉴定组组成人数应为3人以上单数。医疗事故争议涉及多学科专业的,其中主要学科专业的专家不得少于专家的鉴定组成员的1/2。"这里有三层含义:一是鉴定人员必须有医学会根据争议所涉及的学科专业来确定参加鉴定人员的构成,其他人所指定的鉴定人是无效的,其他组织所组织的专家鉴定也是无效的;二是参加鉴定的专家人数必须是3个人以上的单数,不能少于3人,由于要涉及到最后的表决,所以还专门要求的是单数;三是医疗事故所涉及的学科专业由于属于专业性的鉴定,必须由专业性的专家来定论,因为医学目前已经发展成为一个庞大的科学发展体系,临床上已分化出许多独立的专业,某一专业的专家很难对其专业以外的领域的问题做出准确的判定,因此,案件所涉及专业的人数也作了明确的界定,这样规定的目的就是为了保证其科学性。

另外,《医疗事故处理条例》第十八条还规定:"医学会应当提前通知双方当事人,在指定时间、指定地点,从专家库相关学科专业组中随机抽取专家鉴定组成员。"这里也有二层含义:一是双方当事人必须在指定的时间、指定的地点,也就是说,非指定的时间和地点,一些咨询性的鉴定或者是法定鉴定组织之外所做的鉴定,是无效的;二是必须从专家库相关专业组中用随机的方式抽取专家组成员。所以前面提到即使是专家鉴定组织的成员的意见也不具备有法律的效应。因为条例有明确的规定,成员的组成是由随机抽取的方式来确定,而不是由任何一方随意选择。

《医疗事故处理条例》的第十九条规定:"医学会主持双方当事人抽取专家鉴定组成员前,应当将专家库相关学科专业组中的专家姓名、专业、技术职务、工作单位告知双方当事人。"由于纠纷涉及双方,为了避嫌,在该条例的第十九条规定,医学会组织双方当事人组织鉴定前,必须将专家库相关专家的名单及基本情况告知双方的当事人。这样可以避免与某一方当事人有牵连的专家进入专家鉴定组织。目的是保证其鉴定意见的公正性,并且在第二十条中还规定了回避和退出制度。

上述这些规定,都是为了保证鉴定的客观性,因此,只要按照条例的有关规定,去组织鉴定,其结论就应当具有法律的效应。一旦性质确定,如不是事故而是医疗意外,医务人员在整个医疗过程中没存在过失,就应该以条例为准,不承担责任。当然,由于医疗事业是一种公益事业,患者在医疗过程中发生了意外的不幸事件,这是医务人员和患者家属都不愿意看到的情况,医疗机构如果从人道和同情的角度,有较高的姿态,乐意适当给患者安慰性的补偿,并且通过这些补偿,能够使患者的家属得以心理上的平衡,这从道义上讲当然也是值得提倡的。但是,对患者一方来讲,绝不能因为强调道义,而勉强医疗机构在医务人员没有过失的情况下,一定要要求补偿,或者因此而纠缠不休,向医院提出过高的要求,这是不应当支持的。因为医院以医疗为职业,随时都可能遇到各种复杂的类似情况,如果每一个意外情况都要求医院给予补偿,医院将难以维持正常的医疗工作。另外如果从司法角度讲,医院只要没有过失责任,完全可以不承担责任,也不必给予补偿。

第十一章

并发症风险

　　并发症通常是指医务人员在诊疗护理工作中，医务人员未违反法规、医疗常规规定的情况下，在治疗疾病的同时，由于治疗措施或药物及患者机体内部的变化等原因，发生了治疗目的以外的其他不良后果。这种情况在临床上也是经常见到的，有些是治疗措施本身存在的不足造成的，而有些则是疾病或机体生理反应本身可能出现的不良后果。但是，作为患者和社会大众由于缺乏应有的医学知识和临床经验体会，对这些不良的后果往往难以理解，不乐意接受。因此，也常常会因为并发症而发生纠纷，把并发症与医疗事故等同起来看待，或者把并发症误认为是医疗事故。

一、疾病的自然发展

　　并发症的发生有许多复杂的因素，有些是疾病发展到一定程度必然发生的结果，有些可能是由于医疗措施本身容易发生的现象，疾病本身的结果虽然可以预料，但是到底什么时候发生，在什么情况下发生，则无法把握。治疗措施本身引起的并发症大多数可以预料，选择相应的防范措施，可以减少或避免发生。但是，有时候即使防范了，仍难免发生，这其中也有许多难以把握的因素，也有一个发生几率问题。如患者的体质、疾病的性质、特异性体质、操作者的经验、当时患者配合的程度、心理情绪状况等都可能有关。因此，一旦出现不良并发症，其性质也是很难确定的。

　　疾病本身的原因引起的并发症，也是十分常见的。如：肝硬化可以引起食管及胃底部静脉曲张，发展到一定程度时，可以因曲张静脉破裂而发生胃底及食管的大出血，这种情况即使没有到医院，也同样可以发生。但是，如果这种出血是发生在医院的治疗过程中，或者在做胃镜检查时发生了大出血，这可能就会导致患者家属的不理解，误认为是医务人员有什么过失造成的。实际上，并非如此，是疾病本身随时都有发生大出血的危险性。

　　临床上，长期的高血压可以引起动脉硬化，同时动脉硬化又可以促进血压的升高，二者互为因果，而高血压动脉硬化的患者，在突然的情绪激动时、过度用力时，可以突发脑出血，出现偏瘫甚至死亡，这些都是在高血压基础上并发的。医学上称为并发症。实际上，这些并发症是疾病必然的发展过程，并不是你想不想发生的问题，尽管人们从理论上讲，可以提出很多的预防措施，但是，却难以完全地避免其发生。如果患者在自己家里，由于其他原因在高血压动脉硬化的基础上发生了脑出血，无论如何不会要医务人员来承担责任。但是，如果这个患者是住在医院，如果因为情绪激动，过度用力等其他因素发生了脑出血。患者家属有可能就会对医院、医务人员提出质疑。原因是事情发生的比较突然，发生的场合又是在医院的医疗过程之中，就容易把这种意外的并发症及不良后果与医务人员的工作联系在一起。实际上，类似的事件也十分常见。

例如：患者女，48岁，于1999年5月20日因腹部肿块到医院就诊，既往有高血压史，2年前有蛛网膜下腔出血史，平时感到头痛头昏，血压偏高，自述到妇科诊室检查前，上楼时，由于登楼梯过快头痛加重，医生询问病史后，检查下腹部有8cm×8cm大小包块，考虑为子宫肌瘤，征得患者及家属同意后，拟做妇科检查。当患者上妇科检查床时医生发现患者面色苍白，意识不清，有呕吐，检查右侧瞳孔中度扩大，立即停止妇科检查，请神经外科会诊，急送CT室行头颅CT扫描，诊断脑出血，在家属同意签字情况下，立即送手术室手术治疗，术中见出血80ml以上，从发病到手术结束在3小时内完成，术后恢复良好，仅肢体活动在待恢复之中，在手术后的几天里，家属多次口头感谢医院，在医生动员出院，院外休养恢复时要求继续针灸治疗几日，并承诺补交押金。但2周后再次动员出院时，因欠医院医疗费5000元，患者家属提出脑出血系检查刺激所致，应由医院负责，遂把患者放在医院，上访北京。

此例患者如在医院外发病，根据出血量及部位，又是第二次出血，很可能有生命危险，而由于发生在医院内及时抢救、治疗，患者方能转危为安。即使没有这次检查（因为妇科检查并没有开始），在其家中正常生活，也可能发生脑出血。从表面上看，似与检查有关，实际上并没有什么必然联系或因果联系。

此患者是一例典型的高血压因精神紧张导致的脑出血，是高血压的一个常见的并发症，其理由是以往有高血压史，并且曾发生过蛛网膜下腔出血，这种患者发生再出血的可能性很大，发生的几率很高。对此大量的医学教科书是公认的，这次出血发生在医务人员的诊疗过程中，医务人员发现得及时，立即停止了检查，并且判断准确，及时做了CT检查，进行了确诊，并且从CT室直接进手术室，以挽救患者的生命，从发现脑出血到手术处理，全部过程既准确又及时，可以说无可挑剔。对患者来说，是不幸中的万幸。但是，由于其第二次出血是发生在医生的诊疗过程之中，发生在医院内，从医学的角度讲，患者是幸运的。因为发现及时抢救及时，挽救了生命。但从患者角度讲，由于发生在检查治疗中（实际上检查并没有开始），发生的场合是医院，由此而提出了医疗纠纷，要求医院索赔，或免除医疗费。

当然，就此例患者提出纠纷的另一个原因，可能主要是由于经济问题，但是，她的直接理由是强调的脑出血，而脑出血实质上是以往高血压，血管硬化的并发症，因为该患者血压偏高，曾有出血史，平时并没有正规的降血压治疗和采取有效的防范措施。对这类患者而言，出血只是早晚的事。由此可见，对待并发症只要医务人员在诊疗过程没有过失，无论发生在什么情况下，都不应当承担责任。

二、检查治疗所诱发

除疾病的自然发展趋势之外，还有另外一些并发症是由于医务人员所应用的检查治疗措施所诱发的，或检查措施本身在治疗疾病的同时，又存在着某些难以避免的不良反应。由于患者及家属对这些诱发的不良反应不太了解，如果并发症十分严重或者造成了一些不良后果将成为风险因素，也会招来医患纠纷。

世界上任何事物都存在着两个方面，医务人员所采取的治疗措施也是如此。许多检查是带有侵入性的，在治疗疾病的同时，患者需要承担一定的痛苦，有些检查甚至有一定的风险性，如目前广泛开展的腹腔镜、气管镜、食管镜、心脏介入治疗等。虽然说具有较强的先进性，但是，在操作过程中任何一个医生都不敢保证100%的成功。因为成功的与否不但决定于医生的操作水平，同时也取决于患者的自身情况及配合的程度。即使目前广泛应用的影像学检查，虽然没有上述侵入性检查容易发生并发症，但是，如果在较短的时间内反复做影像检查。如X线、CT也可以出现并发症，如杀伤白细胞，导致白细胞下降，孕妇导致胎儿发育迟缓、身材短小等现象，实际上也属于并发症。也是一种潜在的风险。

还有一些组织学的检查，需要穿刺，获取病变组织，或者切开获取组织。如经皮肝穿，可以引起穿破胆管，胆汁外漏，并发胆汁性腹膜炎等并发症；为了确定肺部病变的性质，行肺部穿刺，取活检，可以并发气胸或出血，这些都是经常遇到的。一般情况下，在操作前，医生都要向患者及其家属交待，但是，有时候尽管已经交待，只要出现严重的不良后果，患者和家属依然难以接受。实际上，无论什么事情都有一个几率，成功率在90%以上的操作，算是比较好的，有经验的医生可以把操作的危险性、并发症降到最低限度，将成功率达到99%，但是，仍有1%会出现检查治疗目的之外的并发症。虽然仅为1%，但对遇到的患者来讲，就等于是100%，这种结果也是令人惋惜的。但是，医生也是不想看到这种结果的，另外医生又不能因1%的并发症而停止一切检查治疗。

检查是这样，治疗更是如此，如外科手术，无论大小手术都需要麻醉，只要实施麻醉，就可能会出现麻醉药物的过敏和其他意外事件。在手术中遇到血管畸形，发生术中出血，遇到病变过度的粘连，使手术无法分离，有可能损伤正常的组织器官。这些在临床上都是十分常见的。医生一是要把病变组织彻底切除，在保证切除的同时，又必须保护健康的正常组织。有时候遇到特殊情况，往往不能两全，会出现难以挽回的并发症，但是这不是医生的主观愿望，即使医生完全按照常规操作，也会遇到风险。面对风险医生只有两个选择：一是留下病变组织，任其病情发展；二是承担一定的风险，勇敢地既设法切净病变组织，又设法保全正常的组织器官不出现并发症。前者比较省事、省力，又没有风险，但对患者不利，这与医生的职业良心和责任感相悖，而后者就有可能要承担风险，甚至招来麻烦。那么从患者角度讲，医生究竟应该选择承担风险，还是应该选择省事、省力、减少麻烦呢？这个道理不说自明。

无论是从医学的伦理观念上讲和司法的角度讲，医生都应当主动地承担风险，尽心尽力地切净病变的组织，以保证患者长远的、更大的利益。因此对待并发症，一定要有客观的、实事求是的态度，这是要治疗疾病医患双方都承担的合理的风险，不能把并发症和医疗事故混为一谈。

三、不以结果论是非

并发症虽然是在原来疾病的基础上并发了新的疾病，但是，临床上有些并发症常常比原发病还要严重。原来疾病如果能够保持稳定的话，可以没有什么危险，但是并发症就不一样了，并发症常常是在原发病的基础上而导致的，往往来势突然，会使人措手不及，难以预料。因此，严重的并发症可以有生命危险，甚至造成不可挽回的残疾，如前面讲到的脑出血就是如此。高血压、动脉硬化可以长期存在，甚至如果治疗恰当保持稳定不进行性的发展，可以健康生活到高龄也没有什么问题，但是，一旦发生并发症，有时候会因此提前结束生命。因此许多并发症也是非常严重的。

在某些医患纠纷案件中，由于患者及其家属比较关心的是后果，而很少了解并发症发生的过程及原因。因此，一旦发生，常常会由于缺乏心理准备而向医院或医务人员提出这样或那样的问题，当然，提出问题弄清是非是可以理解的，关键是用什么态度去认识并发症，如何确定其性质。单纯从纠纷角度讲，不同的患者提出的原因也是复杂的。如眼看患者出现了残疾甚至结束了生命，谁也难以接受，非要让患者家属没有什么想法，显然也不现实，但关键是要面对现实，正确对待。另外是由于经济问题，在紧急情况下，患者及家属常常是治疗心切，希望医务人员只要是有效的方法，价格贵重的药物都愿意选择。但是，一旦最后的结果和期望的结果产生距离，难免会有心理上的不平衡。但是，心理上的不平衡不能代替严峻事实，现实往往是无情的，一定要弄清是非，或让患者承担什么责任，无论多么美好的愿望，都一定要符合医学客观的实际和疾病变化的规律。

第十二章
手术相关风险

一、手术风险

外科手术是临床上一种重要的治疗手段，是通过外科手术的方法以合法的方式对患者实施的一种侵入性技术手段，常用于体内占位性病变或其他病变的切除治疗，实施外科手术需要安全的麻醉、严格的消毒，医生需要熟练的解剖知识、手术技巧和过硬的基本功及丰富的外科手术经验。在术前，疾病的诊断、适应证的选择，术前的准备、麻醉及手术过程和术后恢复过程中，每一个环节出现意外或者处理不慎都可能会有风险的发生。轻者患者承受痛苦，延期病愈；重者导致患者的伤残或死亡。如若处理的不及时、不得当，会导致严重的医患冲突，甚至给医院造成较大的危机事件。近年医患纠纷现象表明，外科多于内科，提示手术的风险性较大。主要原因是外科涉及的复杂因素多，是一个完整的系统，每个与手术相关的环节都有较大的风险。因为一项较小的医疗风险事件而使医院在一时间内出现较大的危机。近年来，类似的事件时有发生。

如：2005年12月11日，安徽宿州市的10名白内障患者在宿州市立医院的组织下，集体接受了上海交通大学医学院附属第九人民医院眼科中心主任医师的超声乳化手术。没想到，本来是常规性眼科手术，却成了一次影响全国的危机事件。

据参与手术的宿州市立医院眼科主任医师讲，手术时一切正常，10个人从上午9时30分到下午1时多手术就全部做完了。可是，到了晚上7时左右，科里突然来电话说，有一位患者回到了医院，说眼睛痛得厉害。当时医生们认为这是眼压过高导致的，处理一下就可以了。可是，接下来的事让他们惊呆了。到了第二天，也就是12日上午，另外9名患者全部回到了医院，他们都出现了眼部肿痛、流脓，以及呕吐、头晕等症状，有人甚至开始发烧。院方立刻意识到这是严重感染，急忙采取了应用抗生素等抢救措施，可患者没有丝毫好转。见情况不妙，院方决定把患者送到上海市最好的医院抢救。

13日凌晨1时30分，10名患者被送达上海复旦大学附属眼耳鼻喉科医院进行救治。13日晚，由于感染情况严重，上海方面的专家被迫决定，对其中9名患者进行单侧眼球摘除手术，另外一人做了玻璃体切割。

上述事件经媒体爆光后，使该院一时间成了社会关注的热点。医院的管理、领导班子间的矛盾、医务人员的责任心及与地方合作的内幕全部成了议论的中心，省市卫生管理部门组成工作组，进驻医院，最后，除了相关人接受处分、惩罚及撤职处理之外，在社会上，该院的社会信誉度也受到了较大的冲击。虽然这是一起因手术感染而引发的意外事件，直接原因是手术感染，是不应当发生的，但说明手术过程中无论哪一环节不慎，出现问题的后果都十分严重。

二、手术前诊断有误

在外科患者中，有些风险是由于手术前诊断有误，而给行手术活动就已经埋下了风险。如患者术前检查时从已发现的疾病看，认为是可以手术治疗，具有外科手术指征。但是由于术前检查不周，只注意局部，不注意全身，强调手术的疾病方面，忽略系统全面的病史询问与体检，以致在手术中暴露了原已存在的内科疾病，而且该病的出现却是构成本次手术中的死亡原因。曾有例普查中发现的女性甲状腺腺瘤需要进行手术的患者，但是由于只注意到了要手术的病变，而未做全身细致的检查，当手术开始后，先用硫喷妥钠静脉注射诱导麻醉针麻加用普鲁卡因颈部局部麻醉，当切开颈前皮肤时，因不见皮肤出血才发现患者心跳停搏，即行抢救无效而死亡。因死亡原因不明，尸体解剖、病理切片检查两肺有肺炎存在。事后经查阅病史和实验室化验报告，患者于手术前3天体温曾达38℃，稍有咳嗽，白细胞计数及中性粒细胞偏高。当时医生认为甲状腺腺瘤患者有时也会出现低热症状而未加以重视，肺部未进行听诊与X线透视检查。对于甲状腺手术患者，尤其是甲状腺功能亢进施行部分切除术的患者，术中患者发生心搏骤然停止的案例也有报道，但其死因是多方面的。就本例而言，显然是一次因漏诊而造成的事故。当事人是有责任不使其发生的，风险主要来源于手术选择的时机和术前系统的体检。

曾有一例患毛细胆管炎的患者，因长期发热，持续黄疸，肝脾肿大而被误诊为肝脓疡进行手术。术后病情恶化并因肝功能衰竭昏迷很快死亡。一例肠伤寒患者，被门诊误诊为急性扁桃体炎，因体温持续不退，服用退热药后患者出现黑便，继之又出现消化道穿孔的急腹症，临床诊断为溃疡穿孔施行紧急手术。手术发现肠穿孔的病变部位是在回肠末端，经过病理检查被证明为肠伤寒穿孔。事后分析"急性扁桃体炎"实为伤寒病变在咽部的淋巴组织肿胀表现。上述病例（肠穿孔时除外）对于手术均是禁忌的，因误诊而仓促行手术，加重病情发展以致患者死亡。这种惨痛的教训值得引起注意，术前未做全面系统的体检，术前诊断不确切，手术准备不充分是十分危险的。

对外科医生来讲，千万要牢记一个手术患者，最重要的是要选择好适应证，做充分细致的手术前准备。特别是自己走进手术室接受手术的患者，如果患者不能正常返回病房而是死在手术台上，或在手术后短时间内死亡，这无论如何患者及家属是无法接受的。这种情况引起医疗纠纷是必然的。

为了减少或避免类似风险事件的发生，一定要坚持手术前的讨论制度，严格掌握手术指征。要在手术前做全面、系统的常规检查（包括胸透、心电图、肝、肾功能及出血及凝血时间、超声仪及CT检查等），必要时还要请有关专业科室会诊，排除手术禁忌证。落实常规的要求是防范风险的重要途径。

三、术前风险原因

以上因手术前存在失误而发生手术本身风险事件，主要原因在医务人员，主要有如下几点：

一是手术前对手术治疗的准备工作不充分。在诊断尚未明确的情况下仓促手术，术前经治医生未做必要的化验和检查，手术医师对疾病性质心中无数，采取打开看的轻率态度，盲目开刀手术，因而造成医疗过失。如肠道手术在手术前未行常规清洁灌肠，影响手术操作，造成手术后吻合口漏、感染。盆腔手术时，手术前未插导尿管，如遇膀胱充盈，手术中误伤膀胱等。

例如文献中屡有报道，将妇女的妊娠诊断为子宫肿瘤而盲目开刀的事件。其实医师只要正常体检，常规腹部听诊并做十分简单的妊娠试验，检查一下患者乳晕、乳头、外阴皮肤的色素沉着情况，或是进行X线、B超检查，是完全可以做出准确判断的。某医院接收一男性患者因急性腹痛，腹胀，恶心呕吐，24小时未排气、排便。医师检查时，只把患者裤子褪到下腹部，随便听了听，叩了几下即诊为"急性完全性肠梗阻"，当即通知手术室准备手术，术中才发现患者系右侧腹股沟斜疝，小肠进入疝囊不能还纳而致的绞窄性疝，原手术刀口在左脐旁切口，由于相距太远不得不又开一刀进行疝气的修补手术。类似这样的过失，主要是手术医师手术前工作粗心大意，工作不认真、不严谨，盲目开刀而造成的，是属于可以避免且应当避免的风险。

二是手术前对手术区的备皮不严格。如备皮不干净，未进行认真清洗消毒，手术区的皮肤原有皮肤感染病灶，手术前未做必要的处理，造成手术后伤口的化脓感染等。

手术前诊断不确切，未充分考虑手术的难度，未做输血准备工作，待手术中发生变化急需输血时而措手不及，血库找不到同型血，如遇这种情况将造成不良后果。另外对精神紧张的患者，手术前未给患者适当用药，如镇静及与麻醉相关药品，容易造成手术中因肌肉紧张而操作困难，麻醉失败等。

三是手术前对患者未做详细的内科检查。未排除手术禁忌证，如为严重糖尿病患者未发现而做外科手术，造成手术后伤口经久不愈合、感染等。手术前在患者体表划错手术部位，开错刀，左胸部手术而开了右侧胸等。

实践证明，无论大小手术，手术前的正确诊断都是减少过失、避免风险的关键，是取得良好手术效果的基础。无论是门诊患者或住院治疗的患者，一旦拟做手术治疗，必须根据病情和手术的要求，有计划地进行各项诊断和检查，切不可心中无数，不按常规要求，盲目开刀。有必要做特殊化验检查的，一定要在检查后才能安排手术。对必须急诊手术患者，临床常规化验，心电图检查，X线透视检查，必要的X线造影检查，各脏器的功能检查，超声波检查，细胞培养等，都应在手术前较短的时间内完成。以便全面了解患者是否隐藏有严重的内科疾患，对外科医生而言，在应用设备及实验性检查的同时，临床正常的体检、体征的观察是不可缺少的。如存在影响手术的内科疾病，应首先治疗内科疾患，在病情稳定以后，可以手术时再进行手术治疗。如果严重的内科疾患经积极治疗后仍不能缓解时，应被视为手术治疗的禁忌证。

四、术前风险的预防

要减少和避免手术风险，首先是对疾病性质诊断要明确无误，其次是要按照手术常规逐项进行准备。对全身重要器官的手术，如对心脏、血管手术，特别是拟行低温和体外循环手术时，手术前必须对患者进行全面地了解和某些临床的详细检验和检查。直到符合进行手术治疗要求时为止，切不可蛮干。无论手术大小，在术前要制定几个预案，假设几种可能性，以便按预案随时选择使用。对手术的方案最好是大家讨论制定，广泛听取各方面的意见，切忌主观臆断，一个人说了算。

手术前对临床各项化验、检查结果，要综合分析，而不可机械地用一项化验和检查结果，孤立地做出判断。只有科学地进行检查和分析，才能得出符合客观实际的结论，才能做出有效的手术治疗方案。

手术治疗本身是一项侵入性的治疗，除对患者机体造成一定的机体侵入伤害外，还会造成一定的精神负担和压力。所以，手术治疗前应随时对患者进行思想开导工作。适当地向患者介绍病情，指出手术治疗的必要性和预期效果，使患者充分树立信心，又要解除和避免不必要的精神负担，以认真的态度，争取患者的配合。同时，也要把在手术治疗中易出现的问题向患者家属和主事人说明，以取得他们的理解和支持。经验证明，患者的精神状态和思想情绪对患者的手术效果和预后是有很大影响的。

除做以上所提及的手术前准备以外，也还应在对患者的营养方面，血循环系统，呼吸系统，药物治疗等方面进行必要的手术前准备工作，才能保证手术治疗的成功，预防和减少过失避免出现风险。

五、手术中的风险

手术中常见的风险事件大多是手术医师违反手术原则，或缺乏应有的预案，心中没有底数造成的。如不按技术操作规程进行手术，手术过程中操作粗暴，损伤重要脏器和血管，造成大出血，引起患者死亡、伤残及手术后的器官功能障碍等。

手术中出现过失的原因是多种多样的：一是在手术中未以术前患者的症状体征及拟定的手术方案为依据，盲目扩大手术范围，任意更改手术方式。二是手术中突然发现疑难情况，手术者不能胜任手术，而又出于自尊心和虚荣心，不请示上级医师，而不顾后果轻率蛮干，在慌乱中出现意外。三是手术中操作粗心大意，将纱布、手术器材等留置在患者体腔内。四是手术中未经上级医师同意，擅自做主，改用未曾使用过的手术方法；手术中不按人体正常解剖层次及技术规范进行；手术者技术不熟练，对脏器和病变识别辨认有误差等。临床上常见的胃大部分切除手术时，错误的将回肠认成空肠而与胃残端相吻合，造成患者手术后的"倾倒综合征"；胆囊切除手术过程中，误扎胆总管；心脏动脉导管未闭手术时，误将大动脉血管当作未闭导管而错误结扎；下腹部手术及盆腔手术中，误伤或结扎输尿管；计划生育女性输卵管结扎术，误扎双侧或单侧输尿管；颈部甲状腺癌根治术（又称颈部清扫）误扎颈部重要血管；胸腔手术中，误切断乳糜管；下肢静脉曲张，大隐静脉切除术，误扎股动脉；手术中忙乱，出血过多，患者休克死亡；乳腺根治术中，切标本时牵拉过度，损伤肋间肌及胸膜，造成手术后血气胸。五是对大血管或动脉血管结扎不牢固，术后脱扣引起体腔内大出血；肺切除手术操作不正规，造成术后气管、支气管残端瘘；食管手术缝合不佳，造成吻合口瘘。六是手术中输入异型血，造成严重输血反应，引起患者死亡等；手术中使用电刀、电凝误接电极或电压、电流过大，电死、灼伤患者等。七是产科分娩不认真观察产程，发生难产，导致会阴严重撕裂，或子宫破裂，造成子宫全切除，甚至发生产妇、胎儿双亡；在助产手术中，违反技术操作规程，粗暴牵引胎盘，造成了宫内翻，大出血；产科工作中因技术水平及处置不当，动作粗暴，发生新生儿产伤，新生儿骨折脱臼、截瘫及眼球损伤。这些都是常见的风险事件，也是医疗纠纷中的多发事件。八是气管切开手术中，误伤食管；锁骨下静脉穿刺手术中，造成气胸、血气胸；九是手术中误用麻醉药，如一例将50mg冬眠灵15支，750mg误当普鲁卡因麻醉药，注射在皮下浸润麻醉，造成严重后果；十是小的手术操作造成了大的意外风险，如口腔科的拔牙算是小的外科方法，但是也常有风险事件发生。拔牙时误将好牙拔除，或操作不正规，用牙钳夹住病牙后，以钳轴压在好牙上做杠杆支点，将好牙压入下颌骨齿槽中，或造成下颌骨骨折；牙科手术中失活剂封闭不良，溢出腐蚀牙周组织，造成齿槽管坏死，牙齿拔除；扁桃体摘除手术中，止血棉球掉入咽喉部，吸入呼吸道窒息死亡；胸腔腹腔手术遗物存留等。

例如一男性患者，46岁。因颈前肿块25年入院。近年肿块增大较快，呼吸与吞咽均受影响，体检：颈围达52cm，甲状腺可触及4个3cm×3cm～10cm×8cm肿块。诊断：多发性甲状腺肿瘤。在耳针麻醉下手术时，发现肿瘤来自左侧叶，气管受压向右移位，肿瘤基底与气管粘连较紧。肿块切除后，患者突然呼吸困难、烦躁。急行气管插管未成功，改行气管切开术，见气管壁薄而塌陷。术中患者心搏停止，经胸内心脏按压等抢救无效而死亡。

以上这些常见的外科风险事件大多数并非疾病复杂性所造成，而是医生因素导致的。换句话讲，经过努力是可以防止和避免的。

六、原因归类分析

一是手术粗暴。

手术动作粗暴可以认为凡是手术误伤正常组织，损伤手术对象以外的其他脏器或组织者，都与手术动作粗暴有一定的关系。文献中有胆囊手术、胰头癌手术中因误伤肝动脉而大出血不止造成残废的；也有风湿性心脏病二尖瓣狭窄者，在施行二尖瓣分离术时因误伤心室壁而导致难以控制的大出血造成死亡的；盆腔手术，切断腹动脉；子宫切除术中误伤输尿管而发生尿瘘致使患者尿毒症死亡；刮宫术中发生子宫穿孔；小儿先天性腭裂施行修补术时因血液吸入呼吸道而致窒息死亡等。诸如这些可以说无一不与手术动作粗暴有关。

二是手术室制度不健全。

深部手术遗物被留组织中是外科手术常见风险，也是患者及社会大众最不乐意接受的，但大多数是应有的制度未落实造成的。手术室制度不健全，器械上的职责不分明，在开关腹之前，不按制度严格清点，以致手术后遗留纱布、止血钳等异物在体腔内。例如有一患者因左上叶肺空洞形成，保守治疗无效，行左肺上叶切除，手术经过顺利。关胸前，护士提醒医师核对纱布，医师未加理睬。患者术后继续性低热达10年之久，多次被放射科诊断为左胸包裹性积液。最后在另一所医院被疑为肿物而开胸探查，结果被证实为一条大纱布。

三是手术违章操作。

作为外科医生，要做好手术，需要熟悉有关的基础医学知识，如解剖学知识和其他科学知识。娴熟的手术基本操作应做到准确、细致、轻巧和迅速。基本操作时，如切开、分离、显露、止血等，应尽可能减少组织创伤、失血或细胞感染等。例如止血，首先要看清出血点和出血性质，选用压迫、钳夹或阻断血管等方法控制出血，随后用结扎、缝合等确定性止血。结扎血管时不应同时结扎其他相关组织。未看清出血点时不可盲目地钳夹，以免造成严重的血管损伤。

例如，某胆管癌患者出现了梗阻性黄疸，行剖腹探查术。术中需分离出胆总管，由于粘连肥厚，先用小纱球剥离未能奏效，后改用拇食指纯性剥离，不慎撕破了门静脉，造成大出血。因手指压迫不能控制，慌乱中忘记了操作规程，误施钳夹止血，因而造成门静脉完全离断，后不得不将静脉与胃网膜右动脉吻合，致患者出现急性肝功能衰竭，不治死亡。其根本原因就是手术医生违背了手术基本操作规程的要求造成的。

四是术后病情观察不细。

手术后观察病情变化，对保证手术效果具有十分重要的意义。疏忽与放松术后的护理及治疗会造成前功尽弃，酿成苦果。例如有例胃溃疡患者施行胃部分切除术，手术经过顺利，术后将患者送回病房。在观察中，患者不断地申诉有腹痛、腹胀、头晕、口干现象，家属多次向护士反映，但是没有引起当班护士的重视。护士但未及时巡视病房观察患者（不测脉率、不量血压、不观察患者神态气色），而只是说，麻醉过后出现这些症状是难免的，等一段时间会好的，主观地误认为是麻醉后反应。等到患者面色苍白，大汗淋漓，发生昏厥时再去检查患者时，测患者的血压下降为0，处于奄奄一息之中。后来经医生检查确认为腹腔内大出血。再次剖腹手术，发现是被结扎的动脉松结引起的出血性休克。患者因出血量过多，发现抢救较晚，挽救无效而死亡。

七、术中非事故性风险

上述惊人的风险事件大多数属事故造成的，也就是本来可以避免而未能避免发生的。风险事件除此之外，也有些意外风险事件是比较难以避免的。常见的有：

一是在术中所用的药物中（包括生物制品）按要求正常剂量的治疗时发生的不良反应，如过敏及毒性反应。这不属于医疗事故，但可增加手术的风险性。

二是手术按操作常规进行，但由于病变组织与重要器官粘连，在分离和切除过程中因创面过大引起了出血或术后组织器官粘连，这些情况有时很难预料和避免。

三是由于患者凝血机制障碍，术前未及时发现体内隐疾而造成手术后广泛渗血，或肝、脑、肾、心血管等重要脏器手术后发生创面渗血或弥散性出血等不属于医疗事故。

四是按照常规施行的手术，术后发生的肠瘘、胆瘘、膈下脓肿、切口感染等并发症，常是不得已而造成的，有其复杂的主观因素。虽然后果严重也只能积极处理，双方表示理解。

八、手术后的风险

手术虽然是一种治疗手段，但手术后的治疗处理及认真的观察是取得良好临床效果的重要保证。若术后未给予应有的重视，风险也无处不在，常见的有：出血如未及时发现，后果严重；感染不及时处理，影响愈合也影响治疗效果；术后若未及时换药，易发生感染甚至伤口裂开等风险。

例如一例女性患者，38岁。因心悸、消瘦、颈部肿大1年入院。诊断：甲状腺功能亢进。经内科治疗及术前准备后，行双侧甲状腺次全切除术。术后2小时，患者气急、发绀，检查发现颈部肿胀，引流处渗血不多。当即手术探查，清除血肿后发现左侧甲状腺上动脉活动性出血，予以结扎。术中心搏停止，抢救后恢复。术后合并脑水肿、肺炎、应激性消化道出血，救治无效死亡。

上例在双侧甲状腺次全切除术后发生出血，血肿压迫引起窒息及心搏停止，虽经抢救终因严重合并症而死亡，出血原因系左侧甲状腺上动脉断端的活动性出血。

外科手术结束，并非是外科手术治疗的终止，要确保患者的康复，顺利通过术后关，达到外科手术的真正治疗效果，术后对患者的继续治疗、观察、护理则是十分重要的。特别是对那些手术范围大，手术时间较长的术后患者，因为他们经过这种特殊的医疗程序后，体力消耗，机体组织和体液的损失很大，负担较重，体内的生理平衡要重新调整，以适应新的周围环境，抵抗外界的各种对身体不利的因素。不了解这一点，认为手术完毕，就可以松口气，完事大吉，放松应有的警惕性，就会造成因术后护理方面的过失，使手术前功尽弃，并造成患者的不幸。有经验的外科医师对手术后患者的护理是非常精心的，这是从实践中总结出来的经验和教训。如某地区医院手术室在为一癌症患者做完手术后，医务人员认为大功告成。患者还躺在手术台上，手术医师、护士、麻醉师均离开患者，在休息室大享患者家属送来的"慰劳品"，待吃喝过后，才去手术室看患者，患者不知何时已经断了气，造成了一起手术后致患者生死而不顾，致患者死亡的恶性医疗事故。

一是术后出血。手术后患者的内出血和大量的涌血而发生不幸是十分常见的。临床医师要善于发现这种情况，而且发现的越早对患者越有利。也要善于根据临床失血造成的一系列体征，鉴别出是较大血管的出血，还是术后的一般性渗血；是患者本身有出血的因素，凝血功能的紊乱，还是手术后结扎血管的脱结造成的大量出血。要结合临床和实验室检查及血液的一系列生物化学方面的检查，做综合的判断，及早采取有效措施，防止出现意外。术后大量失血的患者，必定要表现出失血性休克的临床表现，只要发现这种临床表现，医师就应当机立断，积极采取有效措施，再次手术止血，才是上策。例如某患者行肺叶切除术，回病房观察4个小时后，发现有内出血倾向，主治医师果断决定再次开胸止血，术中发现一小动脉结扎滑结，仍在喷射状出血，经及时抢救，采取输血等相应的措施，挽救了患者的生命，防止了一起医疗过失的发生。

外科手术中的严重过失，不仅给患者造成难以弥补的损伤，对责任者也是一个严重的的教训，甚至断送了外科医师的手术生涯，有的即使仍做外科医师，再没有重上手术台的勇气了。例如某医师，在做甲状腺癌颈部清扫术时，误将颈总动脉切断结扎，造成患者的严重不良后果，患者方面和医院方面都因其手术中的过失而遭受巨大的损失。从此，这位医师就向手术刀告别了。

二是术后渗血。除了手术本身原因造成的出血之外，也有患者自身及机体复杂因素。如手术过程中出血多，输血也多（一般在5000ml以上者），随时可发生不凝血功能的紊乱。另外在体外循环发生的凝血机制的失调，体外循环运转时对血液的影响，包括对红细胞的破坏，血浆中凝血因子的消耗和血小板的减少等，均可导致凝血功能的紊乱。根据统计，在手术终末可使血小板减低20%～50%，在术后5～6小时内又逐渐增加。各种凝血因子，如纤维蛋白原、凝血酶原、血浆易变因子、血浆稳定因子、抗血友病球蛋白、血浆凝血活酶成分等因子均有不同程度的减少。在循环系统中凝血增加的条件下，血液里及组织损伤释放出来的激活因子进入循环中，对纤维蛋白溶酶起活化作用，使之成为纤维蛋白溶酶，溶解纤维蛋白及各种凝血因子，这些病理生理过程都可引起和加重手术的出血和渗血的发生，所以，对手术后近期的内出血、渗血，要根据具体情况进行具体分析，对急性大出血要果断，但对渗血要尽力找原因，不能盲目决定再次手术探查止血。如是因凝血机制原因发生的渗血，再次手术可能会遇到更严重的渗血。

三是未及时换药。手术后伤口的常规无菌换药处理是应当给予重视的。不洁换药会引起伤口的化脓感染，一般的化脓菌引起的感染，只要经过一定的处理，大多可痊愈，可能无大风险。但手术后伤口的特殊感染，常会影响患者的创面预后，造成不良后果，就难免发生医疗纠纷。例如某农村医院为患者行肠梗阻手术，术后第7天，发现患者面部咬肌紧张，怕光惧声，体温升高，烦躁不安，全身抽搐，颈项强直，角弓反张等典型破伤风的症状和体征，经抢救无效死亡。死亡病案讨论认为系由伤口感染破伤风杆菌而引起的术后破伤风。查找感染原因，是因换药敷料消毒不严格，敷料高压消毒前曾在空气中暴露，临近又有开山炸石工地现场，被尘土污染，而高压消毒又没有达到灭菌的要求。有些医生常常认为术后换药护理是小事，是实习医师、进修医师、护士做的事情，而主管医师、手术医师只要手术做完，则万事皆休的想法和做法是非常有害的。

第十三章
国际上患者安全工作动态

一、患者安全教程指南

世界卫生组织在2011年出版发行《患者安全教程指南：多学科综合版》（Patient Safety Curriculum Guide：Multi-Professional Edition）。2012年被翻译成中文版并出版。

该书认为患者安全已经发展成为专门学科，但患者安全不是传统的独立学科，而是渗透到卫生保健所有领域中的学科。随着更广泛地收集错误、不良事件的规模和性质的数据，我们可以清楚地看到，不安全的照顾几乎表现在卫生保健的各个方面。从我们网站收集的不良事件报告也可得出同样的结论，即不良事件可发生在诊治过程的各个环节，这就提醒医务人员进行每项操作时都要谨慎从事。因此，该书指出当前全球患者安全的状况仍然令人堪忧，并认为医师、牙医、助产士、护士、药剂师以及其他卫生专业人员的教育和培训是安全、高质量卫生保健的基础。该书指出安全是卫生保健质量的基石，安全需要个人和团队的共同承诺。个人和流程不是这些错误的单一原因，而是各种因素结合到一起，产生了高风险的情况。通过学习《患者安全教程指南：多学科综合版》可帮助各类卫生专业人员、管理者、卫生组织、政府（世界范围）和消费者熟悉患者安全的概念和原则。

二、国际安全医院指导方针项目

（一）国际安全医院的指标

1.拥有基于合作和伙伴关系的医院基础设施，由内科医师、护士、急救医护人员、心理学家、物理治疗师、行政人员、辅助人员、技术人员、救护人员、医院工会代表及患者共同管理，旨在使医院伤害预防和安全促进目标达到最佳水平。这个管理群体应由医院管理层的代表统领主管。

2.拥有上述管理群体所设置的经社区安全医院管理董事会同意的安全医院政策。

3.在医院的管辖权内，拥有涵盖各年龄、性别、不同经济状况层面、环境、情况的长期、可持续的运营项目。

4.拥有从服务寻求者和服务提供者的角度均针对高危群体或环境的项目以及能促进弱势群体安全的项目。

5.拥有基于现有依据的项目。

6.拥有记录受伤频率和起因的项目——无论伤害来源是意外伤害（事故）还是故意

伤害（暴力、自我伤害）。

7.拥有评估政策、项目、进程、（在一定基础之上的）改进效果的评估手段并向WHO社区安全促进合作中心报告。

8.需定期参与到在社区、国家、国际层面的安全医院网络中。

（二）国际安全医院项目介绍

1.什么是安全医院？

安全医院项目是以伤害预防和安全促进为原则建立的。其指出了服务寻求者（患者）和服务提供者（医院工作人员）在公立医院或私立医院安全、健康使用医疗设备的重要性和需要。此项目支持在医院水平强调安全问题重要性的活动，最终目的是在社区水平建设注意安全的文化。它同时促进了医院管理层、内科医生、护士、急救医护人员、心理学家、物理治疗师、行政人员、辅助人员、技术人员、救护人员及患者之间的合作，其目的是使医院伤害预防和安全促进目标达到最佳水平。

2.安全医院的关键组成元素

安全医院项目应由在安全促进原则指导之下的安全医院标准所规范。安全医院的关键组成元素列举如下：

（1）安全医院政策的发展；

（2）安全医院基础设施的发展；

（3）安全委员会（可以有多个）；

（4）安全促进和伤害预防训练；

（5）受伤上报、调查、消除项目；

（6）持续地对患者安全情况的督查；

（7）持续地对医院员工安全情况的督查；

（8）危害情况的检查；

（9）危害因素情况消除计划；

（10）对患者面临的危害因素的评估；

（11）对工作人员面临的危害因素的评估；

（12）着眼于安全意识的强大的社区关系；

（13）安全促进项目；

（14）应急应对准备；

3．法律义务

安全医院项目是为患者和工作人员的安全而进行的包括伤害预防和危害因素消除的政策行为，因此本项目并不需负任何法律责任。

4．安全医院的标准

（1）提供最佳的多学科、跨领域的方法。

原因：在社区安全的大目标下实行在医院内的伤害预防和安全促进。

怎么做：动员医院各领域的支持，通过协作实施有效的必要行动。

（2）为促进参与安全医院网络的活动等协同合作而发展框架体系。

原因：支持在（在当地、区域、国际层面）在医院内和医院间水平的针对安全问题的活动。

怎么做：通过协同合作，着眼于伤害预防和安全促进，培养成并展示发展框架体系和协作网络的意愿。

（3）医院的监测机制等战略规划的便利化和协作支持。

原因：良好的监测机制对更好的计划和评估将提供必要的资料。

怎么做：在医院的总体战略下，对受伤情况和经济负担状况进行科学地记录。对受伤情况及其原因的探查中能提供专业指导。

（4）磋商建立和扩大安全医院运动。

原因：在社区安全促进合作中心所提出的安全社区运动的主要目标下，此为世界卫生组织的一个倡议。

怎么做：分享经验；将安全医院运动视为同事一样加强对于它的理解和采用。

（5）解决重大伤病问题、高风险群体和弱势群体问题的领导和管理示范。

原因：服务寻求者（患者）和服务提供者（医院工作人员）坚持实行伤害预防和安全促进。

怎么做：通过分享知识；不断更新相关领域的研究成果和基于伤害预防策略的行为；着眼于高危人群中需要帮助的人（突出重点）；预先设置的干预策略；对专业经验及知识的普及。

（6）对将安全医院和安全医院网络作为机构性策略计划而承诺长期支持的示范。

原因：确保安全医院行动在当地、区域、国际层面有稳定的发展。

怎么做：在安全医院有组织性的活动中有稳定的资源供应，在安全医院网络所设立的高远的学习目标下分享知识。

（7）支持适当工具合理应用于社区水平的伤害预防和安全促进的有效性评估。

原因：通过内部评估和（如果可能的话）外部评估使得项目的管理和交付更加便利。

怎么做：通过适当、科学的手段提高医院和社区的收入能力。对产出和经济效益进行评估。

（8）通过项目活动及研究对安全社区进行支持和报道。

原因：在社区这样更广阔的目标下，要在医院水平促进安全、预防伤害。

怎么做：利用医院的功能逐渐推进安全社区运动；对专业经验和知识可进行系统性传播；社区利益相关者参与进来。

5．安全医院的指定

（1）步骤1：建立由安全医院指标1中提到的有奉献精神的成员团队。向国际安全医院网络（ISHN）提交贵院的意愿。接受ISHN专家的指导（可能会有ISHN高层的建议）。按本指导方针（第5页）所提到的ISHN标准执行。强调监管和分析。

（2）步骤2：准备一份基于监管体系收集的数据和信息的初始状况报告。分析监管数据，为进一步安全促进进行计划、再次计划。向ISHN提交初始报告。提出寻求意见/建议。

（3）步骤3：基于ISHN的建议/意见修改贵院的计划。实施计划。提交正式申请，包括贵院的报告。必须缴付实地审察、最终审查、指定所产生的费用。ISHN会通过至少两个匿名专家审查贵院的正式申请。

基于审查专家的意见，ISHN会提出到贵院进行实地审察。

三、2011年美国联合委员会（JC）评审项目：医院病患安全（ＮＰＳＧ）国家目标（2011年1月1日生效）

目标一
改进病患病症确认的精确度

NPSG.01.01.01

提供护理、治疗或服务时，至少使用两个患者标识符。

执行 NPSG.01.01.01 的原因

患者在诊疗过程中的误诊或者医疗事故经常发生。此目标有双重目的：第一，确认单个病例。第二，确定此病例的治疗方法。通常已公认的确认标准为：患者名称，制定的识别号码，电话，其他私人信息等。提供护理、治疗或服务时，至少使用两个患者标识符。

NPSG.01.01.01的性能要素

1.在给药、输血或成分输血时，采集血样和其他样本进行临床试验，以及在提供治疗或操作时，使用至少两个患者标识符。患者的房间号码或物理位置不用作标识符（参阅NPSG.01.03.01，EP 1）

2.给盛装病患血液和其他标本的容器标签（参阅NPSG.01.03.01，EP 1）

NPSG.01.03.01

消除与辨识患者相关的输血错误。

NPSG.01.01.0 1性能要素

1.在开始输血或血液成分之前： 匹配血液或血液成分与指令：患者与血液或血液成分；利用输血前两人确认程序及一人确认程序并附以自动识别技术，比如条形码等（请详见NPSG.01.01.01，EPs 1 and 2）。

2.进行输血前两人确认程序时，第一人确认识别输血的医护人员技术上是否合格，可对患者进行输血或成分输血。

3.在进行输血前两人确认程序时，第二个进行身份验证的人按照实践确定有资格参与这一过程。

目标二
提高医护人员之间在诊治过程中交流的有效性

NPSG.02.03.01

定期报告临床检测及诊疗过程中的重要结果

执行NPSG.02.03.01的原因

临床检测及诊疗过程中的某些重要结果可能与正常范围内的情况有着显著不同，也许会出现危及生命的情况。进行定期报告可使负责人的执业医护人员在一定诊疗时间内了解到这些意外情况的发生，从而为患者提供及时的治疗。

NPSG.02.03.01的性能要素

1.以书面报告的方式撰写临床检测和诊疗中的特殊结果和情况，重点内容如下所示：

（1）临床检测中及诊疗过程的重要结果的含义；

（2）临床检测中及诊疗过程重要结果报告的撰写人及报告对象；

（3）临床检测中及诊疗过程的重要结果报告过程及报告完成可接受的时间长度。

2.执行临床检测中及诊疗过程的重要结果。

3.评估临床检测中及诊疗过程的重要结果报告的及时性。

目标三
促进安全用药

NPSG.03.04.01

对于药品，药品容器，围术期无菌区及非无菌区及其他过程的标识（注：药用包装容器包括注射器、药杯及药盆）。

执行NPSG.03.04.01的原因

未标识的药品及药用包装容器存在着极大的安全隐患。许多严重的医疗事故来自于标识不清而误用药品，主要是由于原装的药品没有在原装容器中，而放置到没有标识的容器中。

这种危险的操作忽视了最基本的药品安全管理，因为相关的管理是众多医院必须进行的。药品及药用包装容器标识及其他标识方法是符合药品安全管理的减低风险的措施。此措施强调的在围术期及其他过程中的用药的风险点。MM.05.01.09中同样也阐述了药品及药品包装容器标识。

NPSG.03.04.01的性能要素

1.在手术期间和其他程序单位，无论是否无菌区，清楚标识不用立即给予的药物和溶液。即使只有一种药物即将使用，这也适用。

注：立即给药是指由有资格的工作人员准备或取得，直接给患者并立即使用，在过程中没有任何停断。参考NPSG.03。

2.在手术期间和其他程序单位，无论是否无菌区，将任何药物或溶液从原包装转移到另一个容器时要进行清楚标识。

3.在手术期间和其他程序单位，无论是否无菌区，药物或溶液的标签包括以下内容：

（1）药物名称；

（2）强度；

（3）数量；

（4）稀释剂和量（如果容器上不明显）；

（5）准备日期；

（6）在24小时内不使用时标明有效日期；

（7）在24小时以内使用时，标明有效日期。

注：按照惯例，短期操作中不需标明日期和时间。

4．同时用口头和视觉两种方法验证的所有药品或溶液标签。只要准备药物或溶液有人员不是将给药的人员，就要由两名有资格参与此程序过程中的人士参与。

5．除非将立即给药，否则一旦准备好每种药物或溶液，就立即进行标识。

注：立即给药是指由有资格的工作人员准备或取得，直接给患者并立即使用，在过程中没有任何停断。

6．若发现任何药物或溶液无标识，立即将其丢弃。

7．将无菌区所有标记过的容器取出，在操作结束时丢弃其内容物。

注：这不适用于按照感染控制实践处理的多重使用瓶。

8．由药品管理工作的进出人员审查无菌区内外的所有药物溶液。

NPSG.03.05.01

减少抗凝治疗带来的患者身体危害。

注：此标准仅适用于提供抗凝治疗的医院或通过长期的抗凝预防达到凝血患者的实验室值将超过正常值的临床预期（例如心房纤维性颤动）。这项标准不适宜于短期预防性抗凝的静脉血栓栓塞的采用常规情况。例如，治疗过程及住院过程中，凝血患者的实验室值将保持在或接近正常价值的临床预期。

执行NPSG.03.05.01的原因

抗凝治疗可在一系列情况下进行治疗。最常见的情况是在心房纤维性颤动、深静脉血栓形成、肺栓塞、机械心脏瓣膜植入物。但是，需要注意的是抗凝用药比任何相关的治疗方式都能导致患者危害，尤其是在复杂的配药比，监管不足，患者遵从性差的情况下。患者安全国家目标中对于这类用药安全给予了充分的重视，并通过一系列措施带来了很好的效果。

为了取得好的患者疗效，患者教育是抗凝治疗项目的重要一环。良好的抗凝患者教育包括一个与患者治疗紧密合作的训练有素的专业人士与患者面对面的交流沟通，使患者对他们在治疗过程中的相关信息比如危险，他们需要的预防措施，采取定期和国际标准化比值（INR）监测的需要等知情。关于抗凝治疗的标准化方式随着患者对过程中的知情和参与可以大大降低肝素（普通肝素），低分子量肝素和华法林反应等带来的不良药效反应。

NPSG.03.05.01性能要素

1.仅使用口服单位剂量的产品，预灌封注射器、输液袋等这些类型的产品可供选择。

注：对于小儿患者，预充式注射器产品应仅用于专为儿童设计的。

2.应用批准的临床实验申请进行保持抗凝治疗。

3.在患者开始服用法华林前，需要评估患者的基准凝血状态。同时运用INR标准调整此疗法。基准及现任INR在病例中都应有记录。

4．运用权威资源管理服用华法林患者的饮食及药物情况。

5.当肝素静脉注射持续进行，使用注射泵提供一致且准确的剂量。

6.抗凝治疗的基准和实验室标准必须进行书面撰写。

7.对处方药药师，医护人员，患者及患者家属给予相关教育，包括：

（1）治疗过程的重要性；

（2）患者遵从；

（3）用药饮食交流；

（4）药物不良反应。

8.评判抗凝治疗措施，采取行为改善治疗方式，同时在此机构的一定时间标准内评估方式有效性。

目标七
减少健康医护的风险及其相关的感染

NPSG.07.01.01

遵守当前疾病控制和预防中心（CDC）或世界卫生组织（WHO）的手卫生指南。

执行NPSG.07.01.01的原因

根据CDC的统计，每年有上百万的患者在医院等保健机构接受治疗时感染疾病。因而健康治疗引发的感染（HAIs）是所有医疗机构最为关注的患者安全的课题之一。其中医院对此最为重要的关注体现在对医护人员双手卫生的要求。根据CDC或WHO手卫生指南要求，手部卫生要求的遵循可避免感染病病原体从医护人员到患者的传播，从而降低HAIs的发生。为了遵循患者国家安全标准，医疗服务机构必须通过制定并执行一个综合性的项目来自我评估是否与CDS和WHO的标准一致。此项目提供了手部卫生的遵从原则，以及培养医护人员保持手部卫生的文化并监督是否遵从标准，最后提供相关反馈意见。

NPSG.07.03.01

执行循证医护方式来预防急性护理医院多药耐药菌（MOROs）而引发的HAIs

注：此标准应用但不仅限于一系列皮肤病学微生物如耐甲氧西林金黄色葡萄球菌（MRSA）的，艰难梭菌（CDI）的万古霉素抗药性肠球菌（VRE的）和多药耐药的革兰阴性菌流行病细菌等。

NPSG.07.04.01

用循证的医护方式避免中心静脉置管相关的血液性（CLABI）感染。

注：此项标准包含了中长期的外周中心静脉导管与中心静脉导管插入（PICC）线。

NPSG.07.05.01

实施循证实践，以预防手术部位感染。

目标八

精确完整地在患者医护过程中合理用药。

NPSG.08.01.01

存在一个程序，用以将患者目前的药物与患者接受实践照料时为其所订制的药物进行比较。

注：本标准目前未生效。

执行NPSG.08.01.01的原因

在用药交流不畅的情况下，患者会遭受不良药物反应的严重后果。在医护人员为患者治疗的过程中，交流失误的情况时有发生。对于开药单上的用药与患者进行有效交流，同时在开新药或调整现阶段用药时，本着降低过渡时间用药风险的目的反复确认。

目标十五

使医院确认并明了在患者人群中的安全隐患。

NPSG.15.01.01

患者自杀的隐患。

注：此标准仅适用于精神病医院同时综合医院内治疗的情感、行为紊乱的患者。

执行 NPSG.15.01.01的原因

患者自杀的现象在医护人员进行的24小时医护的情景下是经常报道的事件。确定患者自杀的隐患可使患者在院治疗或出院期间保护并避免此类情况的发生。

NPSG.15.01.01性能要素

1.进行风险评估，确认特殊患者的特征及医护环境是否能增加患者自杀的几率或隐患。

2.强调患者的即时安全需要和最佳治疗环境。

3.当患者已出现并出现自杀倾向性，为患者和其家属提供预防自杀的信息等。

预防手术治疗过程中错误的治疗地点、流程及患者通用协议

此通用协议适用于所有手术及非手术的侵入性治疗过程。尽管其他的过程也会影响患者的安全，以往的证据表明置患者于最危险的治疗过程包括全身麻醉和深入镇静。因此医院可以通过改善患者确认程序，合理的诊疗过程以及确保正确的诊治地点来加强安全性。

通用协议包括以下几条准则：

（1）错误的人、地点及治疗程序可以并必须改正。

（2）通过利用多种补充性的强有力措施对于确保在正确的地点对正确的患者进行正确的手术治疗方式十分必要。

（3）主动地参与制定并利用有效的方式增加所有治疗过程参与团队的成员的相互沟

通，这对最后的成功至关重要。

（4）患者和患者家属如有需要也在一定程度上参与整个过程。

（5）贯彻执行一个标准的通用协议对于保持安全性十分有效。

通常在推广团队协作文化以及对增强医护人员个人自主权来保护患者安全的医院，通用协议执行的比较好。因此在推广通用协议的时候，医院也应考虑培养利于其推行的文化。在一些医院执行过程中，有必要把通用协议中的一些要素具体化，或者创造出一些协议中没有或者没有特殊情境的程序要求。

医院应该在手术治疗程序确认执行前确认时间、地点以及他们特有手术临床环境中的部位标记。执行前确认的频率及范围取决于治疗程序的类型及复杂度。通用协议中的重要三点内容没有以时间顺序为准进行阐述。（尽管执行前确认及地点标识应在手术前暂停确认前进行）。

注：如果单个医护人员在患者诊疗过程中从决策到过程再到过程表现中都参与其中的话，手术的部位标记并不必要。

1. 实施遵守ＣＤＣ或ＷＨＯ当前手部卫生指南ⅠＡ、ⅠＢ及ⅠＣ类的程序（参阅ⅠＣ.01.04.01，EP 5）。

2. 设定改善手卫生指南的目标。 （参阅ⅠＣ.03.01.01，EP3）。

3. 根据既定目标改善手卫生指南的遵从性。

四、2013年美国国家患者安全目标

（National Patient Safety Goals Effective January 1, 2013）

Goal 1

提高患者识别的准确性。

Improve the accuracy of patient identification.

Goal 2

提高护理人员之间沟通的有效性。

Improve the effectiveness of communication among caregivers.

Goal 3

改善药物使用的安全性。

Improve the safety of using medications.

Goal 7

减少卫生保健相关感染的危险。

Reduce the risk of healthcare associated infections.

Goal 15

医院有效识别风险患者群体。

The hospital identifies safety risks inherent in its patient population

附　录

医院评审评价项目办公室介绍

为贯彻落实《医院评审暂行办法》（卫医管发〔2011〕75号）和《卫生部办公厅关于做好医院评审工作的通知》（卫办医管函〔2012〕196号）等有关文件要求，为进一步加强医院评审评价工作，提高医院评审评价工作的科学化、规范化、制度化水平，国家卫生和计划生育委员会医政医管局（原国家卫生部医疗服务监管司）决定在医院管理研究所设立医院评审评价项目办公室（以下简称评审办）。

一、设立目的

建立健全医院评审评价与医疗服务监管体系，指导地方卫生行政部门、医疗机构开展医院评审评价和优质医院创建工作，帮助医疗机构更好地理解和掌握医院评审内涵，积极、有效、稳妥地推动医院持续改进医疗服务质量，具体表现为：

1.指导卫生行政部门开展相关工作

（1）协助地方卫生行政部门培训省级评审员，充实并完善省级医院评审员库；

（2）协助地方卫生行政部门加强对评审标准和方法的理解和使用；

（3）有效利用区域内医院相关信息，帮助地方卫生行政部门发现医疗行业与居民健康方面的倾向性问题，提出管理建议；

（4）开展水平相当的多省区市相关单位对比，帮助省级卫生行政部门找出差距，切实推动全省医院管理工作持续改进。

2.帮助医疗机构持续改进管理水平和注重患者安全

（1）帮助医疗机构进一步了解新的评审评价工作的理念、方法及流程；

（2）组织相关专家帮助医院开展评审前辅导和预评审工作；

（3）帮助医院分析医疗信息，从中找到医疗质量安全等方面存在的问题；

（4）帮助医院了解自己与其他同级医院的差距，以便医院持续改进，达到国家要求。

二、工作职责

在医政医管局的领导下，坚持"以评促建、以评促改、评建并举、重在内涵"的工作方针和"政府主导、分级负责、社会参与、公平公正"的工作原则，评审办具体负责组织起草（审核）各级各类医院评审标准及配套文件，研究制定医疗服务监测评价指标，组织实施现场评价、医院预评审及评审核准工作，主持组建国家级评审员库、评审员培训师资库、医院评审信息库与医院质量监测系统（HQMS）平台，探索完善科学的医院评审评价体系与评审方法，宣传推介新的评审评价理念和总体要求，以及完成医政医管局交办的其他工作。

三、组织架构

评审办主任由医管所所长梁铭会兼任，副主任由原中国人民解放军总医院副院长陈晓红担任，评审办下辖综合管理部、标准制定与审核部、医院评价研究部、学术交流与培训部、医院评审部、医院预评审部、信息监测部等六个部门，分工如下：

1.综合管理部

协调评审办各项工作；建立并完善评审办各项规章制度和岗位职责；组织工作检查和交流，编写工作简报，总结推广经验；处理来往文电，搜集各种文件和资料；负责文书档案管理、会议管理工作；组建国家级评审专家库，并实施动态管理。

2.标准制定与审核部

结合国家卫生政策和医改工作重点，组织起草（审核）各级各类医院评审标准和配套文件并不断修订完善；审核省级卫生行政部门上报的医院评审标准，出具审核意见并予以备案。

3.医院评价研究部

总结国内外医院评审评价研究成果和工作经验，研究导向明晰、切实可行、科学严谨、持续改进的评审评价方法，并与评审评价标准、指标体系相结合，完善评审评价体系。

4.学术交流与培训部

解读评审评价标准和配套文件，宣传新评审的指导思想和设计思路，指导地方卫生行政部门和医疗机构正确理解和把握新评审的内涵；培训国家级评审评价专家及省级评审评价专家库骨干力量；指导地方卫生行政部门开展专家培训。

5.医院评审部

开展医院书面评价、医疗信息统计评价、现场评价和社会评价等四个维度的评价，组织现场评价，撰写评价报告；负责医疗机构的等级评审复核。

6.医院预评审部

负责组织医院评审前辅导与预评审相关信息咨询。

7.信息监测部

研究、遴选、修订并确认医疗服务监测评价指标，搭建信息动态监测网络平台，借助数据信息网络直报，对医疗服务实施动态监测，为卫生部门加强行业监管及医疗机构自身持续改进提供数据支持及相关材料。

四、已开展工作

（一）组织标准撰写与核审

到目前，已先后完成三级综合医院、二级综合医院、三级妇产医院、儿童医院、心血管医院、精神病医院、肿瘤医院、眼科医院8个评审标准和实施细则的制定，并已下发全国。同时对原医管司转来的北京、广东、上海、山西、广西、湖南等6省（区、市）共计8份医院评审标准及实施细则进行审阅，按照"标准只升不降，内容只增不减"的要求，就部分省市医院评审标准及实施细则提出具体修改意见。

先后组织制定《医院评审申请书》、《医院自评报告》、《病案首页资料数据格式要求》、《卫生行政部门核查报告》等需要医院提报的相关材料模版。

（二）组织评审与培训

评审办已组织现场评价52家医院，在现场评价与带教的培训过程中，评审办不断总结经验，尝试新的组织评审的办法，创建了"3+X+a"现场评审任务分配方案，其中"3"代表具有行业特点的三个组——综合管理组、医疗药事组、护理院感组，"X"代表共同条款，"a"代表具有我国医疗行业管理特点的、医改的专项要求以及与其他条款难构成逻辑关系的条款，使得现场评审任务的分配逐步趋于合理与实用。

截至2012年年底，评审办在原医管司统一协调下，组织专家先后为山东、云南、广西、新疆、青海、四川、北京、贵州、天津、河北、黑龙江等省、区、市开展评审培训工作15次，共培训7000余人次。

（三）搭建信息监测平台与开展信息分析评价

为客观、全面、公正地反映医院医疗质量的实际情况，为医院开展自查自纠工作提供客观的信息依据，评审办先后对北京市十八所三级甲等医院及广西、云南、青海、安徽、山西、新疆、天津等省区市的50余家医院多年病案首页资料进行分析和整理，客观、全面、公正地评价医院质量，找出院科两级医疗质量应重点关注的问题，帮助医院提高管理水平，促使医院采取有效措施持续改进，真正做到"以评促改、以评促建、评建结合、重在内涵"。

同时，为进一步丰富和完善我国医疗服务监管与医院评审评价体系，探索基于信息化网络平台加强医院日常监管与评价的方法，原医管司决定建立医疗服务监管信息网络直报系统，开展医疗服务监管信息网络直报试点工作。医院质量监测系统（HQMS）平台将成为评审办收集数据的唯一平台，通过监测医院直报数据，及时分析和发现当前医院医疗质量方面的突出问题，向有关部门报告，针对问题进行根因分析，有效指导医院医疗质量持续改进。

为加强医院现场评价工作管理，提高评审效率，评审办与有关单位合作，根据现场检查评价工作的管理方法和管理流程，设计与编制了"医院现场检查评价管理系统"软件，并经实践使其能用、适用、好用。

（四）摸索与实践四个维度评价医院的设计

新的评审评价的设计，不是单从一个维度而是从书面评价、医疗信息统计评价、现场评价和社会评价四个维度对医院进行评价。社会评价是医院评价工作的重要内容之一，是反映医院服务水平、医疗服务质量的关键指标之一。鉴于此，2012年下半年评审办通过申请卫生部课题项目和其他支持开展了《医院员工和住院患者满意度调查项目》、《门诊患者满意度调查项目》和《护理服务和护士满意度调查项目》，进行了第三方满意度调查。

这一次三项满意度调查与既往不同，量表的设计紧紧围绕医院评审标准，共涉及三级综合医院评审标准共三章22个条款2个核心指标。通过门诊和住院患者满意度、护理满意度和医院职工满意度调查，促进了医院有关工作的改进，为探索我国应用四个维度对医院进行评价，为不断完善我国医院评价体系积累了经验。

（五）建立国家级医院评审员库

评审办创建了评审员"112E"的培训模式，即第Ⅰ阶段，理论培训；第Ⅱ阶段，方法培训；第Ⅲ-1阶段，技能培训，第Ⅲ-2阶段，现场实训；第Ⅳ阶段，拓展培训，即E(Extend)阶段。应用该方式培养同质化评审员队伍，保证医院评审工作顺利进行。

通过实践证明同质化评审员是可复制的，但不是一劳永逸的，需要不断培训。为此，评审办又创立了一期多阶段的培训方式，摸索出对评审员评价结果再评价的方法，通过实践走出培训同质化评审员的道路。在培训的过程中，培训国家级评审员和各地评审员并行，"因材施教"，评审办先后组织了四期国家级医院评审员培训班，并对山东、广西、北京、云南、贵州、西藏、青海、安徽、山西、新疆、天津、北京、广西、江苏、重庆等52所医院进行实地带教评审，将理论与实践紧密结合，学习追踪方法。迄今为止，经过第一、第二阶段培训的评审员有232名，经过实训的共112名。在带教的过程中，传播了新的评审评价工作的新标准、新理念、新方法，帮助医院找到存在的不足和管理中的短板，以便医院能够持续改进，不断提升医院的服务品质，使"以病人为中心"的理念不再停留在口头上，而是实实在在落到实处。

五、发展愿景

现阶段医院评审工作要紧密结合医改要求，不断吸取新经验、形成新思路、探索新方法、引导新方向，要"穿新鞋，走新路"，逐步与国际先进经验接轨。

下一步评审要做好四项重点工作：

一是建立专业化的医院评审员制度。建立完善评审员资质认定、分级管理等制度，打造一支标准化的评审员队伍，科学、正确、独立地把握评审标准，使评审工作健康发展。

二是继续探索以病人为中心的评价体系。掌握应用追踪方法、信息数据分析等多种方法，探索建立定性评价与定量评价相结合的评价体系。

三是逐步构建第三方评审机构。适应政府职能转变的要求，进一步明确政府与评审机构的关系，建立具有公信力的独立的国际化第三方评审机构，开展满足多方需求的评价工作。

四是建立评价结果公布制度。逐步尝试将评价结果对行业、社会公开，形成评价结果定期公布制度，使医院评审工作不断走向专业化、公开化、透明化。

评审办是医院之家，可为医院诊断问题、分析问题，提供解决问题的方法，使医院持续改进，并见到成效。欢迎大家的来访参与。

评审办主任：梁铭会

评审办副主任：陈晓红

评审办专家：王吉善、张振伟、曹连元

评审办联系人：王圣友、张艳丽

电话：010-62014906

传真：010-62014905

电子邮箱：yyps2012@163.com

地址：北京市海淀区学院路甲38号长城电脑大厦B409室。

邮编：100083